BUR

Pietro Aretino

Cortigiana

Opera nova Pronostico
Il testamento dell'elefante
Farza

a cura di ANGELO ROMANO
introduzione di GIOVANNI AQUILECCHIA

Biblioteca Universale Rizzoli

Proprietà letteraria riservata
©1989 RCS Rizzoli Libri S.p.A., Milano

ISBN 88-17-16703-7

prima edizione: maggio 1989

INTRODUZIONE

Un'esistenza, quella di Pietro Aretino (1492-1556), contenuta virtualmente per intero entro le due date fondamentali, rispettivamente di apertura e di chiusura, della crisi politica morale religiosa e insomma sociale del Rinascimento italiano (l'inizio, nel 1494, delle invasioni straniere con la discesa di Carlo VIII; il sigillo terminale delle guerre in Italia fornito, nel 1559, con la pace di Cateau Cambrésis): tale da prestarsi a essere considerata — tenuto conto della sua multifaria attinenza (artistica letteraria politica linguistica pornografica religiosa ecc.) a sua volta manifestatasi per via di adesioni e reazioni, rivolte e compromessi — speculare delle varie fasi e dei diversi aspetti storico-culturali dell'epoca. A cominciare, dato il carattere insieme emblematico e funzionale della società letteraria coeva, dal contemporaneo svolgimento linguistico-letterario riassumibile in termini di un perdurante manierismo cortigiano in sede di produzione lirica, cui s'accompagna e segue il deciso scarto in chiave puristica (lingua e tematica, petrarchismo autentico e neoplatonismo non d'etichetta) nell'ambito della trattatistica non meno che in quello della produzione in rima — ed è questo il campo scoperto sul quale andava pur proclamata e rivelata la posizione dello scrittore, quali che fossero in prosieguo di tempo e di esperienze gli esiti concreti di una attività pur sempre caratterizzata dall'ambiguo del dissenso dichiarato e del sostanziale consenso, tramite una dialettica di *odi* e *amo* in cui la componente adesiva sembra a volte sopraffare la oppositiva non per altro che per il compiacimento di coonestare in tal modo la già ambita e infine conseguita dignità socio-culturale.

Se la problematica e gli esiti linguistico-letterari non furono allora, né avrebbero potuto esserlo, estranei agli specifici rivolgimenti politico-sociali nella penisola, in certo modo ad essi rapportabili — ma provocati, s'intende, da una esplosione di origine continentale che nondimeno, per sua natura, rischiò di spazzar via l'esistenza stessa del sistema ecclesiastico basato in Italia —, furono i conati di rinascimento morale e religioso manifestatisi pur nell'ambito della cattolicità. Altro campo da cui solo più tardi, acuitisi i termini del conflitto e creatisi gli efficaci strumenti repressivi del dissenso, sarebbe risultato espediente rimanere al di fuori. Per allora, dal momento cioè dell'esplosione stessa fino agli anni trenta inclusi, l'adesione, di comodo o meno, a una tendenziale "riforma cattolica" poté ben manifestarsi — teste lo stesso Aretino — mediante la composizione e diffusione di una letteratura parabiblica e agiografica nel nuovo o rinnovato volgare, quasi a concorrenza imitativa della coeva produzione protestante d'oltralpe.

Catalizzatore ma anche, per certi aspetti formali oltre che s'intende tematici, condizionatore della produzione letteraria nella fattispecie aretiniana — in linea, si è detto, con una sconvolgente situazione storico-sociale non meno che con il recupero rivendicatore del volgare italiano (sia pure in chiave dichiaratamente oppositiva nei confronti della sua specie letterario-nazionale, e quindi puristica, per eccellenza) nonché con la coeva posizione del cattolicesimo riformatore (fino a un certo punto e non senza previ dissensi) —, fu la richiesta pressante di un mercato librario determinato a sua volta da un'altra esplosione: quella dell'industria tipografica epicentrata a Venezia.

Veneziano e per di più a stampa è il primo documento

6

esplicito dell'attività e della biografia di Pietro Aretino: l'*Opera nova* (strambotti, sonetti, capitoli, epistole, barzellette, un'egloga e una disperata) impressa nel 1512 da Nicolò Zoppino. Se il frontespizio definisce l'autore «fecundissimo giovane Pietro pictore arretino», la scrizione che precede la sezione dei sonetti lo dice «uno adolescente arretino: Pietro, studioso in questa facultà e in pittura»: cultore quindi di poesia (come, con buona pace dello studio perosino, non c'è dubbio sia da intendere *in questa facultà*), oltre che di pittura. Che è quanto basta a rivelare come — al di là dell'aneddotica sviluppatasi intorno alle scarse notizie (auto)biografiche per il periodo che va dalla nascita al soggiorno romano — la prima esplicita scelta aretiniana fu una scelta artistico-letteraria; e tale si sarebbe rivelata esplicitamente, almeno per la componente letteraria, ancora tredici anni più tardi con la *Cortigiana* romana del 1525. Una scelta, tuttavia, tangenzialmente (se pur in modo differenziato tra le due date) connessa alla professione cortigianesca: sul piano del gusto e dell'adozione del genere lirico tardoquattrocentesco, per la produzione del periodo perugino; sul piano dell'esperienza diretta nonché per la sperimentalizzazione del genere in via di sviluppo, per la commedia sulla corte di Roma. Tanto che si sarebbe tentati di rovesciare il giudizio di un Aretino istintivamente polemista e iconoclasta, giunto solo più tardi a una sorta di conversione letteraria nell'ambiente congeniale e protettore della città lagunare; e di vedere nella sua del resto non sempre ben definita e definibile attività di libellista in prosa e in verso (ivi comprese le pasquinate a lui attribuite, a non dire degli a lui pur attribuibili *Testamento dell'Elefante* e *Farza*), il segno di una scelta parallela per la necessità polemica dell'inserimento sociale, e questa sì in buona parte fondata sul registro del vituperio e della minaccia. Ché, a rigore, neppure si può parlare, per questa attività alternativa (se pur forse non mai preponderante) di precisa intenzione satirica. Insegni

7

proprio la *Cortigiana* romana, presumibilmente non destinata alla stampa, e rimasta comunque inedita fino al secolo presente: prodotta nell'ambito di una *coterie* cortigianesca e destinata quindi al consumo interno della medesima: donde l'«a vostra contemplazione» rivolto dal prologo al pubblico si svuota della sua carica provocatoria, risultando comunque la commedia stessa depleta di reale *vis* satirica per l'assenza di qualsivoglia traccia di *indignatio* che potesse pur allora risultare percepibile a un prospettivo spettatore: il quale, facendo presumibilmente parte di quella stessa *coterie*, avrebbe se mai potuto veder rappresentato se stesso, all'occorrenza con il proprio nome (quando pure attore e personaggio non dovessero essere tutt'uno) in una sorta di resa realistico-parodica avulsa da qualsivoglia pretesa di correttivo morale. Se mai la "morale" della commedia è quella stessa che sarà enunciata circa un decennio più tardi nei dialoghi puttaneschi dello stesso autore: «chi non ha cervello, suo danno», che è poi morale di ascendenza boccaccesca, trasferita dall'ambito mercantile che l'ha istituita a quello cortigianesco che l'ha adottata; non senza detenere, nel caso particolare, aspetti notevoli della matrice letteraria. Come letterari, pur nel dichiarato ripudio della norma linguistica e nel sovvertimento dei moduli neoplatonici, risultano gli esiti oppositivi dello scrittore.

Ma sarà con il soggiorno mantovano tra il 1526 e 1527 che le due linee fondamentali della sua aspirazione carrieristica si rivelano in maniera del tutto esplicita: per la scelta cortigiana non meno che per quella letteraria: rappresentata quest'ultima da un presumibile proto-*Marescalco* mantovano, con cui veniva a provarsi di nuovo nel genere comico, non meno che con l'incipiente tentativo del genere cavalleresco: una *Marfisa* encomiastica della casa Gonzaga, in linea con l'allora duplice esempio ariostesco. Tipico dell'uomo che egli non tralasciasse neppure allora di giocare la carta apparentemente alternativa, ma tutto sommato complementare, dell'interessato giudizio politico, mediante quel *Pronostico* per il 1527 che si sarebbe poi rivelato, grazie al sacco del maggio, il suo titolo di maggiore validità per la futura disponibilità consultivo-diplomatica. Tanto che solo i postumi dell'esperienza romana — tali da rimettere a rischio la sua stessa esistenza pur nella apparente sicurezza della dimora mantovana — poterono indurlo a giocare la carta veneziana: che si sarebbe peraltro rivelata oltremodo retributiva. La nuova scelta del resto non rappresenta neppur essa — malgrado il d'ora in poi reiterato rilievo del contrasto tra «corte» romana e «libertà» veneziana, e il definitivo abbandono del «tinello» — uno scarto reale del condizionamento cortigiano. Non solo e non tanto perché a Venezia non sarebbe riuscito ad affermarsi senza la più o meno esplicita protezione del doge Andrea Gritti e il favore del patriziato; o perché le regole pratiche e formali egli osservò questa volta con scrupolo meticoloso, a seguito della lezione romana (ne sono testimonio l'atteggiamento adulatorio nei confronti della città ospitale, delle sue istituzioni, dei suoi cittadini soprattutto se aristocratici, e per contro l'astensione da qualsivoglia pur minimo appunto a tutto ciò che recasse il marchio di fabbrica veneziano, senza esclusione del mondo delle cortigiane autoctone); quanto perché — malgrado il vanto di riuscire a vivere ormai del suo, grazie alla propria attività di scrittore — tra vezzo e convenienza egli avrebbe continuato, per tutto il resto della sua vita, a godere di elargizioni concessegli da «gran maestri» suscettibili a loro volta di cedere di fronte al meccanismo dell'adulazione-riprensione (-adulazione). Che rimane pur sempre, nella forma e nella sostanza, una *variatio* di approccio cortigianesco, per quanto la si volesse far passare per atteggiamento correttore degli «andari» dei grandi. Interpretazione propagata, s'intende, dall'Aretino stesso, e che non mancò, almeno formalmente, di convalidare perfino l'Ariosto, adottando, se non addirittura inventando, quella definizione di «flagello de' principi» riferita al «divin Pietro Aretino» nella definitiva redazione del *Furioso* (1532, canto XLVI, st. 14, 3-4). Con il che si veniva peraltro a ribadire, a una data anteriore alla decisa produzione letteraria del 1534, la duplice linea vocazionale dell'Aretino: la ormai camuffata componente cortigianesca e quella letteraria cui specificamente allude l'aggettivo *divino*. Componente quest'ultima che a quella data non poteva che risultare in gran parte indiziaria e soprattutto poggiante — bontà quindi dell'Ariosto — su quel tanto o poco che fosse allora noto del poema cavalleresco. Trascurabili infatti, per quanto concerne quella definizione, i pur recenti sonetti contro Antonio Brocardo resosi colpevole di lesa maestà nei confronti del veneziano Bembo: riprova questa delle posizioni di comodo all'occorrenza assunte dall'Aretino pur quando esse potessero apparire in contrasto con la sua professata poetica; ma prova anche di un prestigio già allora (1531) da lui conseguito — se pure non fu il Bembo stesso a ricercarne l'appoggio, non fosse altro per la sua efficacia di polemista — e che non potendo ancora poggiare su concreti risultati letterari, va riferito piuttosto alla sua già dimostrata perspicacia politica: quella stessa che all'indomani del sacco lo aveva indotto a rivolgersi tanto all'imperatore che al papa, invitando entrambi alla rappacificazione (senza mancare di favorire in tal modo la linea politica veneziana, quant'altra mai sensibile al dissidio tra Impero e Chiesa, dato il pressante pericolo turco). Mossa diplomatica, quella dell'Aretino, il cui risultato parve inverarsi nell'anno 1530, con l'incoronazione papale di Carlo V a Bologna: che è, non a caso, l'anno stesso della mediazione del Gritti a suo favore presso il papa nonché della ripercussione toscana della sua ascesa: non pure nella natia Arezzo, ma nella stessa Firenze medicea. A questo punto la protezione, del resto ambigua, del Gonzaga poté ben risultare superflua; mentre lo spalleggiamento della politica veneziana tuttora profrancese sarebbe stato compensato nel 1533 con il prestigioso dono della catena d'oro da parte di Francesco I. È significativo che l'anno stesso veda la ripresa dell'attività più propriamente letteraria dello scrittore. Ripresa che si manifesta anzitutto con il recupero aggiornato della sua seconda commedia, che pur continua a detenere il marchio di fabbrica mantovano, in una sorta di riciclo economico della produzione anteriore, alla vigilia della notevole fioritura dell'annata seguente, non senza che egli avesse nel contempo ribadito il proprio orientamento politico con quel *Pronostico* per il 1534 che, si direbbe ormai per eccesso di sicumera, sarebbe risultato poi del tutto sbagliato. Un altro recupero avrebbe del resto fatto parte di quella fioritura: la *Cortigiana* anch'essa riciclata, ma dal nuovo angolo visuale veneziano e con esplicita denuncia ormai della corte romana. Ma la novità della sua produzione a stampa per quell'anno rientra in due generi antitetici e che pure trovano entrambi la loro giustificazione storico-letteraria: le prime tre delle "pornografiche" *Sei giornate* e le prime due opere "sacre". Quanto alle giornate, ben al di là dell'adozione del modulo dialogico, esse rientrano, pur in chiave parodica e dissacrante, nel filone volgare della trattatistica d'amore d'ispirazione neoplatonica, dagli *Asolani* del Bembo al *Libro de natura de amore* dell'Equicola e al *Cortegiano* castiglionesco, che si sarebbe continuato di lì a tre anni e proprio in terra veneta, con il *Dialogo d'amore* dello Speroni. La parodia, per dissacrante che essa sia, implica nondimeno riconoscimento del prestigio del parodiato: donde non pure la tolleranza, ma l'accettazione di essa da parte dell'*establishment* che pur ne costituisce l'apparente bersaglio. Ciò che non esclude, in termini di poetica e di politica culturale, la disinvoltura dai moduli prescritti e la proposta di uno stile (se non proprio di una cultura) deliberatamente alternativo: alternanza oppositiva del modulo classicheggiante di stampo bembiano e di ascendenza boccacciana, la cui deliberatezza risulta evidente al di là del compromesso linguistico sul piano fono-morfologico e lessicale che si sarebbe rivelato in maniera patente (se pur ancora parziale) nel passaggio non solo dalla prima (1534) alla seconda (1536) edizione del *Ragionamento* costituente la prima parte delle *Sei giornate* ma anche dalla *princeps* della *Cortigiana* (1534) alla marcoliniana del 1536. Laddove *La passione di Giesù con due canzone* e i *Sette salmi della penitenzia di David* sembrano sì rispondere anch'essi a una richiesta del mercato, provocata però questa volta dalla coeva problematica religiosa, a sua volta responsabile di una rinnovata spiritualità che sembrò allora potersi manifestare nelle forme più libere (e quindi volgari) con cui andava manifestandosi oltralpe. Lo scarto stilistico tra l'opera sacra e quella profana lo si avverte per la maggiore enfasi discorsiva del modulo sacro che non esclude peraltro esiti edonistici e all'occorrenza (si pensi, per citare un esempio più tardo, alla *Vita di Catherina vergine*) eroticizzanti. Ciò che viene a confermare la prevalente vocazione aretiniana in direzione linguistico-stilistica nel tentativo, del resto riuscito, di affiancare alla linea aulica della rinnovata prosa italiana un modello dichiaratamente oppositivo e "trasandato", frutto nondimeno, come è ormai chiaro, di non minore impegno formale, da cui sarebbe derivata non pure la produzione poligrafica di pertinenza veneziana, fino e oltre la metà del secolo, ma anche, con diversa funzione polemico-ideologica, una componente stilistica di scrittori-filosofi dissidenti (Bruno, Della Porta, Campanella) fin verso la chiusa del secolo e oltre.

L'alleanza Aretino-Marcolini, cioè scrittore-stampatore, rappresenta, a cominciare almeno dal 1535 (che è l'anno della prima edizione della *Humanità di Christo* in tre libri, a istanza del Marcolini, oltre che della seconda edizione della *Cortigiana* stampata, questa sì, esplicitamente dal Marcolini stesso), il modello ancora embrionale di quella che diverrà, nei decenni seguenti, la collaborazione dei cosiddetti poligrafi con le imprese tipografiche veneziane (non solo i più direttamente rapportabili allo stesso Aretino, quali Nicolò Franco e Anton Francesco Doni, ma altresì Ludovico Dolce e Ortensio Lando, oltre al Domenichi, a Francesco Sansovino, al Ruscelli, al Porcacchi, al Lauro, al Toscanello e altri ancora che variamente operarono anche al di fuori dell'ambito veneto): momento dinamico per l'espansione del mercato librario in Italia e per estensione in Europa, non meno che per la crescente affermazione dell'industria tipografica veneziana. Ed è proprio da questo originario incontro tra le esigenze della penna e quelle dei torchi, tra individualità espressiva e livellamento formale ai fini di una produzione libraria ricevibile a diversi livelli culturali e geografici, che quell'intesa tra lo scrittore e il tipografo produce, se non il primo (basti pensare al *Cortegiano* del Castiglione pubblicato nel 1528) certo l'esempio fino allora più inaspettato di un compromesso tra le posizioni teoriche dello scrittore e le finalità pratiche dello stampatore: posizioni teoriche che verranno sì mantenute — come già appunto nel caso del *Cortegiano* — nel corpo stesso dell'opera a stampa, non senza essere state però in buona parte contraddette nel pratico assetto linguistico dell'opera stessa destinata alla tipografia. Il quale assetto — essendo a sua volta sempre più conformato alla norma "bembiana", a cominciare, si è detto, dal 1536, che è l'anno di pubblicazione della seconda parte delle *Sei giornate*, cioè del *Dialogo nel quale la Nanna insegna a la Pippa*, e della seconda edizione, variata rispetto alla precedente, della prima parte, cioè del *Ragionamento della Nanna e della Antonia*, ma anche della fondamentale edizione marcoliniana della *Cortigiana* — vale d'altro canto a confermare il crescente impegno aretiniano in direzione letteraria. Il 1536 è però anche l'anno della sua "conversione" politica, da fautore della parte francese a fautore della parte imperiale, e le due edizioni delle *Sei giornate* (la seconda del *Ragionamento* e la prima del *Dialogo*) riflettono tale mutamento, con il quale egli veniva del resto ad anticipare pubblicamente un preciso sviluppo della politica veneziana. Sarà una coincidenza, ma l'adesione alla causa imperiale sembra riflettersi sul piano linguistico-letterario — oltre che, s'intende, con la mutata destinazione adulatoria delle lodi elargite — con un deciso accostamento pratico (sebbene, come si è detto, non teorico) alla norma non pure prosastica di ispirazione bembiana (che verrebbe spontaneo definire "aulica" in questo contesto), ma anche, per l'aspetto più propriamente letterario, al genere elevato della trattatistica in considerazione del regolato modulo paradidattico adottato nel *Dialogo*, contrastante con quello più frammentario e sparsamente narrativo del *Ragionamento*.

È tuttavia nell'anno seguente che la suddetta svolta politica si riflette in chiave nobilitante sulla produzione letteraria: sia per le elevate *Stanze in lode di Madonna Angela Serena* e per la stampa, non sia altro, dei primi tre canti della *Marfisa*, che per l'apprestamento del primo libro delle *Lettere*, compilato entro l'anno e uscito nel gennaio 1538, con cui veniva a inaugurarsi, dopo la fioritura degli epistolari umanistici — ove si trascurino (a non dire dei lontani antecedenti due-trecenteschi) i libri di epistolografia in volgare quali il *Componimento di parlamenti* anteriore, sembra, al 1527, o il *Rifugio di Amanti*, del 1527 appunto, o la raccolta manoscritta fatta apprestare dal Bembo intorno al 1533, ispirata a rigoroso criterio classicista —, il genere nuovo dell'epistolario in volgare. Nel contempo, mediante la raccolta selettiva delle lettere, Aretino poteva documentare retrospettivamente la storia del proprio successo sullo sfondo dei contemporanei eventi storici: a cominciare dalla lettera del 1525 a Francesco I prigioniero fino a quella del 27 dicembre 1537 allo stesso sulla pace conclusa con Carlo V; che è anche documentazione del suo inserimento nel gioco diplomatico delle mas-

14

sime potenze del tempo: dapprima in proprio, ma in seguito, è dato arguire, non senza rapporto diretto o indiretto con le direttive della politica veneziana. Componenti notevoli dell'epistolario aretiniano sono la reiterata "poetica" anticlassicista che sarà riecheggiata di volume in volume, incluso il sesto postumo; e, accanto alla registrazione del "quotidiano" cui va assimilata la ricorrente richiesta — pur essa riecheggiata ben oltre il plausibile motivo della necessità — a questo o quel principe, questo o quel signore, l'esplicita indicazione del rapporto rinascimentale tra scrittore e artista, letteratura e arte, ben oltre l'aneddotico dei contatti diretti o epistolari con una miriade di artisti e artigiani maggiori e minori su quali tutti spicca la presenza di Tiziano e Sansovino. Con tutto che la concezione artistica dell'Aretino non sembri andare oltre — stando alle sue stesse formulazioni — il criterio tradizionale dell'arte intesa come imitazione della natura, il suo apporto concreto in termini di storia dell'arte, quale pure risulta dalle *Lettere*, consiste nella funzione da lui assunta di intermediario tra la scuola tosco-romana e quella veneta, non senza risultati concreti, per lo meno in direzione di un apprezzamento reciproco, come, per parte toscana, è documentato con il passaggio dalla prima alla seconda redazione delle *Vite* vasariane.

Nel febbraio 1538 si firma il patto di alleanza contro i Turchi tra il papa, l'imperatore e Venezia; firma che conferma la validità dell'orientamento politico aretiniano quale si era manifestato fin dal 1536. Sul piano biografico sintomo indiretto della sua rafforzata posizione è, in questo stesso anno, il temporaneo allontanamento da Venezia a seguito di un'accusa per bestemmia (se non anche di sodomia), che avrebbe normalmente comportato pene ben più severe. Nello stesso 1538 vede la luce una seconda edizione del libro primo delle *Lettere*, la prima edizione in quattro libri della *Humanità di Christo* già stampata in tre libri nel 1535, e il *Ragionamento nel quale M. Pietro*

Aretino figura quattro suoi amici che favellano de le Corti del Mondo e di quella del Cielo (di cui si conoscono altre due edizioni uscite nello stesso anno), oltre al *Genesi... con la visione di Noè... diviso in tre libri*; con le quali pubblicazioni trova ulteriore sviluppo quell'indirizzo «devoto» da lui inaugurato quattro anni prima e che si manifesta ancora nel 1539 con *La vita di Maria Vergine* (oltre che con la ristampa de *I sette salmi* e de *I quattro libri de la Humanità di Christo* — accanto alla seconda edizione del *Ragionamento nel quale... figura quattro suoi amici*, significativamente dedicato questa volta non più al re di Francia, ma a Don Luigi d'Avila, favorito e segretario di Carlo V, la cui intercessione presso l'imperatore gli era valsa fin dalla metà del 1536 una pensione annua di duecento scudi d'oro), e inoltre nel 1540 con la ristampa ancora de *I quattro libri de la Humanità di Christo* e probabilmente con quella «corretta» de *La vita di Maria Vergine*, oltre che con una prima edizione de *La vita di Catherina Vergine*, di cui si ha notizia dalla dedicatoria al marchese del Vasto nella ristampa del 1541: concludendosi nel 1543 — dopo che l'anno precedente aveva pubblicato la *Talanta Comedia* e, come sembra probabile, la prima edizione de *Lo Hipocrito Comedia* e una ristampa dell'edizione 1535 della *Cortigiana* — con *La vita di S. Tommaso signor d'Aquino*, di cui esiste anche un'altra edizione dello stesso anno. Si direbbe quindi che, non a caso, la produzione aretiniana di opere sacre si sia arrestata in seguito alla riorganizzazione centralizzata dell'Inquisizione voluta da Paolo III nel 1542, l'istituzione cioè del Sant'Officio, sotto l'effettivo controllo di quel cardinale Gian Pietro Carafa (il futuro Paolo IV) che lo stesso Aretino non aveva mancato di fare ripetutamente oggetto del suo sarcasmo con l'accusa di ipocrisia bigotta. Ancora una volta si direbbe che le scelte tematiche dell'Aretino scrittore si regolino in rapporto, oltre che alle esigenze del mercato, allo sviluppo della coeva politica culturale (l'attività inquisizionale negli stessi domini veneti era stata del resto ripresa fin dall'inizio degli anni quaranta). Né va dimenticato a questo proposito come la produzione "sacra" aretiniana avesse incontrato l'approvazione e l'incoraggiamento di una Vittoria Colonna, non priva, per parte sua, di simpatie riformistiche. Non è tuttavia sul piano o per le implicazioni teologiche che gli scritti aretiniani di materia sacra — come del resto l'intera sua opera — dovettero in seguito incappare nell'esplicito veto ecclesiastico: a parte la più rigida politica culturale controriformistica, avversa alla libera interpretazione e divulgazione dei testi sacri, per gli scritti agiografici in particolare — oltre alla incongruenza della paternità — sarebbe potuta bastare, in clima appunto controriformistico, la componente suggestivamente erotica ad esempio rilevabile, come accennato, nelle lussureggianti pagine della vita della santa vergine e martire a rendere l'opera stessa poco raccomandabile alla genuina pietà cristiana.

Se la vittoriosa impresa imperiale di Tunisi nel 1535 dové costituire motivo non indifferente per la susseguente svolta aretiniana a favore di Carlo V, il rovescio militare di Algeri gli offrì invece l'occasione di mostrare all'imperatore, ben al di là di una indulgente benevolenza, il valore propagandistico della propria penna: la lettera a Carlo V del 15 gennaio 1542 — contenuta nel secondo libro delle *Lettere*, uscito nello stesso anno con dedica «al sacratissimo re d'Inghilterra» Enrico VIII — rivela infatti ancora una volta l'abilità dell'Aretino a resistere alla tentazione dell'opzione facile — in tal caso la condoglianza se non addirittura il compatimento —, a favore invece di un rovesciamento di prospettiva, presentando l'episodio in sé negativo come benefico nei suoi effetti morali, non senza in tal modo procacciare per sé un credito di benevolenza nell'animo dell'imperatore. Ciò che si sarebbe manifestato l'anno successivo, con gli onori fattigli di persona da Carlo V in occasione dell'incontro di Peschiera, al quale l'Aretino dovette pur prender parte non senza il benestare della Signoria veneziana. Tanto che il rientro in città fu per lui un trionfo personale. È questo infatti il momento del suo maggior prestigio. Dopo di che — anche se i riconoscimenti formali (il gonfalonierato di Arezzo nel 1550 e il cavalierato di San Pietro, sotto Giulio III, nello stesso anno) e il conseguente compiacimento narcisistico (la pubblicazione nel 1551 delle *Lettere scritte al signor Pietro Aretino*) verranno più tardi, — pur nella consolidata posizione sociale e con la conseguita fama letteraria, avrà effettivamente inizio la fase del declino.

Quel prestigio era stato del resto magistralmente corroborato nel 1546 dalla pubblicazione della tragedia *Orazia* — con la quale veniva almeno in parte a investire la sfera della cosa pubblica, senza peraltro giungere a un vero presentimento di ragion di stato — il cui modulo stilistico di stampo aulico vale, per via di confronto e di contrasto, a rivelare la non minore artificiosità dello stile suo più "spontaneo", proprio delle commedie, dei dialoghi e delle lettere, e che avrebbe adottato di nuovo in quello stesso anno nella commedia *Il filosofo*. Qui la padronanza conseguita dal commediografo si manifesta oltretutto con l'allusione non solo, ma con l'esplicita se pur ironizzante denuncia del calco novellistico: per cui risulta superata la consueta utilizzazione proverbializzante delle situazioni e dei personaggi narrativi quale si rileva nell'ambito della produzione comico-drammatica cinquecentesca, mediante, questa volta, l'adozione antonomastica del nome dell'autore anziché del personaggio boccacciano.

Il prestigio letterario e il successo sociale, il patronato concesso dai potentati dell'epoca, non sembrano valere, neppure alla metà del secolo XVI, per chi viva al di fuori di un definito santuario cortigiano — e sia pure nella "libera" Venezia —, a prevenire attacchi di indole letteraria o manesca. Per i primi, il rilancio nel 1548 delle *Rime contro Aretino e la Priapea* di Nicolò Franco — alienatosi dal maestro fin dal 1538, a seguito, oltre tutto, della scorretta prima edizione delle *Lettere* da lui curata, ma anche per motivi che non escludono la gelosia di mestiere — o, nell'anno terminale della vita (1556), l'astioso *Terremoto* di Anton Francesco Doni, possono però valere di riprova pur indiretta del conseguito prestigio. Diverso il caso dell'attacco materiale da lui subito nel 1547 per ordine dell'ambasciatore inglese, che intese in tal modo punirlo dell'enunciato sospetto di malversazione. È un episodio che richiama quello ormai lontano, nella Roma del 1525, quando ebbe a subire le pugnalate del mandatario di Giovanni Matteo Giberti, se non in quanto questa volta non si determina più la convenienza di abbandonare la città, e neppure ne consegue una protratta polemica. Aretino, al massimo ormai della sua affermazione, sembra nondimeno aver imparato a incassare. L'episodio non è edificante; come patetico è, di lì a qualche anno, lo spettacolo dello speranzoso quanto vano suo viaggio a Roma — dove rimette piede appunto nel 1553, dopo quasi un trentennio di pur dissimulata nostalgia — con la mira specificá del cardinalato. Può apparire strano che chi era pur riuscito ad analizzare e sfruttare i fenomeni politici morali sociali oltre che le correnti di gusto dell'epoca, e a costruire di conseguenza la propria fortuna di uomo e di scrittore, non avesse poi capito, a quella data ormai tarda, che le cose dovevano essere inevitabilmente mutate anche alla corte di Roma (che poi il papa fosse o meno aretino). Ma non gli sarebbe mancata, se pur postuma, una finale rivalsa; l'ultimo (sesto) libro delle *Lettere*, uscito l'anno dopo la morte, poté battere di misura la seconda edizione dell'Indice ecclesiastico dei libri interdetti: nella quale fu inclusa l'opera sua tutta.

GIOVANNI AQUILECCHIA

CRONOLOGIA DELLA VITA E DELLE OPERE

1492   Nasce ad Arezzo il 20 aprile da Luca Del Tura ciabattino e Margherita (Tita) Bonci, di estrazione borghese.

1500-1505?   Riceve dallo zio Fabbiano Bonci i primi rudimenti culturali, sotto la protezione dei potenti Bacci. Non risponde al vero che le due sorelle di Pietro fossero prostitute.

1506-1507?   Si trasferisce probabilmente a Perugia, dove frequenta Francesco Bontempi, che lo introduce nell'ambiente letterario, Antonio Mezzabarba, che gli fu maestro di poesia volgare, e lo studente Agnolo Firenzuola; dipinge e compone versi.

1512   Il 22 gennaio pubblica, per i torchi dello stampatore veneziano «Nicolò Zopino», la sua prima raccolta poetica: l'*Opera Noua del Fecundissimo Giouene Pietro Pi/ctore Arretino zoe Strambotti Sonetti/Capitoli Epistole Barzellete &/una Desperata*.

1516-1517   Lascia Perugia e, dopo una breve sosta a Siena, si stabilisce a Roma sotto la protezione del banchiere Agostino Chigi, che lo introduce nella corte di Leone X. Diviene amico di scrittori e artisti (tra cui Raffaello, Sebastiano del Piombo, Iacopo Sansovino), diplomatici e politici, imponendosi presto all'attenzione degli ambienti cortigiani e letterari.

1521 A novembre muore Leone X. L'Aretino sostiene, con le sue sferzanti pasquinate, la candidatura al pontificato del cardinale Giulio de' Medici, suo amico e protettore.

1522 Il 9 gennaio è invece eletto papa il severo fiammingo Adriano Florisz, già precettore di Carlo V, che assumerà il nome di Adriano VI. Aretino, polemico anche col nuovo pontefice che giungerà però a Roma solo nell'agosto, lascia la città a luglio, e viaggia tra Bologna, Arezzo, Firenze, sempre protetto dal Medici.

1523 A febbraio è ospite a Mantova di Federico Gonzaga. Si trasferisce poi a Firenze e a Reggio presso Giovanni de' Medici, il condottiero dalle Bande Nere, che diverrà suo grande amico. A settembre muore improvvisamente Adriano VI, e appoggia con le solite pasquinate il Medici, che questa volta sale al soglio pontificio col nome di Clemente VII. Aretino torna a Roma nel novembre.

1524 Litiga aspramente col datario pontificio Giovanni Matteo Giberti, che aveva imprigionato l'incisore Marcantonio Raimondi, accusato di aver riprodotto sedici disegni erotici di Giulio Romano. L'Aretino si appella al papa e ottiene la liberazione dell'artista, inoltre scrive sedici sonetti a commento delle sue incisioni. Si allontana da Roma alla volta di Arezzo (dove è al principio di agosto), poi è a Fano al campo di Giovanni dalle Bande Nere, dove conosce Francesco I, re di Francia. A novembre si riconcilia con Clemente VII e fa ritorno a Roma.

1525 Ai primi dell'anno stende la prima redazione della *Cortigiana*, e in aprile riprende la mordace satira pasquinesca. Ora il Giberti tenta addirittura di assassinarlo tramite Achille Della Volta (notte del 28 luglio), ma l'Aretino scampa fortunosamente all'attentato, pur rimanendo ferito alle mani e al volto. Respinto dal papa, deluso e umiliato, il 13 ottobre abbandona Roma per Mantova, e si reca al campo di Giovanni dalle Bande Nere, che affronta intanto in battaglia le truppe imperiali.

1526 Alla fine di novembre, per un colpo d'arma da fuoco, muore Giovanni dalle Bande Nere. L'Aretino, molto addolorato, in dicembre ripara a Mantova dal Gonzaga.

1527 È un anno importantissimo per le sorti politiche dell'Italia, ma anche per Aretino. A Mantova abbozza, in favore dei Gonzaga, la *Marfisa*, poema cavalleresco, e la commedia *Marescalco*; con un pronostico che per quell'anno sembra preannunciare il sacco di Roma. Verso la fine di marzo (forse avvertito di trame a suo danno) si sposta a Venezia.

1528 È protetto dal doge Andrea Gritti e da altri responsabili della politica veneziana, rinserra l'amicizia con il Sansovino e instaura una duratura amicizia con Tiziano, forse da lui già conosciuto alla corte mantovana. Il pronostico per l'anno è favorevole ai Gonzaga.

1529 Affitta dalla famiglia Bollani il palazzo sul Canal Grande, all'angolo di rio San Giovanni Grisostomo, dove rimarrà fino al 1551. Il pronostico per l'anno è sfavorevole ai Gonzaga.

1530 A Bologna, nel febbraio, Carlo V viene incoronato festosamente da Clemente VII re d'Italia e imperatore. Aretino emette un pronostico in suo favore. Il doge Andrea Gritti si adopera per rappacificare il papa con l'Aretino. La città di Arezzo invoca la protezione aretiniana contro il pericolo di un'invasione delle truppe imperiali. Aretino declina l'invito del duca Alessandro de' Medici a trasferirsi a Firenze.

1531 Recide ogni suo rapporto col Gonzaga e ingaggia una astiosa polemica con il poeta Antonio Brocardo, dietro richiesta del Bembo che ne era stato offeso.

1532 Esce l'edizione definitiva dell'*Orlando furioso* con inclusa la celebre definizione «...il flagello de' principi, il divin Pietro Aretino». (c. XLVI, 14 3-4).

1533 Prima edizione del *Marescalco*. Francesco I gli regala una grossa catena d'oro che, oltre il valore materiale, rappresenta un riconoscimento internazionale del suo prestigio. Luigi Gritti, figlio naturale del doge, lo invita a trasferirsi a Costantinopoli.

1534 È l'anno fondamentale della 'scelta' letteraria. Stampa il *Ragionamento della Nanna e della Antonia* (prima parte delle *Sei giornate*), la *Passione di Giesù*, la *Cortigiana* seconda e definitiva redazione, i *Sette Salmi de la penitenzia di David*. Il pronostico per l'anno è a favore del re di Francia. Muore a Roma Clemente VII ed è creato papa Paolo III (Alessandro Farnese).

1535 Pubblica la *Humanità di Christo*, in tre libri, a istanza di Francesco Marcolini, il quale con la seconda edizione della *Cortigiana*, pure di quest'anno, inaugura ufficialmente l'attività di tipografo in proprio e stamperà tutte le opere dell'Aretino fino al 1545.

1536 Nel terzo conflitto franco-asburgico, l'Aretino si converte decisamente alla causa imperiale (non senza ricevere una pensione di duecento ducati annui dall'imperatore). Stampa il *Dialogo nel quale la Nanna insegna a la Pippa* (seconda parte delle *Sei giornate*), e si innamora probabilmente di Angela Sirena Sarra e di Pierina Riccia. Nel giugno arriva a Venezia il giovane Nicolò Franco, che sarà attratto nell'orbita dell'Aretino.

1537 Escono le *Stanze in lode di Madonna Angela Sirena*, il primo libro delle *Lettere* (prima edizione datata gennaio 1538; dedicatoria del 10 dicembre 1537) e i tre primi canti della *Marfisa* (questi «per Nicolò d'Aristotele detto Zoppino»). Caterina Sandella gli dà Adria, la prima figlia. Nicolò Franco va ad abitare in casa dell'Aretino (agosto), e vi esplica funzioni secretariali.

1538 Accusato di bestemmia, e probabilmente di sodomia, si allontana da Venezia. Può farvi ritorno grazie all'appoggio del duca d'Urbino Francesco Maria Della Rovere. Pubblica il *Ragionamento de le Corti*, il *Genesi*, la *Humanità di Christo* in quattro libri, due canti *De le lagrime di Angelica*, stampa anonima (di cui preesisteva una edizione del 1535 ca.). Rottura tra l'Aretino e il Franco.

1539 Dà alle stampe la *Vita di Maria Vergine*.

1540 Escono la commedia *Hipocrito* «In Venezia per Agostino Bindoni», la *Vita di Catherina vergine e martire* e forse anche l'*Orlandino*, impressi da ignoti.

1541 Rinnova l'antica amicizia con Francesco I, ma senza impegnarsi politicamente.

1542 Escono la commedia *Talanta* e il secondo libro delle *Lettere*.

1543 Incontra Carlo V (di passaggio per il territorio veneto durante la quarta guerra contro il re di Francia), che lo invita a cavalcare alla sua destra e con il quale avrà un colloquio confidenziale a Peschiera. Pubblica la *Vita di S. Tommaso signor d'Aquino* e il *Dialogo nel quale si parla del gioco* «per Giovanni Farri».

1544 Stampa gli *Strambotti a la villanesca*.

1545 Riprende l'attività pasquinesca contro Paolo III.

1546 Pubblica la commedia *Filosofo*, la tragedia *Orazia* e il terzo libro delle *Lettere* (stampe, queste, del Giolito, data l'assenza del Marcolini da Venezia tra il 1545 e il 1549).

1547 Gli nasce un'altra figlia, Austria, non si sa da quale delle sue donne. Incidente con l'ambasciatore inglese Harowell.

1548 Escono la terza edizione (le due precedenti non sono note) delle *Rime contro Aretino* e la *Priapea* di Nicolò Franco, e forse anche i tre canti dell'*Astolfeida*, stampa anonima.

1550 Arezzo lo nomina gonfaloniere, Giulio III lo investe cavaliere di san Pietro: spera invano nel cardinalato. Escono il quarto e il quinto libro delle *Lettere* (rispettivamente per Andrea Arrivabene e per Comin da Trino).

1551 Si trasferisce nella casa veneziana di Leonardo Dandolo sulla riva del Carbon. Escono il primo e il secondo libro delle *Lettere scritte al signor Pietro Aretino*.

1553 Si reca a Roma (maggio) in compagnia del duca Guidobaldo d'Urbino con la speranza di ottenere il cardinalato da Giulio III. In agosto è di nuovo a Venezia.

1556 Muore il 21 ottobre per un attacco di apoplessia ed è sepolto solennemente nella chiesa di San Luca; in seguito il sepolcro andò distrutto e i resti dispersi. Nello stesso anno era uscito il *Terremoto*, opera antiaretiniana di A. F. Doni.

1557 Viene impresso, postumo, il sesto libro delle *Lettere* (con la data 1556 in fine).

TESTIMONIANZE E GIUDIZI CRITICI

I

«...Del popol minuto non dico nulla, per ciò che è più facile di tor voi da la divozione imperiale che vedermi un attimo solo senza soldati, senza scolari, senza frati e senza preti intorno. Per la qual cosa mi par esser diventato l'oracolo de la verità, da che ogniuno mi viene a contare il torto fattogli dal tal principe e da cotal prelato: onde io sono il secretario del mondo, e così mi intitolate ne le soprascritte».

[ARETINO, A Messer Francesco Alunno, in *Lettere*, I, 258.]

II

«...ecco il flagello/de' principi, il divin Pietro Aretino».

[ARIOSTO, *Orlando furioso*, XLVI, 14 3-4.]

III

«Prencipi, egli si sa che già non piove
la vostra grazia sopra l'Aretino,
o perch'egli sia d'acqua, o sia di-vino
4   o perch'egli sia d-otto, o sia di nove;

ma per la tema grande che vi move,
ch'egli di voi non canti con Pasquino;
né io vi parlo di ciò come indovino,
8   ché tutto dì ne paiono le prove.
E s'è così, presuppogniamo un poco
che le vergogne vostre non sien tocche
11   da l'Aretino, né più poste in gioco;
sète sicuri, ne le vostre rocche,
che, per chiamarvi becchi in ogni loco,
14   lingue non sieno più ne l'altrui bocche?».

[N. FRANCO, *Rime contro P. Aretino*, in *Poesia del Quattrocento e del Cinquecento*, a cura di C. Muscetta e D. Ponchiroli, Torino 1959, p. 996.]

IV

«...la sapienza sua ha saputo distinguere da la lingua che debba ragionare di Christo... da quella dei Dialoghi degli stati de le donne... et ha saputo por differenza da scrivere al Papa, all'Imperatore, ai Re... et scrivere agli amici et a le persone basse».

[A. F. DONI, *Libraria*, I, cit. in G. Innamorati, *Tradizione e invenzione in Pietro Aretino*, Messina-Firenze 1957, p. 11, n. 9.]

V

«...Il mondo teologico-etico del medio evo tocca l'estremo della sua contraddizione in questo mondo positivo del Guicciardini, un mondo puramente umano e naturale, chiuso nell'egoismo individuale, superiore a tutt'i vincoli morali che tengono insieme gli uomini. Il ritratto vivente di questo mondo nella sua forma più cinica e più depravata è Pietro Aretino. L'immagine del secolo ha in lui l'ultima pennellata...

Chi fu dunque questo Pietro, corteggiato dalle donne, temuto dagli emuli, esaltato dagli scrittori, così popolare, baciato dal papa, e che cavalcava a fianco di Carlo V? Fu la coscienza e l'immagine del suo secolo. E il suo secolo lo fece grande.

Machiavelli e Guicciardini dicono che l'appetito è la leva del mondo. Quello che essi pensarono, Pietro fu.

Ebbe da natura grandi appetiti e forze proporzionate. Vedi il suo ritratto, fatto da Tiziano. Figura di lupo che cerca la preda. L'incisore gli formò la cornice di pelle e zampe di lupo; e la testa del lupo assai simile di struttura sta sopra alla testa dell'uomo. Occhi scintillanti, narici aperte, denti in evidenza per il labbro inferiore abbassato, grossissima la parte posteriore del capo, sede degli appetiti sensuali, verso la quale pare che si gitti la testa, calva nella parte anteriore. — Figlio di cortigiana, anima di re, — dice lui. Legatore di libri, valletto del papa, miserie! I suoi bisogni sono infiniti. Non gli basta mangiare: vuole gustare; non gli basta il piacere; vuole la voluttà; non gli basta il vestire; vuole lo sfarzo; non gli basta arricchire; vuole arricchire gli altri, spendere e spandere. E a chi se ne maraviglia risponde: — Ebbene, che farci a questo? Se io son nato per vivere così, chi m'impedirà di vivere così? — I suoi sogni dorati sono vini squisiti, cibi delicati, ricchi palagi, belle fanciulle, belli abiti. Di ciò che appetisce, ha il gusto. E nessuno è giudice più competente in fatto di buoni bocconi e di godimenti leciti e illeciti. È in lui non solo il senso del piacere, ma il senso dell'arte. Cerca ne' suoi godimenti il magnifico, lo sfarzoso, il bello, il buon gusto, l'eleganza.

Ed ha forze proporzionate a' suoi appetiti, un corpo di ferro, una energia di volontà, la conoscenza e il disprezzo degli uomini, e quella maravigliosa facoltà che il Guicciardini chiama discrezione, il fiuto, il da fare caso per caso. Sa quello che vuole. La sua vita non è scissa in varie direzioni: uno è lo scopo, la soddisfazione de' suoi appetiti, o, come dice il Guicciardini, il suo particolare. Tutti i mezzi sono eccellenti, e li adopera secondo i casi. Ora è ipocrita, ora è sfacciato. Ora è strisciante, ora è insolente. Ora adula, ora calunnia. La credulità, la paura, la vanità, la generosità dell'uomo sono in mano sua un ariete per batterlo in breccia ed espugnarlo. Ha tutte le chiavi per tutte le porte. Oggi un uomo simile sarebbe detto un camorrista, e molte sue lettere sarebbero chiamate ricatti. Il maestro del genere è lui. Specula soprattutto sulla paura. Il linguaggio del secolo è officioso, adulatorio; il suo tono è sprezzante e sfrontato. Le calunnie stampate erano peggio che pugnali; cosa stampata voleva dir cosa vera; e lui mette a prezzo la calunnia, il silenzio e l'elogio. Non gli spiacea aver nome di mala lingua, anzi era parte della sua forza. Francesco I gl'inviò una catena d'oro composta di lingue incatenate e con le punte vermiglie, come intinte nel veleno, con sopravi questo esergo: «Lingua eius loquetur mendacium». Aretino gli fa mille ringraziamenti. Quando non gli conviene dir male delle persone, dice male delle cose, tanto per conservarsi la reputazione, come sono le sue intemerate contro gli ecclesiastici, i nobili, i principi. Così l'uomo abbietto fu tenuto un apostolo, e fu detto flagello de' principi. Talora trovò chi non aveva paura. Achille della Volta gli die' una pugnalata. Nicolò Franco, suo segretario, gli scrisse carte di vituperi. Pietro Strozzi lo minaccia di ucciderlo, se si attenta a pronunziare il suo nome. È bastonato, sputacchiato. È lui allora che ha paura, perché era vile e poltrone. Sir Howel lo bastona, ed egli loda il Signore che gli accorda la facoltà di perdonare le ingiurie. Giovanni, il gran diavolo, morendo gli disse: — Ciò che più mi fa soffrire è vedere un poltrone —. Ma in generale amavano meglio trattarlo come Cerbero, e chiudergli i latrati, gittandogli un'offa. Le sue lettere sono capilavori di malizia e di sfrontatezza.

Prende tutte le forme e tutti gli abiti, dal buffone e dal millantatore sino al sant'uomo calunniato e disconosciuto».

[F. DE SANCTIS, *Storia della letteratura italiana*, a cura di N. Gallo, introduzione di N. Sapegno, con una nota introduttiva di C. Muscetta, Torino 1958, vol. II, pp. 621-22, 626-29.]

VI

«La personalità e l'opera dell'Aretino hanno subito alterne fortune, in una quasi costante cornice di riprovazione etica, nella critica dell'ultimo secolo, senza che finora se ne sia data una valutazione organica, biografica e storica, psicologica e sociologica oltre che estetica. Ed è significativo che proprio la critica romantico-risorgimentale, dove più forte è la condanna morale, l'invito a "écraser l'infame", abbia mostrato una particolare attrazione per questo "genio infernale": fu in fondo lo storico più serio e impegnato della coscienza morale e civile delle nostre lettere, il De Sanctis, a dare nel suo quadro del Rinascimento all'Aretino la parte di un protagonista, dedicando a lui solo il capitolo della sua storia successivo a Machiavelli e Guicciardini, e facendone il vivente corollario della logica dell'individualismo, del "particulare" e dell' "appetito": "Quello che essi pensavano, Pietro fu", cioè "il ritratto vivente di questo mondo nella sua forma più cinica e più depravata". Ma passando dall'uomo, dalla sua inclinazione per l'oscenità e il vituperio, allo scrittore, il De Sanctis si lasciava portare dalla simpatia per la polemica antipedantesca e antiletteraria dell'Aretino a riconoscere a quel furfante della penna una "coscienza critica così diritta e decisa, che in quel tempo ci dee parere straordinaria", e rilevando che "quale è il critico, tale lo scrittore", aggiungeva notazioni sul suo stile che restano ancora le più acute e aderenti che siano state prodotte.

31

Col suo netto bifrontismo, con le antinomie che fanno da parametri di giudizio (decadenza morale: coscienza artistica; conformismo: antiletterarietà), il capitolo del De Sanctis rimane ancora un punto di partenza».

[G. Folena, Scheda di presentazione a P. Aretino, *Sei giornate*, a cura di G. Aquilecchia, Bari 1969.]

VII

«Diceva un vecchio critico della *Cortigiana* (ovviamente la '34) "ma questa è una *revue*!" tacciandola di leggerezza da avanspettacolo contro la gravità della commedia erudita, e di disordine grave di fronte alla metastorica esigenza dell'ordine. Voleva dire, il Toffanin, che *La Cortigiana* andava bene come avanspettacolo, ma che non aveva alcuna dignità per farsi prendere sul serio da un secolo all'altro. Se avesse mai letto *La Cortigiana* '25 figuriamoci che altra e più forte deprecazione avrebbe espresso; mentre è l'idea stessa della "*revue*", mal raccolta dalla edizione a stampa, che è sbagliata.

Altro che borghese *revue*, altro che avanspettacolo divertente e labile! La intelligenza feroce della *Cortigiana* '25 è fondata nella contraddizione di una società che, come quella italiana (o italo-europea) del primo Cinquecento non trovava riscontro mai, dovunque applicasse i suoi sforzi, tra lo schema dei programmi e la violenta verità.

Una forte contraddizione intellettualistica ed una ancor più drammatica contraddizione politico-sociale soprastanno alla polemica aretiniana, al babelismo critico della *Cortigiana* '25, cioè alla rivoltosa sazietà di un cortigiano di Roma che dal più insigne centro della vita pubblica italiana guardò e visse con passione la realtà confusa di quel momento storico. E gli fu pur facile ricordare, più tardi, di avere preveduta la catastrofe imprevedibile del '27. Il ricordo, forse, poté apparire più tardi sazio gusto di vendetta: il punto è che egli l'aveva prevista per davvero, con una lama intelligente, lucente e tagliente che ha un suo proprio titolo e si chiama: *Cortigiana* '25.

Dopo vi fu altro, per l'Aretino: altre avventure ed altre vittoriose esperienze, ma l'intuizione comica, antiletteraria, della prima *Cortigiana* rimase consegnata al testo che qui per la prima volta si pubblica.

Non dispiacerebbe, a chi scrive, raccontare ancora una volta l'inserimento dell'Aretino nella società romana che provocò poi una così violenta e tanto intelligente reazione. Ne varrebbe bene la pena, forse perché l'avventura fu grande e perché le scelte aretiniane furono qualcosa di più che l'azzardoso gioco di un intellettuale balzano.

L'Aretino ebbe difatti il coraggio di alzare una pietra sotto la quale brulicava qualcosa di assai tenebroso e giocò con le tenebre, per così dire (e ne subì la vertigine), ma sempre scherzando da uomo, irridendo cioè al mondo buio e verminoso di una esistenza priva di luce critica, accecata, privata ormai del sentimento del domani.

L'uomo che nel 1522 aveva già detto, *et pour cause*: "E poi in Roma ognuno è l'Aretino" poteva bene assumersi la responsabilità di far parlare Roma per sua bocca, nel 1525, babelicamente, restituendo alla vita la immagine totale di una pazzia collettiva, bloccata, irrimediabile».

[G. INNAMORATI, Introduzione a P. Aretino, *La Cortigiana*, a cura di G.I., Torino 1980[4], pp. 20-21.]

VIII

«Vista dal suo interno (e tale non può non essere l'angolo visuale di chi, quanto meno, si pone a redigere un piccolo glossario 'essenziale' o ad aggiustare una variante), la lingua dell'Aretino non finisce mai di sorprendere; è nel fondo seria, meditata, ben calcolata anche quando sembra che il suo autore tolga ogni freno al libero giuoco dell'eccitazione inventiva, respinga la norma, irrida alle facili immagini del petrarchismo o della letteratura cortigiana. Del resto un'eventuale deficienza d'impegno professionale potrebbe reperire un minimo di pezza giustificativa ove lo scrittore si limitasse a procedere, con la tranquillità che sola può dare l'*usus* linguistico, per il tracciato consueto d'un genere letterario o d'un calco stilistico e retorico consueto. Dal momento che, invece, Pietro Aretino sceglie i sentieri impervi della creazione linguistica, il letterato non può far a meno di sussistere con tutti gli scrupoli e le schifiltosità dell'*habitus*. Un esempio, tra i tanti: l'impasto pluridialettale della *Cortigiana* (il che consente di porre sùbito in chiaro che ormai la lettura del capolavoro aretinesco dovrà essere preceduta o, se si vuole, accompagnata dalla puntigliosa consultazione della sua prima redazione — che qui offriamo al lettore — e che il testo del '25 cederà quanto ad abilità di *divertissement* scenico e di tecnica drammaturgica, ma ha ben poco da invidiare alla vulgata '34 quanto a frenesia lessicale, a capriccio fonicoverbale, e fors'anche la batte per un'incollatura nella gara dell'impeto polemico, anticuriale, anticlericale, antiaristocratico, in definitiva antiromano). L'amalgama dei vari dialetti dei personaggi, espanso sul tavolo anatomico d'una lingua letteraria continuamente imputata di tedio e di *pedagogaria*, presuppone una disciplina formale peritissima, implica la presenza d'uno scrittore ben sveglio e attento a scattare sopra una parola e a gettarla in aria, o a mordicchiarne con aria sorniona l'aspetto morfologico e a ripresentarla in una forma nuova. Ben ha scritto l'Innamorati che l'operazione aretinesca si presenta come intesa a "dissacrare la ideale fissità di una norma linguistica e stilistica metastorica, il platonico punto di fuga dalla corposa accidentalità del presente". Piace aggiungere che il rapporto lingua-ambiente non è mai lo stesso, tanto in una *pièce* tutta innovazione di forme come la *Cortigiana* (prima e seconda), quanto in un'imitazione boccacciana un po' stanca come il *Filosofo* (nella parte in cui si 'plagia' Andreuccio da Perugia), ovvero in una ridanciana *fabula* curtense qual è il *Marescalco*, e persino in un conato d'alta e seriosa letteratura come l'*Orazia* (tuttavia la tragedia ben integra l'apparato delle commedie, non è 'un'altra cosa'). In qualche caso è l'ambiente, quella Torre di Babele che è la Roma papale del primo Cinquecento, a creare la necessità d'un giuoco linguistico plurimo; altrove il tentativo di dar corpo ad una satira di costume, l'*Ipocrito* o la *Talanta*, e quella parte del *Filosofo* che pertiene alla storia di Plataristotile, blocca la creazione linguistica in una sola direzione. Il risultato d'arte apparirà inferiore, ma le beffe aretinesche nel reinventare il linguaggio dei pedanti o delle prostitute raggiungeranno pur sempre un livello assai rispettabile nelle stravolte strutture sintattiche e nei piacevoli conî lessicali del 'filosofo' e del 'pinzochero', nel parlato sempre accattivante dei 'villani' e dei 'garzoni'.»

[G. Petrocchi, Presentazione a P. Aretino, *Teatro*, a cura di G.P., Milano 1971, pp. X-XI.]

NOTA BIBLIOGRAFICA

La situazione editoriale dei testi di Pietro Aretino è in gran parte ancora incerta e solo parzialmente risolta. Lodevoli, ma non esaurienti, appaiono i tentativi filologici de *Il primo libro delle Lettere*; *Il secondo libro delle Lettere*, a cura di F. NICOLINI, 2 voll., Bari 1913-1916; delle *Lettere*. *Il primo e il secondo libro*, a cura di F. FLORA, con note storiche di A. DEL VITA, Milano 1960; e di P. LARIVAILLE, *Lettere di, a, su Aretino nel Fondo Bongi dell'Archivio di Stato di Lucca,* Paris 1980. Per i quattro libri successivi (III-VI) si ricorre comunemente a *Il terzo [quarto, quinto, sesto] libro delle Lettere di M. Pietro Aretino [...]*, In Parigi, Appresso Matteo il Maestro, nella contrada S. Giacomo, A' quattro elementi, M.D.C.IX., non sempre affidabili; mentre per quelle dei corrispondenti, alle *Lettere scritte a Pietro Aretino*, emendate per cura di T. LANDONI, I 1, Bologna 1873; id. (per cura di G. VANZOLINI), I 2, ib. 1874; id., II 1, ib. 1874; id. II 2, ib. 1875.

Per le altre opere, si dispone ora di edizioni critiche delle *Sei giornate*, a cura di G. AQUILECCHIA, Bari 1969 (*Reprint* con introduzione nel 1975 e nella «Universale Laterza» nel 1980; alle quali vanno aggiunte le altre edizioni a cura di G. DAVICO BONINO, Torino 1975; a cura di C. CORDIÉ in FOLENGO-ARETINO-DONI, *Opere*, II, Milano-Napoli 1976, pp. 47-435; a cura di P. PROCACCIOLI, con introduzione di N. BORSELLINO, Milano 1984; a cura di C. FORNO, con introduzione di G. BÀRBERI SQUAROTTI, Milano 1988, che riproducono il testo Aquilecchia), e del *Teatro*, a cura di G. PETROCCHI, Milano 1971 (notevole la pubblicazione de *La Cortigiana*, redazione del 1525, a cura di G. INNAMORATI, Torino 1970). Sulla satira del periodo romano e la *Farza* si rinvia alle *Pasquinate di Pietro Aretino ed anonime per il conclave e l'elezione di Adriano VI*, pubblicate e illustrate da V. Rossi, Palermo-Torino 1891 e incluse ora nel vol. *Pasquinate romane del Cinquecento*, a cura di V. Marucci, A. Marzo e A. Romano, presentazione di G. Aquilecchia, Roma 1983. Per i «pronostici» si veda l'importante pubblicazione de *Un pronostico satirico di Pietro Aretino* (MDXXXIIII), edito e illustrato da A. Luzio, Bergamo 1900; frammenti di un pronostico del 1527 si trovano ancora in A. Luzio, *Pietro Aretino nei suoi primi anni a Venezia e la Corte dei Gonzaga*, Torino 1888, pp. 8-9, riproposti recentemente negli *Scritti di Pietro Aretino nel Codice Marciano It.* XI 66 *(= 6730)*, a cura di D. Romei, Firenze 1988, pp. 54-57; F. Ageno, *Un pronostico dell'Aretino in un ms. Hoepli*, in «Lettere italiane», XIII 1961, pp. 449-51, dà invece notizia di un pronostico del 1529 con alcune pasquinate, oggi inaccessibile. Altre composizioni sono tuttora disponibili nelle meritorie ma superate edizioni dell'editore Carabba di Lanciano: *Ragionamento delle Corti*, a cura di G. Battelli, 1923; *Le carte parlanti*, a cura di F. Campi, 1926; *Prose sacre*, a cura di E. Allodoli, 1926, che comprende brani da *Il Genesi, L'Umanità del figliuol di Dio, Vita di Maria Vergine, Vita di Santa Caterina, Vita di S. Tommaso d'Aquino, Sette salmi* (discutibili, recentemente, *Le vite dei santi. Santa Caterina Vergine San Tommaso d'Aquino 1540-1543*, testo con introduzione e commento di F. Santin, Roma 1977); *Poesie*, a cura di G. Sborselli, 2 voll., 1930-1934, che nel vol. I, *Poesie burlesche*, annovera: *Astolfeida, Orlandino, I capitoli ai Signori, Pasquinate, Sonetti spicciolati*, e nel vol. II, *Poesie serie: Poemi*, con *La Marfisa* e *Angelica; Stanze*, con *Stanze in lode della Sirena* e *Stanze libere; Ternari*, con *In morte del duca d'Urbino, In laude dell'Imperatore, In gloria di Giulio III, In Gloria della regina di Francia* e *In laude del duca d'Urbino; Sonetti* e *Canzoni e madrigali* con *Canzone a Francesco I, Canzone alla Vergine, Madrigali* e *Dialogo tra Amante e Amore* (sulle poesie cfr. ancora G. Innamorati, *Le rime giovanili dell'Aretino*, in «Paragone», V 1954, pp. 46-58; G. Falaschi, *Appunti sui sonetti aulici dell'Aretino (e in particolare su un sonetto disperso)*, in «Belfagor», XXXIII 1978, pp. 574-78; *Scritti di Pietro Aretino...*, cit.)

Nel vasto e articolato panorama della critica aretiniana del secondo dopoguerra, merita di essere particolarmente segnalato lo studio di G. Petrocchi, *Pietro Aretino tra Rinascimento e Controriforma*, Milano 1948, soprattutto per la ricchissima bibliografia ivi citata (alle pp. 343-80). Nutriti repertori bibliografici compaiono anche nelle *Lettere sull'arte di Pietro Aretino*, commentate da F. Pertile, a cura di E. Camesasca, Milano 1960 vol. III 2, pp. 539-70; nel profilo biografico tracciato da G. Innamorati nel *Dizionario biografico degli italiani*, Roma 1962, vol. IV, pp. 89-104; nel denso articolo di C. Cordié, *Pietro Aretino*, in «Cultura e scuola», VIII 1969, pp. 12-22 (ripreso e sviluppato ne *Gli studi su Pietro Aretino oggi*, in «Atti e memorie della Acc. Petrarca di lettere, arti e scienze», n.s., XL 1970-1972, pp. 127-68); nella «voce» di M. Baratto nel *Dizionario critico della letteratura italiana*, diretto da V. Branca, Torino 1974, vol. I, pp. 102-8; nell'introduzione e nota bibliografica dell'antologia Folengo-Aretino-Doni, *Opere, cit.*, pp. 3-46, 985-86. Per la storia della critica aretiniana, dal Mazzuchelli allo Chasles, dal De Sanctis fino al Ferrero (1951) si rinvia invece all'ottimo saggio di G. Innamorati, *Pietro Aretino. Studi e note critiche* (in copertina *Tradizione e invenzione in Pietro Aretino*), Messina-Firenze 1957, pp. 5-89.

Negli ultimi anni, in un clima di rinnovato interesse per la vita e l'opera dello scrittore, tra i numerosi contributi critici si ricordano essenzialmente gli studi di E. Bonora, *Pietro Aretino*, in *Storia della letteratura italiana*, diretta da E. Cecchi e N. Sapegno, *Il Cinquecento*, Milano 1966, vol. IV, pp. 411-31, 683-85; J. Hösle, *Pietro Aretinos Werk*, Berlin 1969; G. Aquilecchia, *Per l'attribuzione e il testo del «Lamento d'una cortigiana ferrarese»*, in *Tra latino e volgare: per Carlo Dionisotti*, Padova 1974, pp. 3-25 (poi in *Schede di italianistica*, Torino 1976, pp. 127-51); N. Borsellino, *Pietro Aretino e i poligrafi del consumo librario*, in *La letteratura italiana. Storia e testi*, diretta da C. Muscetta, *Il Cinquecento*, Bari 1974, vol. IV 1, pp. 548-73, 667-69; G. Falaschi, *Progetto corporativo e autonomia dell'arte in Pietro Aretino*, Messina-Firenze 1977; G. Ferroni, *Le voci dell'istrione. Pietro Aretino e la dissoluzione del teatro*, Napoli 1977; G. Patrizi, *Il gioco dei generi. Per una lettura delle «Sei giornate»*, in «F. M. Annali dell'Istituto di Filologia Moderna dell'Università di Roma», I 1979, pp. 65-79; G. Aquilecchia, *Pietro Aretino e altri poligrafi a Venezia*, in *Storia della Cultura Veneta. Dal primo Quattrocento al concilio di Trento*,

Vicenza 1980, vol. III 2, pp. 61-98; P. LARIVAILLE, *Pietro Aretino fra Rinascimento e Manierismo*, traduzione italiana, Roma 1980; Q. MARINI, *Eversione e conformismo in Pietro Aretino*, in «La rassegna della letteratura italiana», a. 84 (sett.-dic. 1980), pp. 501-19; A. QUONDAM, *Nel giardino del Marcolini. Un editore veneziano tra Aretino e Doni*, in «Giorn. stor. della letteratura italiana», CLVII 1980, pp. 75-116; G. AQUILECCHIA, *Per l'edizione critica dei sonetti sopra i 'XVI modi' di Pietro Aretino*, in «Filologia e critica», VII 1982, pp. 267-82; Id., *Postille inedite di Pietro Aretino alle 'Satire' dell'Ariosto*, in *Miscellanea di studi in onore di Vittore Branca*, Firenze 1983, vol. III 2, pp. 593-613; G. PETROCCHI, *Un caso di «minore» europeo: Pietro Aretino*, in *Il «Minore» nella storiografia letteraria*, a cura di E. ESPOSITO, Ravenna 1984, pp. 237-49; R. BRAGANTINI, *Il testo allo specchio deformante: Petrarca e Bembo in un passo di Aretino*, in «Filologia e critica», X 1985, pp. 295-306; C. CAIRNS, *Pietro Aretino and the Republic of Venice. Researches on Aretino and his Circle in Venice*, Firenze 1985; D. ROMEI, *Pas vobis, brigate: una frottola ritrovata di Pietro Aretino*, in «La rassegna della letteratura italiana», a. 90 (sett.-dic. 1986), pp. 429-73; P. PROCACCIOLI, *Per una lettura del «Ragionamento» e del «Dialogo» di Pietro Aretino*, ibidem, a. 91 (genn.-apr. 1987), pp. 46-65; A. ROMANO, *Un inedito e due rari di Pietro Aretino*, in «Filologia e critica», XII 1987, pp. 222-33.

Per i problemi riguardanti la critica d'arte si rimanda alle significative *Lettere sull'arte di Pietro Aretino*, cit., I (1526-1542) e II (1543-1555), Milano 1957; III 1 (biografia dell'Aretino), ib. 1959; III 2 (biografia degli Artisti), ib. 1960; agli scritti di M. POZZI, *Note sulla cultura artistica e sulla poetica di Pietro Aretino*, in «Giorn. stor. della letteratura italiana», CXLV 1968, pp. 293-322 (poi in *Lingua e cultura del Cinquecento. Dolce Aretino Machiavelli Guicciardini Sarpi Borghini*), Padova 1975, pp. 23-47, n. 7 dei «Quaderni del Circolo filologico linguistico padovano»); di L. VENTURI, *Storia della critica d'arte*, Torino 1974[5], pp. 111-13, 118-20; di L.A. PALLADINO, *Pietro Aretino: Orator and Art Theorist*, Ann Arbor (Mi) 1982, e di R. RISTORI, *L'Aretino, il David di Michelangelo e la modestia fiorentina*, in «Rinascimento», XXVI 1986, pp. 77-97.

Sulla lingua di Aretino, L. FONTANA, *Indole e lingua di Pietro Aretino*, in «Lingua nostra», VIII 1947, pp. 19-23; G. AQUI-

LECCHIA, *Note su Pietro Aretino e la lingua zerga*, in «Atti e Memorie dell'Arcadia», s. III, vol. IV, fasc. 4, *Studi in onore del Custode generale Alfredo Schiaffini*, 1967, pp. 3-17 (riproposto in *Schede di italianistica, cit.*, pp. 153-69); G.L. BECCARIA, *Spagnolo e spagnoli in Italia. Riflessi ispanici sulla lingua italiana del Cinque e del Seicento*, Torino 1968, *ad indicem*; M. TONELLO, *Lingua e polemica teatrale nella «Cortigiana» di Pietro Aretino*, in *Lingua e strutture del teatro italiano del Rinascimento*, Padova 1970, pp. 201-89 (n. 2 dei «Quaderni del Circolo filologico linguistico padovano»); C. SEGRE, *Edonismo linguistico nel Cinquecento*, in *Lingua, stile e società. Studi sulla storia della prosa italiana*, nuova edizione ampliata, Milano 1976, pp. 369-96.

Per le sue derivazioni virgiliane, G. DAVICO BONINO, *Aretino e Virgilio: un'ipotesi di lavoro*, in «Sigma», 9 1966, pp. 41-51; E. PARATORE, *Pietro Aretino rielaboratore di Virgilio*, in *Spigolature romane e romanesche*, Roma s.d. (ma 1967), pp. 115-65 (successivamente in *Studi in onore di Carmelina Naselli*, Università di Catania, Fac. di Lettere e Filosofia, 1968, vol. II, pp. 223-69; P. LARIVAILLE, *La «grande différence entre les imitateurs et les voleurs»: à propos de la parodie des amours de Didon et d'Enée dans les 'Ragionamenti' de l'Arétin*, in *Récriptures*, I: *Commentaires, parodies, variations dans la littérature italienne de la Renaissance*, Paris 1983, pp. 41-119; C. MARANGONI, *Il Virgilio dell'Aretino*, in «Giorn. stor. della letteratura italiana», CLX 1983, pp. 524-46.

AVVERTENZA

Come specificato nelle rispettive note ai testi, per l'*Opera nova* — un raro aretiniano, riproposto qui per la prima volta in edizione integrale — si è stabilito il testo critico basandolo sull'unica stampa superstite del 1512; gli altri testi sono stati riprodotti dai manoscritti che li tramandano, pur tenendo conto delle edizioni moderne. La parziale differenza dei criteri editoriali adottati è precisata anch'essa nelle relative note ai testi.

A.R.

¶Opera Noua del Fecūdiſſimo Giouene Pietro Pi
ctore Arretino zoe Stramboti Sonetti
Capitoli Epiſtole Barzellete &
una Deſperata.

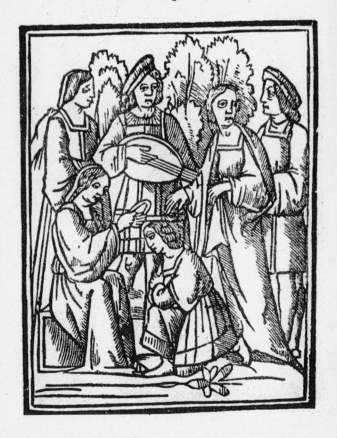

Incoronazione d'un poeta, incisione di autore ignoto (Frontespizio dell'*Opera nova*, Venezia 1512).

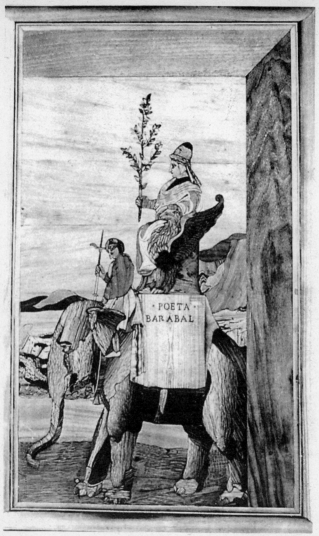

Baraballo incoronato sull'elefante, intarsio attribuito a fra Giovanni da Verona (Roma, Musei Vaticani, Stanza della Segnatura).

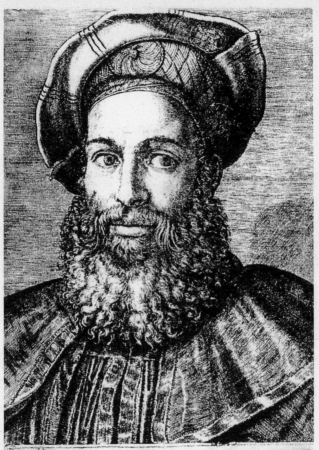

PER S ARPATRIVS ACERRIMVS VIRTVTVM AC VITIOR
DEMOSTRATOR
NON MANVS ARTIFICIS MAGE DIGNVM OS PINGERE NON OS
HOC PINGI POTERAT NOBILIORE MANV
PELLÆVS IVVENIS SI VIVERET HAC VOLO DESTRA
PINGIER HOC TANTVM DICERET ORE CANI

Pietro Aretino, incisione di Marcantonio Raimondi (Roma, Gabinetto Nazionale delle Stampe).

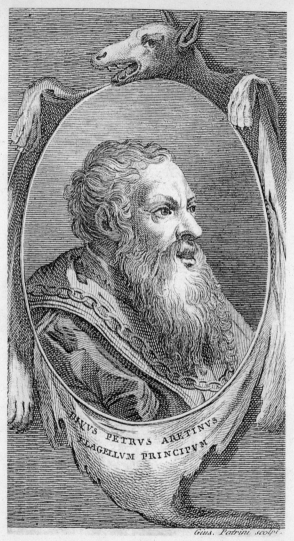

BIVS PETRVS ARETINVS
FLAGELLVM PRINCIPVM

Gius. Patrini scolpi.

Pietro Aretino, incisione di Giuseppe Patrini (da G. M. Mazzuchelli, *La vita di Pietro Aretino*, Padova 1741).

CORTIGIANA
(1525)

INTRODUZIONE

«Io avevo imparato un certo proemio, diceria, sermone, filostoccola, intemerata o prologo che se sia e vel volevo recitare per amor de un mio amico, ma ognun mi vuole in pasticci. Me se voi siate savi, *plaudite et valete*. (...) Orsù ch'io vi chiarisco ch'io vi vitupererò tutti; per dio! per dio! che se non fate silenzio ch'io sciorrò el cane e dirò: el tal è *agens*, el tal è *patiens*. E se non ch'io ho rispetto a monna commedia, che rimarrebbe sola, io publicarei tutti i defetti vostri, che gli ho meglio in mente che la Marca la buona e santa memoria de l'Armellino (con reverenzia parlando). Oh, quanti ce ne sono che fariano il meglio a procacciare la pigione de la casa a la signora, e altri a fare che 'l suo famiglio abbia el suo salario proveder doveria».[1]

In questo modo si leva il sipario sulla più antica redazione della *Cortigiana*,[2] e nel *Prologo* l'Aretino anticipa il carattere prevalentemente satirico del suo scritto, inteso a ribaltare i prefissati canoni rinascimentali del genere teatrale, per offrire al pubblico uno spettacolo vario, articolato, pulsante di vita, un affresco del corrotto mondo cortigianesco in cui egli era vissuto a Roma tra il 1516-1517 e il 1525.

---

[1] Il brano è tratto dai paragrafi 1, 5 e 6 del *Prologo*.
[2] Nel 1534, come è noto, l'Aretino allestirà per la stampa un'edizione più accurata ma soprattutto completamente rimaneggiata.

Composta tra il febbraio e il luglio del 1525 (e cioè dopo la battaglia di Pavia, citata nel testo nell'atto I scena 4, e prima di inimicarsi il lodato Giberti, subendone l'attentato omicida la notte del 28 luglio 1525),[3] la commedia si regge su due beffe: una commessa ai danni dello sciocco senese Messer Maco da Coe, giunto a Roma per diventare perfetto cortigiano; l'altra perpetrata al giovane Parabolano, signore napoletano, pazzamente innamorato di Laura, gentildonna romana. Maco cade nelle mani dell'«educatore» Mastro Andrea e viene da questi atrocemente burlato. Parabolano è invece raggirato dal servo Rosso, che, liberatosi dell'onesto Valerio, fingendo di prepargli un incontro amoroso con Laura, aiutato dalla ruffiana Aloigia, gli fa trovare una certa Togna fornaia, moglie del geloso Ercolano.

Accanto ai principali si muovono sullo sfondo altri personaggi minori degni di nota. Si tratta del Sanese e del Grillo, famigli di Messer Maco, del Cappa famiglio di Parabolano, dello scudiero Flaminio, del pescatore e del sagrestano, del vecchio Sempronio e del tabacchino Zoppino, del medico Mastro Mercurio e del guardiano d'Araceli, del mercante Romanello giudeo e della fantesca Biasina. Alcuni di questi sono realmente esistiti nella Roma di Leone X e di Clemente VII, altri inventati dall'Aretino, ma tutti provengono dalla colorita società romana del primo Cinquecento, che verrà spazzata via dalla furia de-

---

[3] Cfr. A. Luzio, *Pietro Aretino nei suoi primi anni a Venezia e la Corte dei Gonzaga*, Torino 1888, p. 2; P. Aretino, *La Cortigiana*, a cura di G. Innamorati, Torino 1980[4], pp. 25-26. Recentemente l'Ugolini (F. A. U., *Il cardinale Armellini, un probabile Pietro Aretino e un fenomeno antico nel dialetto di Perugia*, in «Contributi di Dialettologia Umbra», II 1 [1982], pp. 35-36), pur non discutendo la data della prima stesura, ipotizza tuttavia (a proposito della eventuale morte del cardinal Armellini ventilata nella commedia [Prol. 5] e realmente avvenuta alla fine del 1527) che la copia fatta «eseguire dall'Aretino, sia posteriore al 1527 e che il "lunghissimo abnorme prologo"... sia stato aggiunto in essa dall'autore per quell'occasione».

vastatrice del sacco del maggio 1527.[4] Il valore letterario si interseca allora con la vivida testimonianza storica di una realtà sociale scomparsa per sempre.

Le fonti letterarie della *Cortigiana* potrebbero cercarsi sia nel teatro italiano del Rinascimento (tra il Quattro e il Cinquecento) sia nella commedia classica, poiché l'Aretino conosceva assai bene entrambi. Vale la pena di evidenziare almeno una di queste, ad es. la diretta rispondenza della scena 16 dell'atto III (*Aloigia e il Guardiano d'Araceli*) con la scena 3 dell'atto III della *Mandragola* machiavelliana (*Frate Timoteo e una Donna*).[5]

Nel 1534, a Venezia, lontano dagli echi della Roma chiassosa e cortigiana, l'Aretino dà alle stampe il testo della commedia. Della prima stesura quest'edizione conservava l'intelaiatura di base, la trama è la stessa, gran parte dei personaggi sopravvivono ancora, ma è cambiato lo stile dello scrittore, più maturo e ricercato. Gran parte dei riferimenti a fatti e persone tipicamente romaneschi sono scomparsi, il primitivo linguaggio comico livellato, molto materiale è sacrificato in funzione di una migliore e più rigorosa impostazione letteraria. Scompare anche il polemico *Prologo*, vessillo di un Aretino protestatario in una Roma dove le sue qualità artistiche non erano state pienamente apprezzate. Nella città lagunare le cose vanno invece diversamente: una certa sicurezza economica, un'ammirazione sempre più crescente per la sua opera (forse an-

[4] V. la *Descriptio Urbis o Censimento della popolazione di Roma avanti il sacco borbonico*, per D. GNOLI, Roma 1894 (nuova ediz. in *Descriptio Urbis. The Roman Census of 1527*, edited by E. LEE, Roma 1985). Cfr. pure A. CHASTEL, *Il sacco di Roma. 1527*, Torino 1983; M. MIGLIO, V. DE CAPRIO, D.D. ARASSE, ASOR ROSA, *Il Sacco di Roma del 1527 e l'immaginario collettivo*, Roma 1986.
[5] Per i precedenti della *Cortigiana* si rinvia ad A. SALZA, *Rassegna bibliografica* (rec. a U. FRESCO, *Le commedie di P.A.*), in «Giorn. stor. della letteratura italiana», XL (1902), fasc. 118-19, pp. 420-24; G. INNAMORATI, *Pietro Aretino. Studi e note critiche*, Firenze 1957, p. 172.

che una certa protezione) gli facilitano il compito di intervenire profondamente sull'ordito della commedia. La *Cortigiana* del 1534 è più vicina a Venezia che a Roma. Della ricca esperienza romana egli serberà sempre il ricordo, una memoria ormai sepolta nel passato.

NOTA AL TESTO

La prima redazione della *Cortigiana* è tramandata dall'intero cod. Magliabechiano cl. VII n. 84 della Biblioteca Nazionale di Firenze.

Il manoscritto è stato ampiamente descritto dall'Innamorati, primo editore moderno della commedia (P. ARETINO, *La Cortigiana*, a cura di G. INNAMORATI, Torino 1980⁴, già 1970, pp. 23-28), e dal Petrocchi (P. ARETINO, *Teatro*, a cura di G. PETROCCHI, Milano 1971, pp. 777, 780-82).

Qui si è adottato il testo fornito dal Petrocchi, pur ritenendo altrettanto valida soprattutto per il ricco commento l'edizione dell'Innamorati. Tuttavia, dalla collazione del codice magliabechiano e del testo del Petrocchi sono emerse alcune differenze di cui si dà qui l'elenco (nella seconda colonna la lezione del Petrocchi):

Argomento	5		della	de la
= = =	7		fuore	fuor
I (incipit)			DELLA	DE LA
=	1	2	Io	Il
=	9	4	quanto	quando
II	1	1	imparare	imparar
=	6	2	senator	senatore
=	12	1	angelo	angel
=	15	2	fratelli e peggio	fancelle e paggie
V	12	3	el vino	e 'l vino
=	21	7	Quanto	Quando

A tali specifiche correzioni sono da aggiungere, a integrazione delle norme elaborate dal Petrocchi (cfr. pp. 760-61 dell'edizione citata), quelle relative ai seguenti criteri di trascrizione del testo:

— eliminazione della *i* con valore diacritico per rendere il suono di *c* e *g* palatali davanti a vocale (*mercié*, I 23 1; *loggie*, II 1 2; *mangierò*, I 21 2, ecc.);

— sostituzione di *n* a *m* davanti a *b* e *p* (*inbattesi*, IV 11 2; *inpaurisce*, V 14 3; *inportano*, Prol. 3; *inprovviso*, IV 5 3);

— ammodernamento dei nessi latineggianti *bs* (*absente*, V 17 1; *abstinenzia*, V 14 6; *obscura*, V 14 4; *observi*, V 11 1), *mn* (*damno*, I 11 2; *Omnipotenzia*, I 14 4, ecc.), *ns* (*Constantino*, I 12 3; *transformava*, II 6 7, ecc.), *ps* (*epso*, III 2 1; *capsieri*, IV 18 5);

— eliminazione della finale *ii* del plurale dei nomi in *io* (*famiglii*, I 9 1; *privillegii*, I 12 4; *servigii*, I 14 3, ecc.; ma non in *savii*, Prol. 1 e *odii*, I 22 1);

— modernizzazione della forma *tj* in *zi* (*riverentia*, I 9 3; *licentia*, II 7 2);

— riduzione di *sci* a *si* (*scilentio*, Prol. 5; *consciglio*, II 5 7, ecc.);

— sono stati trascritti con grafia unita avverbi e locuzioni avverbiali del tipo *buondì*, *insomma*, *infine*, *madesì*, *ognidì*, *tuttodì*; il legamento è stato effettuato anche in casi come *ai*, *agli*, *dei*, *dipoi*, *nol*, *vel*, *poiché*, *perché*, *bentrovato*, *gintildonne*, *malelingue*, *maluomo*, *ottantamillia*, ma è stata conservata la grafia analitica in *acciò che*, *a dio*, *a dosso*, *a fatto*, *a pena*, *a punto*, *da bene*, *sì bene*, *sì che*;

— circa scempiamento e geminazione delle consonanti, pur tenendo nella debita considerazione la tendenza conservativa del Petrocchi, si dovrà osservare che l'apografo cinquecentesco non garantisce comunque una perfetta coerenza grafica. Ho preferito uniformare pertanto sulla scempia le oscillazioni *peccora / pecora, ripportare / riportare, orrecchi / orecchi, satrappo / satrapo, santta / santa, virtuossi / virtuosi, Cassio / Casio, santto / santo, posseno / poseno, manno / mano, secretto / secreto, comparrete / comparete, dessagi / desagi, allogiatti / alloggiati, secco / seco, maccinato / macinato, baccia / bacia, ditto / dito, vilanno / villano, meritanno / meritano, coccessi / cocessi, spacciatto / spacciato, manni / mani, parlanno / parlano, trovvi / trovi, quaressima / quaresima, ridettivene / ridetivene, ciecco / cieco, paradisso / paradiso, Massino / Masino, abruccia / abrucia, toppo / topo, eranno / erano, sette / sete, sonno / sono, sentenciossi / sentenciosi, bacci / baci, peccorone / pecorone, rivveli / riveli, rapresso / rappreso, seguitanno / seguitano, golla / gola, A puntto / A punto, penssiero / pensiero, portanno / portano, piglianno / pigliano, trovva / trova, puntto / punto, fastidiosso / fastidioso, panne / pane, stillanno / stillano, farianno / fariano, campanne / campane, occupanno / occupano, impallaria / impalaria, tecco / teco, ussare / usare, vittella / vitella, riffatto / rifatto, carrezze / carezze, somma / soma, fecci / feci, quetto / queto, entratta / entrata, assasinarvi / assassinarvi, vergognossa / vergognosa, dilletto / diletto, ripossarmi / riposarmi, baccia / bacia, marzapanni / marzapani, pigliatello / pigliatelo, delleggiare / deleggiare, cristianni / cristiani, segretta / segreta, perdutto / perduto, conferrire / conferire, ballanno / ballano, vilanno / villano, Erculanno / Erculano, potutto / potuto, suonna / suona, bucco / buco, ferrito / ferito, fettore / fetore, avanzanno / avanzano, famme / fame, sfranciossatti / sfranciosati, sarianno / sariano, despettosso / despettoso, capezalle / capezzale, faciatti / facciati, erra / era, auttore / autore, ingeniosse / ingeniose, argutto / arguto, ta-*

petto / tappeto; rispettata invece l'oscillazione in *roba / robba, rubbo, abate / abbate, Beffana, inamorare*.

Senza alternativa precisa ho trascritto con il raddoppiamento normale le seguenti grafie: *crucifigono / crucifiggono, asaltò / assaltò, facenda / faccenda, Armelino / Armellino, ralegrare / rallegrare, vego / veggo, cristali / cristalli, tartusando / tartussando, fatoci / fattoci, Avenne / Avvenne, legeresti / leggeresti, aconceria / acconceria, vegono / veggono, canatiero / canattiero, caprici / capricci, rapresentare / rappresentare, mona / monna, corucciate / corrucciate, terebbono / terrebbono, Grilaccio / Grillaccio, Fati / Fatti, aventa / avventa, mole / molle, uciso / ucciso, posibile / possibile, verai / verrai, verò / verrò, imbattesi / imbattessi, chiachiare / chiacchiare, marema / maremma, fredassi / freddassi, quatrini / quattrini, dili / dilli, Facenda / Faccenda, sbiri / sbirri, andasi / andassi, milantamiglia / millantamiglia, dise / disse, Bacano / Baccano, racomando / raccomando, bereta / berretta, Caprici / Capricci, baiochi / baiocchi, quatrini / quattrini, legenda / leggenda, meser / messer, stafa / staffa, faciamo / facciamo, epitafi / epitaffi, rasetta / rassetta, verà / verrà, quatro / quattro, picolo / piccolo, nisuna / nissuna, gianetto / giannetto, suplico / supplico, colonese / colonnese, linguagio / linguaggio, zaferano / zafferano, dirizare / dirizzare, acoccarei / accoccarei, comemorazione / commemorazione, pota / potta, vorete / vorrete, caponi / capponi, rizatevi / rizzatevi, amazarò / ammazzarò, Roso / Rosso, manegiava / maneggiava, adeso / adesso, coromperia / corromperia, steti / stetti, richi / ricchi, putane / puttane, pazia / pazzia, amaza / ammazza, tratenghino / trattenghino, avenne / avvenne, matina / mattina, autuno / autunno, trovasi / trovassi, avenne / avvenne, amaliò / ammaliò, machie / macchie, molette / mollette, bichiere / bicchiere, graso / grasso, impicato / impiccato, ela / ella, bevete / bevette, mesi / messi, condurà / condurrà, voresti / vorresti, udisero / udisse-*

ro, boca / bocca, brocato / broccato, coralina / corallina, spetate / spettate, milanta / millanta, legere / leggere, steluzza / stelluzza, belezze / bellezze, corenti / correnti, El'è / Ell'è, impazire / impazzire, asassinare / assassinare, assagerai / assaggerai, Zopino / Zoppino, profetizare / profetizzare, sapiate / sappiate, fachino / facchino, spala / spalla, amalato / ammalato, aviatevi / avviatevi, veremo / verremo, Boccacio / Boccaccio, apiccarà / appiccarà, abiamo / abbiamo, stafieri / staffieri, rincroscichiare / rincroscicchiare, zambraca / zambracca, stazoni / stazzoni, vano / vanno, tusir / tussir, pocheto / pochetto, ginochioni / ginocchioni, gonellaccia / gonnellaccia, piaza / piazza, zuchero / zucchero, zibelino / zibellino, papagalo / papagallo, linguagio / linguaggio, mez'ora / mez-z'ora, mancasi / mancassi, anegarmi / annegarmi, getato / gettato, Ravena / Ravenna, promese / promesse, sucedere / succedere, bocale / boccale, farfaloni / farfalloni, sonetini / sonettini, legessi / leggessi, arosire / arrossire, veluto / velluto, proveghino / provegghino, alegerir / alleggerir, magiore / maggiore, facio / faccio, donicciuole / donnicciuole, vorò / vorrò, omacio / omaccio, manegiavo / maneggiavo, mezana / mezzana, arischerà / arri-scherà, avii / avvii, acursiesca / accursiesca, tocherò / toccherò, mottegio / motteggio, frederanno / fredderanno, botega / bottega, Idio / Iddio, avertito / avvertito, linguacia / linguaccia, scopiassi / scoppiassi, tabachino / tabacchino, regerò / reggerò, Veletri / Velletri, puzano / puzzano, domatina / domattina, piaciono / piacciono, spaso / spasso, pegiore / peggiore, Vàte / Vàtte, cativella / cattivella, vega / vegga, dubio / dubbio, acieca / acceca, mangierano / mangeranno, aloggia / alloggia, ralegrare / rallegrare, amorbato / ammorbato, magiordomo / maggiordomo, d'acordo / d'accordo, vilanie / villanie, alegramente / allegramente, raconcio / racconcio, steluzia / stelluzzia, comissione / commissione, nisuno / nissuno, inocenzia / innocenzia, vaca / vacca, coruccia /

53

corruccia, solicita / sollicita, amazza / ammazza, ama-
larmi / ammalarmi, proferta / profferta, sciochezza /
sciocchezza, caciatolo / cacciatolo, fug'io / fugg'io, pali-
do / pallido, femina / femmina, beleze / bellezze, posse-
sore / possessore, aluminarete / alluminarete, assasino /
assassino, fugire / fuggire, amazaria / ammazzaria, tra-
ton / tratton, teline / telline, apetisce / appetisce, apetito
/ appetito, polami / pollami, anoverate / annoverate, asal-
ta / assalta, alora alora / allora allora, sotana / sottana,
solazarmi / sollazzarmi, aspetami / aspettami, amalasti
/ ammalasti, sfracasati / sfracassati, abiamo / abbiamo,
domatina / domattina, venero / vennero, 'nsoma / 'nsom-
ma, dozina / dozzina, impazire / impazzire;

— l'interpunzione, e l'uso della maiuscola e della minuscola, sono stati regolati in funzione di una moderna e
scorrevole lettura del testo;

— le integrazioni sono state indicate tra parentesi aguzze
(⟨ ⟩).

NOTA BIBLIOGRAFICA

La *Cortigiana* del 1525 è stata pubblicata per la prima volta dall'Innamorati nel 1970 (v. P. ARETINO, *La Cortigiana*, a cura di G. INNAMORATI, Torino 1970) e, l'anno dopo, dal Petrocchi (cfr. P. ARETINO, *Teatro*, Milano 1971, pp. 653-753).

Sulla commedia in generale, o solamente su alcuni brani in particolare, si vedano le ancor valide pagine di G. INNAMORATI, *Pietro Aretino. Studi e note critiche*, Firenze 1957, pp. 171-97, e i recenti contributi di G. FERRONI, *Il teatro di Roma: la prima Cortigiana*, in *Le voci dell'istrione. Pietro Aretino e la dissoluzione del teatro*, Napoli 1977, pp. 35-70; N. BORSELLINO, *La memoria teatrale di Pietro Aretino: i prologhi della «Cortigiana»*, in «F. M. Annali dell'Ist. di Filologia Moderna dell'Università di Roma», I (1979), pp. 21-35; P. LARIVAILLE, *Pietro Aretino fra Rinascimento e Manierismo*, trad. it., Roma 1980, pp. 65-70; A. ROMANO, *I senesi nel 'Morgante' (Nota a I 1 2 nella 'Cortigiana' di P. Aretino)*, in «Studi e problemi di critica testuale», n. 25 (ott. 1982), pp. 31-33; P. LARIVAILLE, *Théâtre et réalité à Rome en 1525: la première rédaction de 'La Cortigiana' de l'Arétin*, in AA.VV., *La fête et l'écriture: théâtre de cour, cour-théâtre en Espagne et en Italie 1450-1530*, Aix-en-Provence 1987, pp. 335-59.

COMEDIA DI PIETRO ARETINO INTITOLATA CORTIGIANA

Prima Redazione

PERSONE
(in ordine di entrata)*

ISTRIONE I
ISTRIONE II
MESSER MACO
SANESE *suo famiglio*
MASTRO ANDREA
FURFANTE *che vende le Istorie*
ROSSO ⎱
CAPPA ⎰ *famigli di Parabolano*
FLAMINIO *scudiero*
VALERIO *camariero*
PARABOLANO
PESCATORE
SAGRESTANO
GRILLO *famiglio di messer Maco*
SEMPRONIO *vecchio*
ALOIGIA *roffiana*
ZOPPINO *tabacchino*
MASTRO MERCURIO *medico*
GUARDIANO *d'Araceli*
TOGNA *moglie di Ercolano fornaro*
ERCOLANO *fornaro*
ROMANELLO GIUDEO
SBIRRI
BIASINA *fantesca*

* Anche se il testo originale non comprende l'elenco dei personaggi, lo si è voluto ugualmente ricostruire per agevolare i lettori.

58

PROLOGO

1   ⟨ISTRIONE I⟩   Io avevo imparato un certo proemio, diceria, sermone, filostoccola,[1] intemerata o prologo che se sia, e vel volevo recitare per amor de un mio amico, ma ognun mi vuole in pasticci. Ma se voi siate savii, *plaudite et valete*.[2]

   ⟨ISTRIONE II⟩   Come *plaudite et valete*? Donque io ho durato tanta fatica a correre questo argumento,[3] serviziale, cristiero o quel che diavol si chiami, e ora vuoi ch'io lo getti via? Per mia fé, che tu hai magior torto che 'l campanile de Pisa e che la superchiaria.

2   ⟨ISTRIONE I⟩   Sta molto ben, poich'io ho 'l torto. Oh, corpo di me, part'egli onesto ch'a peticione[4] d'una comedia io abbi ad esser crucifisso?

   ⟨ISTRIONE II⟩   Messer no che non mi pare né giusto né onesto, né si crucifiggono così per poco le persone.

   ⟨ISTRIONE I⟩   Anzi per niente. E ch'el sia el vero, un messer Mario romanesco[5] or ora m'è venuto a trovare, e dice ch'io gli ho detto ch'egli dà il portante a le puttane,[6] e che per questo mi vuol fare e dire.

   ⟨ISTRIONE II⟩   Ah, ah, ah!

3   ⟨ISTRIONE I⟩   Tu hai un bel ridere, e io forse ne piangerò, perché non fu sì tosto partito il prefatto messer Mario, che mi assaltò Ceccotto genovese,[7] già sarto e ora astrologo, e dice ch'io ho detto che li Spagnuoli sono da più che' Francesi; ah, questa pecora messer Lorenzo Luti[8] ancora quasi cacciò mano a un coltello per darmi,

con dire ch'io ho sparlato di lui e detto ch'egli è un pazzo, sendo sanese.[9] E una certa monna Maggiorina,[10] che racconcia l'ossa per Roma, manda i gridi al cielo per esserli stato solo riportato ch'io l'ho per una strega, e mille altre novelle; e non voglio che 'l padrone abbia quista impressione di me, ché importano le impressioni assai, maxime nelle orecchi de' gran maestri.

4 ⟨ISTRIONE II⟩ Tu sei presso a la morte, poiché stimi se le impressioni buone o cattive ne li orecchi de' signori possono o non, come se tu facessi un gran conto di dispiacerli. Aprezza tanto la grazia loro, quanto ha aprezzato Girolamo Beltramo[11] il Giubileo. E ora stai sul severo: recita questo beato prologo, e io farò l'argumento a questi omini da bene, e poi chi ha a fare la comedia, la faccia, ch'io per me non son per fare altro che l'officio mio, ed ecco la calza.

⟨ISTRIONE I⟩ Io vi vo' contentare, e chi l'ha per male, grattisi il culo.[12]

5 Chi cercassi tutta la maremma, non che Italia, non saria mai possibile a ragunare tanta turba di sfaccendati, e ognuno è corso al romore, e non è niuno che sappia a che proposito. Almen quando quel medico da Verzelli e i compagni si squartorno,[13] e' si sapeva per dua giorni inanzi per che e per come. Sarà qualche satrapo[14] che dirà essere venuto per avere qualche piacere dalla comedia, come se la comedia non avesse altra faccenda che farlo ridere. Ma voi non volete star queti; orsù ch'io vi chiarisco ch'io vi vitupererò tutti; per dio! per dio! che se non fate silenzio ch'io sciorrò el cane e dirò: el tal è *agens*, el tal è *patiens*.[15] E se non ch'io ho rispetto a monna comedia, che rimarrebbe sola, io publicarei tutti i defetti vostri, che gli ho meglio in mente che la Marca la buona e santa memoria de l'Armellino[16] (con reverenzia parlando).

6 Oh, quanti ce ne sono che fariano il meglio a procacciare la pigione de la casa a la signora, e altri a fare che 'l suo

famiglio abbia el suo salario proveder doveria. E chi è in disgrazia al maestro di casa riaverlo per amico seria buono di tentare; e vadi a cena chi non ha cenato, nanzi che le campanelle imbasatrici[17] de la fame suonino, e chi non ha ditto l'offizio si non andassi a dirlo non peccarebbe però in spirito sancto. Per certo che si può rallegrare quel padre e fratello che ha il figliolo e fratello in corte, e con tutti i desagi del mondo lo mantiene perché doventa messere e reverendo, perché arà le some de' benefici per andare dietro a le favole.[18] Ma io getto via le parole, e veggo che a ogni modo volete impregnarvi di questa comedia. Orsù, a le mani,[19] assettaretivi mai più, perdi-giornate. A fé che c'è tale che sta a un sinistro strano;[20] e per 7 che cosa? per vedere una favola. S'egli fusse in San Piero e avesse a vedere 'l Volto Santo,[21] stando a sì gran disconcio,[22] diria a messer Domenedio che 'l verebbe a vedere una altra volta; ma avete ventura che ci sono donne oneste e poche, ché vi so dire che bagnaresti e' piedi d'altro che d'acqua lanfa.[23] Ma torniamo al proposito: vostre Signorie mi son patrone, e ancora ch'io abbia bravato un poco, non c'è periculo niuno; e mi burlo con voi che sète nobilissimi, costumati e virtuosi, e non credete che questa ciancia che vi sarà racconta, vi facessi dispiacere, perché ella è nata a contemplazione vostra; e mi vien da ridere perch'io penso che inanzi che questa tela si levassi dal volto di questa città, vi credevate che ci fussi sotto la torre de Babilonia, e sotto ci era Roma. Vedete Palazzo, 8 San Piero, la piazza, la guardia, l'osteria de la Lepre, la Luna, la fonte, Santa Caterina[24] e ogni cosa. Ma adesso che ricognoscete che l'è Roma al Coliseo, a la Ritonda[25] e altre cose, e che siate certissimi che dentro vi si farà una comedia, come credete voi che detta comedia abbia nome? Ha nome *La Cortigiana*, ed è per padre toscana e per madre da Bergamo.[26] Però non vi maravigliate s'ella non va su per sonetti lascivi, unti, liquidi cristalli, unquanco, quinci e quindi, e simili coglionerie. Cagion che madonne

61

Muse non si pascono si non d'insalatucce fiorentine;[27] e per mia fé ch'io son schiavo a un certo cavaliero Casio de' Medici[28] bolognese, *poeta que pars est,*[29] che in una sua opera de la *Vita de' Santi* dice questo memorabile e divino verso:

Per noi fe' Cristo in su la croce el tomo.[30]

9 E se 'l Petrarca non disse tomo, l'ha detto egli ch'è da Bologna, e altro omo che 'l Petrarca, per essere eques inorpellato.[31] Così Cinotto,[32] pur patricio bolognese, che scrivendo contro il Turco disse così:

Fa che tu sippa,[33] Padre santo, in mare,
el Turco deroccando e tartussando[34]
che Dio si vuol con tecco scorrucciare.[35]

10 Sippa è vocabulo antiquo, deroccare e tartussare moderno; e Cinotto, poeta coronato per man di papa Leon,[36] l'usa, e sta molto bene, sì che questi comentatori di vocabuli del Petrarca gli fanno dire cose, che non lo faria dire al Nocca da Fiorenza[37] .VIII. altri tratti di corda,[38] come ebbe già benemerito in persona propria da la patria sua. E non è niuno che sappia meglio di Pasquino[39] quello si può usare o no. Egli ha un libro, il qual tratta de la sua genologia, e c'è de belle cose, come intenderete, perché gli è nato di poeta, però qui lo faccio autore. Parnaso è un monte alto, aspero, indiavolato, che non ci andarebbe san Francesco per le stimate; e questo loco era d'un povero gintilomo che si chiamò ser Apollo, il qual o fosse per voto o per disperazione fattoci un romitorio si viveva ivi.

11 Avvenne che non so chi toccò il core a nove donne da bene, e dette donne accettate dal sopradetto Apollo entroron seco nel monasterio, e dandosi a la virtù steteron non molto insieme che si piglioron grande amore. E come ac-

cadde che 'l demonio è sutile, ser Apollo bello, e madonne Muse bellissime, si consumò el matrimonio, onde nac-
quero figlioli e figliole; e perché Apollo fu ceretano,[40] come per la lira si può cognoscere, e molti anni cantò in banca,[41] tutti e' figlioli e figlie ch'egli ebbe, fur poeti e poe-
tesse. Ora, cominciandosi a sapere che suso quel monte,
a peticione d'un solo, stavono nove così belle donne, ce
furon molti che per industria saliron in cima al monte,
e assai credendosi salire, rupporo il collo; e come le buone muse videro di potere scemare la fatica a Apollo, si
domesticorono sì con coloro che erono con tanto ingegno
saliti su l'indiavolato monte, che poseno le invisibile corna a quella gintil creatura de Apollo. E con tale archimia fu
12 acquistato Pasquino, né si sa di qual musa o di qual poeta; bastardo è egli, questo è certo. E chi dice che dette muse
fussero sorelle, ha il torto e ha quel giudicio in le croniche ch'ha il Mainoldo[42] mantuano in anticaglie o in gioie;
e lo prova non essere pur parenti la differenzia de le lingue che si leggono, e lo conferma Pasquino che cicala d'o-
gni tempo greco, corso, francese, todesco, bergamasco,
genovese, veneziano, e da Napoli; e questo è perch'una
musa nacque in Bergamo, l'altra in Francia, questa in Ro-
13 magna, e quella in Chiasso,[43] e Caliope in Toscana. O vedete se di tanta mescolanza nascono le sorelle! E la ragion che piace più la lingua toscana che l'altre, è perché
ser Petrarca in Avignon s'inamorò di monna Laura, la
qual fu fantesca di Caliope e aveva tutto il parlare suo;
e a ser Francesco piacendoli la dolce lingua di monna Laura, cominciò a comporre in sua laude, e perché a lui non
è ancora agiunto stile se non quello de l'Abate di Gaeta,[44] bisogna andare dietro a le autorità sua, ma circa al
parlare non c'è pena niuna, salvo se non se dicessi el vero. E il Milanese può dire micca per pane, e il Bolognese
sippa pro sia.
14   ⟨ISTRIONE II⟩   Oh, tu legeresti bene il processo o la
condennazione a un podestà! oh, che cicalare è stato il tuo!

Che domin t'importa egli il volere disputare del parlare?
tu non dovevi finir mai più, acciò ch'io avessi a stare con
questa calza tutt'oggi in mano, e che 'l serviziale si freddassi, e che costoro non ricevessino la mità de l'argomento.

15 〈ISTRIONE I〉 Tu hai ragione; tamen io voglio sapere
quanto ad un *certun quid* che erbe sono in cotesto criste-
ro, perché se tu ci avessi messo snelle, frondi, ostro, sereno, campeggianti rubini, morbide perle e terse parole e
melliflui sguardi, e' sono sì stitichi che non gli smaltireb-
bono gli struzzi, che padiscono[45] e' chiodi.

〈ISTRIONE II〉 Io li ho messo la merda. Sta queto, e vedi farmi cotale argomento, e poi mi parla.

〈ISTRIONE I〉 Or comincia.

ARGOMENTO

1 ⟨ISTRIONE II⟩ In questa calza vi porto un argomento
molto ristorativo, e in questa sua composizione, ch'è buona a fare ridere il pianto, c'è messer Maco de Coe da Siena studiante in libris, venuto a Roma per acconciarsi per
cardinale con qualche papa; ché, essendo in caso di morte per il mal di mazzucco,⁴⁶ suo padre fe' voto che gua-
rendo il detto messer Maco lo acconceria per cardinale con
2 un papa. Sendo essaudito, sano e più bello che mai il figliolo, l'ha mandato in Roma per adempire il voto fatto
per la salute sua; e, preso maestro Andrea⁴⁷ per pedagogo, gli fa credere che non è possibile a mettersi per cardinale con il papa, se prima non si diventa cortigiano, e facilmente gli fa credere ch'un Gioan Manente da Reggio⁴⁸
si fece cortigiano ne le forme, e con questa solenne sciocc-
chezza mena questo ineffabile castrone a la stufa,⁴⁹ dove gli dice esser le forme che fanno i più bei cortigiani del
mondo; e così di pecora diventando un bue, pone il sigillo a tutte le savie e salate parole di quel pazzo di maestro
3 Andrea; e si non ch'in corte si veggono tutto il dì miracoli assai maggiori, non credete mai ch'un uomo si condu-
cessi a tanta castroneria. E mi par molto maggiore cosa
il testamento che fece lo elefante,⁵⁰ ed era sì gran bestiaccia; così a sentire ragionare maestro Pasquino che è di marmo; e fammi ancor fare le stimate aver visto un Accursio
e un Serapica⁵¹ comandare al mondo ch'uno era stato
fattore di Caradosso⁵² orefice, e l'altro canattiero. Or lasciamo ire le filosofie morale.

4 Omero fu litigato da sette cittade,[53] e ognuna per suo l'ha sempre voluto. A messer Maco interviene peggio, ché da più di trenta paesi è refiutato, né 'l vole niuno per amico né per parente. Milano lo renunzia per minchione, Mantoa per babione, Venezia per coglione, e sin a Matelica. Ma, per tagliare le lite, la causa è messa in ruota,[54] e per grazia de li auditori arà fin presto, come le altre cose. Sì che per oggi il faremo da Siena; domani chi 'l vuol, sel pigli.

5 E anche piacera'vi, credo, veder inamorato Parabolano da Napoli, uno altro Accursio in corte più per i capricci della fortuna che per sua meriti; il qual tormentandosi per Laura, moglie di messer Luzio romano,[55] e non volendo questo amor scoprire, un suo famiglio ribaldo sentì che 'l padrone di lei si lamentava sognando, e avendo per tal mezzo questo secreto, gli fa credere che Laura di lui sia inamorata, e per via de una ruffiana conclude el parentado, e il magnifico, goffo al possibile, si ritrova con una fornaia più sucida che la manigoldaria. E mentre che saranno in essere queste cose, e che vederete rappresentare qualche particella dei costumi cortigiani di donne e omini, e che vederete doe comedie in una medesima scena nascere e morire, non vi spaventate perché monna Comedia Cortigiana, per essere ella più contrafatta che la chimera, più spiacevole che 'l fastidio, più costumata che l'onestà, più suave che l'armonia, più gioconda che la letizia, più iraconda che la còlera, più faceta che la buffonaria, è nel

7 dir il vero molto più temeraria che la prosompzione. E se più di sei volte messer Maco o altri uscissi in scena, non vi corrucciate, perché Roma è libera, e le catene che tengono i molini sul fiume non terrebbono questi pazzi stregoni, volsi dire istrioni. Così abbiate pazienzia si alcun parla fuore di comedia, perché se vive a una altra foggia qui, che Atene non si faceva; dipoi colui che ha fatto la novella, è omo di suo capo, né lo riformaria il Vescovo di Chieti.[56]

8   ⟨ISTRIONE I⟩   E 'nfine tu sei omo che ti governi con le

bigonce,[57] disse messer Zanozzo Pandolfini,[58] per mia fé che sei un buon maestro da fare argomenti, ed è stato molto solutivo. Or tiriamoci da parte, e ascoltiamo come messer Maco si porta a diventare cortigiano. Eccolo, ah, ah, ah! oh, che pecora! ah, ah, eh, oh!

ATTO PRIMO DELLA CORTIGIANA

Messer Maco padrone, el Sanese suo famiglio

1 ⟨MESSER MACO⟩ Per certo che Roma è *capus mundi*.[1] E se io non ce veniva...

SANESE Il pan muffava.

MESSER MACO Cacava, io dico, ché mai l'arei creduto che la fussi bella a millantamiglia[2] come è bella Siena.

SANESE Oh, non ve dicevo io che Roma era un poco più bella e più grande che Siena? e voi diciavate: non; e a Siena c'è lo Studio, c'è dottori, fonte Branda, fonte Beccia, la piazza, la guardia; si fa la caccia del toro, e' carri con ceri e pimpinelli[3] e mille gentilezze, per mezzo agosto; a Siena ci si fanno e' marzapani, e' bericuocoli[4] a centenaia, e ci vuol ben l'imperadore e tutto il mondo for che i Fiorentini.

2 MESSER MACO Tu mi dicevi el vero, mi dicevi: a Siena non ci sono sì ben vestiti gli omini a cavallo con il famiglio. Oh, che magnificenzia.

SANESE State cheto. Uno picchio favella.

MESSER MACO Papagallo volesti dire, che ti venga il grosso.[5]

SANESE Io dico picchio e non papagallo.

MESSER MACO E io dico papagallo e non picchio.

SANESE Padrone, voi siate una bestia, perdonatime, ché gli è un de quelli che vostro avolo comperò tre lire,

68

e mandòlo a Corsignano, e no fu esso. Così disse il Morgante.[6]

3   MESSER MACO Il Morgante, Sanese, ci voleva male, e io n'ho mostro a l'orefice ottonaio[7] una penna, e dice ch'ella è di papagallo e ben fine.

SANESE Padrone, voi non cognoscete li ucelli.

MESSER MACO Al tuo dispetto li cognosco.

SANESE Non vi adirate.

MESSER MACO Mi voglio adirare, mi voglio, e voglio essere obedito, stimato e creduto.

SANESE Io vi estimo più ch'un ducato, v'obedisco da servitore, e credo come a messer Maco.

MESSER MACO Io ti perdono, e basta.

SCENA II

Mastro Andrea, Messer Maco, Sanese

1   ⟨MASTRO ANDREA⟩ Cercate voi padrone?

MESSER MACO Messer sì.

SANESE Ha nome messer Maco de Coe.

MASTRO ANDREA A proposito, io vi domando se voi volete stare a padrone.

SANESE La notte di Beffana fece .XXII. anni.

MASTRO ANDREA Lassa parlare a lui, manigoldo.

MESSER MACO Lasciami favellare, tu sei un tristo e parli inanzi a me.

MASTRO ANDREA Che sète voi venuti a fare a Roma?

SANESE Per vedere il Verbumcaro[8] e il Giubileo.

2   MESSER MACO Tu ti menti per la gola,[9] ch'io ci son venuto per acconciarmi per papa con qualche imperadore o re di Francia.

SANESE Voi volesti dire per cardinale con qualche papa.

MESSER MACO Tu dici il vero, il mio Sanese.

MASTRO ANDREA Voi non potete essere cardinale

69

si prima non diventate cortigiano, e io son maestro di farli, e per amor del paese son per farvi ogni apiacere.

MESSER MACO   *Ago vobis gratis.*

SANESE   Non vi dico io che gli è dottore?

3   MASTRO ANDREA   E anche lo esser dotto vi farà onore, massime con li Bergamaschi.[10] Ma dove alloggiati voi?

MESSER MACO   A Roma.

MASTRO ANDREA   Sta molto ben. In qual loco, dico io?

SANESE   Per una via lunga lunga.

MASTRO ANDREA   Tu fai onore a tuo padrone.

MESSER MACO   Spettate, ch'io l'ho in su la punta de la lingua, il suo nome: Botto... Scotto... Arlotto... Scarabotto... il Biliotto... Ceccotto, Ceccotto,[11] ah! colui che ci ha alloggiati, uno omo molto savio e favorito de l'imperatore.

4   MASTRO ANDREA   Per dio, ch'io ho caro d'avervi cognosciuto, e per amor vostro adesso vado per il libro che insegna fare e' cortigiani, e con questo libro si fece uomo essendo bestia el cardinale de Baccano, e monsignore della Storta, e l'arcivescovo delle Tre Capanne.[12]

MESSER MACO   Andate, di grazia.

MASTRO ANDREA   Adesso adesso ritorno, e trovarovi in casa Ceccotto.

SANESE   Come aveti voi nome?

MASTRO ANDREA   Andrea, al piacere della Signoria vostra.

MESSER MACO   De chi?

MASTRO ANDREA   S.P.Q.R. Io vado.

SCENA III

Messer Maco e Sanese

1   ⟨MESSER MACO⟩   *Bonum est nomen magister Andreas.*

SANESE   Or così gitevi digrossando[13] con le profezie.

70

MESSER MACO   Che dici tu?

SANESE   Dite: la Signoria vostra. Non sentisti voi maestro Andrea che disse: la Signoria vostra.

MESSER MACO   Mi raccomando alla Signoria vostra.

SANESE   Bene. Mandate su la veste.

MESSER MACO   Così, la Signoria vostra?

2   SANESE   Messer sì, acconciate la berretta così, andate largo di qua, di là. Ben, benissimo.

MESSER MACO   Farò io onore al paese?

SANESE   Diavolo, eh!

SCENA IV

Furfante che vende le Istorie

1   ⟨FURFANTE⟩   Alle belle istorie! *La pace tra il Cristianissimo e l'Imperatore. La presa del re. La riforma della corte* composta per il vescovo di Chieti. *I Capricci* de fra Mariano in ottava rima. *Egloge* del Trasinio. *La vita de l'abbate de Gaeta.* Alle belle istorie, alle belle istorie! *La Caretta. Il Cortigiano falito.*[14] Istorie, istorie!

SCENA V

Messer Maco, Sanese

1   ⟨MESSER MACO⟩   Corre, Sanese, e compera la legenda e l'orazione ch'insegna a diventare cortigiano. Corre, corre.

SANESE   Olà, olà! Vendemi el libro per fare cortigiano, messere.

SCENA VI

Messer Maco solo

1   ⟨MESSER MACO⟩   Come è bella quella donna che sta là su in quella fenestra, sul tappeto, vestita di seta. Per

certo che la debbe essere moglie di qualche re di Milano o duca di Francia. A la fé, ch'io mi sento inamorare. Oh, che bella via! Forse che ci si vede un sasso?

SCENA VII

Sanese solo

1 ⟨SANESE⟩ Doi baiocchi o balocchi, che i quattrini abbin nome a Roma, m'ha costo[15] questa legenda. E bon per il mio padrone, ch'è mezzo dottore, ché mai mai mai intenderebbe il favellare di questa terra. Ma s'io sapessi leggere bene, mi farei con questa orazione cortigiano inanzi al mio messer Maco de Coe da Siena: O Madrama-non-vuole, o Lorenzina. Le star... starne... e... ne, starne starne dice, che non può dire né gallo né gallina, ma starne dice... e vado mendicando uno spe... speda... da... speda... spedale, non può dire palazzo; è infine questo spedale senza compitarlo, e dice così:

> Le starne odiava e or bramo una radice
> e vado mendicando uno spedale.[16]

2 Cazzica! a Roma si mangia la radice e poi si va a l'ospitale. E gli era pur meglio a stare per senese a Siena che per cortigiano a Roma. Ma dove è ito messer? Oh, messer Maco! Maco messer! Padrone! Ohimè, ch'e' ladri mel furarano. O ladri, io vi farò impiccare dal senatore.[17] O omini, con la berretta da uomo, dove è il mio messer, dico? A punto, niuno mi risponde. Sarà meglio farlo bandire e andare de qua.

SCENA VIII

Messer Maco solo

1 ⟨MESSER MACO⟩ Io ho bello che perduto il famiglio, e io a pena mi son ritrovato; e sarà meglio ch'io impari

72

a caminare, e poi uscire fuora. Ma questa è la porta, no, questa altra, anzi pur questa. Ma come farò io senza il Sanese?

SCENA IX

Il Cappa, il Rosso[18] *famigli di Parabolano*

1 ⟨ROSSO⟩ Il nostro padrone è il più magnifico gaglioffo e 'l più venerabile manigoldo e 'l maggior sciagurato che sia al mondo. E non è però tre anni che egli trottava a la staffa,[19] sì ben come noi facciamo seco.

CAPPA Io l'ho visto camariero d'una mula, e or non si degna toccar l'oro macinato con guanti, e si Domenedio lo servissi, nol contentarebbe. Mai e' fa una galantaria con servitori, e piglia famigli a provarsi un mese l'un l'altro. In capo al mese il povero uomo s'ingegna servire el meglio che sa per rimanere seco, ed egli gli dice: tu non fai per me, perch'io ho bisogno d'un più da straziare; se io ti posso fare piacere niuno, parla, ma tu non sei per me.

2 ROSSO Io so ciò che vuoi dire. A punto egli con queste ribaldarie è molto ben servito, e non paga salario.

CAPPA È pur gran compassion quella d'un suo camariero, che mette più tempo in spogliarlo o vestirlo che non fa un iubileo con l'altro; e crepo di stizza quando il furfante si fa portare la carta da forbirsi il culo in un piatto d'argento, e prima si fa fare la credenza[20] al servitore, ch'ei sia ammazzato!

3 ROSSO E a la messa il paggio tiene e' sua paternostri,[21] e quando n'ha detto uno, il paggio manda giù un paternostro e fa la reverenzia a la spagnola. Così nel tòrre l'acqua santa il sopradetto ragazzo si bacia prima il dito, poi lo intinge ne l'acqua benedetta e al padron la presenta; il goffo ribaldo gli porge el dito, e con gran cerimonia si fa el segno de la croce in fronte.

CAPPA   O Cristo, io ne disgrazio il priore di Capua.[22]

4   ROSSO   Il grattar de' piedi e pettinare di barba e 'l lavarsi le mani e 'l montare a cavallo non ⟨f⟩a senza il maestro de le cerimonie.

CAPPA   Vogliamo noi una notte dargli d'una accetta sul capo al boia?

ROSSO   Non già che nol meritassi; pur staremo a vedere qualche dì s'egli muta con noi verso; quanto che no qualche cosa serà.

SCENA X

Flaminio scudiero e Valerio camariero

1   ⟨VALERIO⟩   Hai sentito per tua fé?

FLAMINIO   Ah, briachi, gaglioffi, ladroni, traditori! A questa foggia si parla del padrone, ah?

SCENA XI

Rosso e Valerio

1   ⟨ROSSO⟩   Valerio, io t'ho pur fatto saltare.[23] Ben sapevo io e il Cappa che tu e Flaminio ci stavate ascoltare, e per burla sparlavamo insieme del nostro padrone. Ma chi non sa ch'egli è un uom da ben e una gentil creatura?

2   VALERIO   Anche hai ardire d'aprir bocca, disonor del vituperio? E tu, Cappa, se non ch'io non voglio fare tanto danno a li forche, adesso adesso ti cavaria il cuore. Brutti ghiottoni, andati al bordello,[24] ché per dio, per dio me vien voglia de...

ROSSO   Tempera la còlera, di grazia.

SCENA XII

Flaminio e Valerio

1 ⟨FLAMINIO⟩ Per mia fé, che questi signori non meritano altri servitori che de la sorte del Rosso e il Cappa;
e quasi più giova de essere un simile che virtuoso. Quante
volte m'ha ditto el padrone che 'l Rosso ha buona creanza e che gli è fedele e costumato!

2 VALERIO Se un bugiardo, imbriaco, maldicente, ghiotto, ladro e simulatore è ben creato, el Rosso è divino. Oh,
che cosa? E perciò le signorie de' signori dicono avere buona creanza colui che sa trinciare un fagiano, fare bene un
letto o una reverenzia, mentre che è dato loro bere; e più
tosto uno di questi Rossi doventa grande in corte che quanti interpetri[25] ebbero mai le littere greche e latine, e più
superbo è un tale che per portare imbasciate è grato al padrone, che non è umile la pazienzia, oh, oh, oh, oh!

FLAMINIO Gli è forse un'ora ch'io senti' ch'un altro
padrone biasimava Julio con dire che gli è plebeo e che
'l signor Parabolano faceva gran male a dare tanto credito a un villano, essaltando la sua nobile e antichissima genologia.

3 VALERIO Flaminio, fratello, bisogna altro al dì d'oggi che dire: de la mia casa fu monsignore tale e messer
cotale. Bisogna essere uomo da bene per le sue e non
per le opere de' suoi; e se la nobilità del sangue avessi
a fare onorare gli omini che per loro stessi meritano niente, el re di Cipri e 'l principe de Fiossa non sarebbono
così male aviati, e anche il signor Costantino riaria il prin-
cipato de Macedonia, né si degnerebbe del governo di
Fano.[26]

4 FLAMINIO Veramente giova poco le croniche, gli epitaffi e i previllegi del benemerito de li antichi, né mai Rafaele giudeo[27] vòle prestare doi baiocchi alle memorie della nobiltà, e in Roma tanto se estima quanto sa el
Romanello[28] se 'l Mesia vien più oggi che crai.[29]

VALERIO   Questo è chiaro, e vedesi che sino a la fortuna si fa beffe del sangue greco e troiano, e il più de le volte cardinali e papi sono de la stirpe de ser Adriano.[30]

SCENA XIII

Parabolano e Valerio suo camariero

1   ⟨PARABOLANO⟩   Valerio?

VALERIO   Signor. A dio, Flaminio.

PARABOLANO   Chiama il Rosso.

VALERIO   Fate carezze al Rosso, che poco fa ha detto cose di voi che nol punirebbono i tormenti che castigono le colpe.

2   PARABOLANO   Per mia fé, che gli importa assai. O non sai tu che per il biasmo d'un tal non si scema e per le lode non si cresce?

VALERIO   Lo so benissimo, ma basta che i suoi pari sono gli idoli vostri. Ma eccolo, e con che fronte!

PARABOLANO   Va, rassetta la camera. E tu, Rosso, vien meco.

SCENA XIV

Parabolano e Rosso

1   ⟨PARABOLANO⟩   Dove se' tu stato?

ROSSO   A la taverna, salvando l'onore de la Signoria vostra, e ho veduto quella buona robba d'Angela Greca.[31]

PARABOLANO   Che faceva ella?

ROSSO   Parlava con don Cerimonia spagnolo, e dicevano de andare a cena a non so che vigna. E io feci come la gatta de Masino.[32]

PARABOLANO   Come faceva la gatta di Masino?

ROSSO   Chiudeva gli occhi per non pigliare i topi.

PARABOLANO   Tal mi cocessi altra fiamma, ch'io vive-
rei senza noia.

2   ROSSO   Infine gli è un peccato a fare piacere a un gran
maestro, perché gli vien a noia ogni cosa.

PARABOLANO   Oimè, che colei ch'io adoro non mi verrà mai in fastidio, tanto m'è avara d'un sguardo.

ROSSO   Non vi dissi io che 'l cibo vi sazia troppo tosto?

PARABOLANO   Or taci, ascoltami.

ROSSO   Or dite, ch'io intenda.

PARABOLANO   Sai tu la casa di messer Ceccotto?

ROSSO   Di quel pazzo? signor sì.

3   PARABOLANO   Pazzo o savio, andarai ivi e presentarai
messer Maco sanese, perché mio padre ebbe gran servigi
dal suo mentre studiò in Siena. Ma non so che mandargli.

ROSSO   Mandategli quattro tartarughe.

PARABOLANO   Son presenti da mei pari tartarughe, bestia?

ROSSO   Mandategli doi gattucci soriani.

PARABOLANO   Son buoni a mangiare i gatti, furfante?

ROSSO   Se voi li mandate dieci carciofi, vi serà schiavo.

PARABOLANO   La peste che t'occida, dove sono ora i
carciofi, pecora?

ROSSO   Donatili doi fiaschi di Mangiaguerra.[33] Oh, il
Riccio de la Lepre[34] l'ha perfetta!

4   PARABOLANO   Fa' conto che debbe essere un imbriaco come te, bufolaccio?[35] Or non mi rompere la testa, va'
e con questi dieci scuti compera de le lamprede,[36] e dilli
che le mangi per amor mio, ancor che gli sia piccolo presente; e sappi dire quattro parole.

ROSSO   Ne saperò dire più d'ottantamillia, non che
quattro, ed è un peccato ch'io non sia mandato per imbasciatore a qualche sofì,[37] ch'almeno io mi faria onore. Io
gli direi: Magnificenzia, Reverenzia, Sacra Maestà, Padre Santo, Cristianissimo, Illustrissimo, Reverendissimo
in Cristo Patri, Paternità, Onnipotenzia, Viro Domino,
e tutto il mondo; e faria un inchino così, l'altro così, in-
chinarei la testa, e ogni cosa.[38]

5   PARABOLANO   Deh, spàcciati, matto spacciato,[39] ma porta prima questa vesta a Valerio, e io entrarò nella stalla a vedere quei turchi[40] che mi son stati mandati a donare dal conte di Verucchio.[41]

Rosso solo

1   ⟨ROSSO⟩   Io vo' provare come sto ben con la seta: oh, che pagarei io uno specchio per vedere campeggiarmi in questa galantaria. E infine e' panni rifanno sino alle stanghe;[42] oh, si questi gran maestri andassino malvestiti, quanti ce ne sono che parebbono scimie e babuini. Ma io sono il bel pazzo a non fare una *leva eius,*[43] denari e veste. S'io stessi mille anni con questo furfante di Parabo-
2 lano, non son mai per vedere un ducato. Dipoi ognuno mi benediria le mani s'io rubbo un di questi padroni ladroni che ci furano l'anima e il corpo. Ma sarà ben giuntare[44] questo pescatore; col mio padron gaglioffo mi accaderà più in grosso.[45] E voglio usare l'arte che già usò un altro mio pari, che finse d'essere spenditore e menò un che vendeva el pesce a un frate che confessava. La favola si sa per tutto.[46]

SCENA XVI

Rosso e Pescatore

1   ⟨ROSSO⟩   Quante n'hai senza queste?

PESCATORE   Nissuna, perché or or l'ha compero[47] l'altre lo spenditore de frate Mariano.

ROSSO   Ben, da qui inanzi tieni a mia stanza[48] tutte quelle che tu pigli, e io son per servirmi da te, ch'hai cera de bon compagno.

PESCATORE   Signor, vostra Signoria non pensi, ch'infatti tanto è io vi son servitore.

ROSSO   Sta molto ben. Che vòi tu di queste?

2   PESCATORE   Otto scudi, più o meno quel che piace alla Signoria vostra in dono; non guardi ch'io sia povero
omo, perché io ho il cuor generoso.

ROSSO   Sei sono, e 'l debito è trapagato[49] con questo
prezzo.

PESCATORE   Ciò che piace a la Signoria vostra.

ROSSO   Ma guarda, per tua fé, quanto stanno i mei servitori a venire con la mula. O furfanti, magnapagnotte,
io vi mandarò a ponte Sisto.[50]

PESCATORE   Vostra Signoria non si scrucci, perché lo
porterò io.

ROSSO   De grazia, ma io dissi che togliessero la mula,
e loro aranno inteso il giannetto,[51] il quale è focoso e
stassi un pezzo a metterli la sella.

PESCATORE   Per mia fé, che non può essere altro.

ROSSO   Andiamo, ché l'incontraremo per la via. Ma
come hai tu nome?

3   PESCATORE   Il Faccenda, fiorentino da porta Pinti, abitante a San Pietro Gattolini;[52] e ho due sorelle al Borgo
a la Noce,[53] al piacere de la Signoria vostra.

ROSSO   Far'ti tagliare un par di calze a la mia divisa.[54]

PESCATORE   Mi basta la grazia della Signoria vostra.
Non pensate altro.

ROSSO   Se' tu colonnese o ursino?[55]

PESCATORE   Tengo da chi vince, infatti.

4   ROSSO   Saviamente. Pur fa' che la dritta sia spezzata
e l'altra tutta d'un colore.

PESCATORE   Come piace a la Signoria vostra, così farò.

ROSSO   Farai dipingere la mia arme dove tu vendi el pesce.

PESCATORE   Che arme è la vostra?

ROSSO   Una scala d'oro in campo azzurro. Ma ventura
ce viene; io ho certi ducati scarsi, male al proposito, e 'l
magistro di casa ch'è là su l'uscio di San Pietro ti pagherà.

PESCATORE   A tempo, come el buondì.

ROSSO   Aspettami qui, ch'adesso torno.

Rosso e Sagrestano

1 ⟨ROSSO⟩ Padre, quel sciagurato che è quivi, ha la sua moglie spiritata ne la ostaria de la Luna, e fa cose indiavolate; onde supplico vostra Paternità voglia metterla a la colonna,[56] e col nome de Dio cavarli questa maledizione da dosso, perché ha forse dieci spiriti in corpo che parlano d'ogni linguaggio, e anche il povero uomo è mezzo aduggiato.[57]

SCENA XVIII

Sagrestano, Rosso e Pescatore

1 ⟨SAGRESTANO⟩ Verrà qua. Come ho detto vinte[58] parole a questo amico mio, farò el debito d'una buona voglia.

PESCATORE Io vi ringrazio, padre.

ROSSO Non dubitare; da' qua le lamprede e piglia questi quatro iuli,[59] e dagli per caparra al calzettaio.

2 PESCATORE Voi fate troppo, la Signoria vostra. Ma qual calza va spezzata?

ROSSO Qual tu vuoi.

PESCATORE Basta, ma questo maggiordomo è più longo che un dì senza pane. Abrevia, cancar ti venga! Ma cicala, pur che tu mi paghi el tempo a peso di zafferano;[60] io arei dato per quattro scudi quello che tu paghi otto:[61] oh, che accorti spenditori! oh, che maestri de casa!

SCENA XIX

Sagrestano e Pescatore

1 ⟨SAGRESTANO⟩ Tu non odi, an?

PESCATORE   Eccomi, servitore de la Signoria vostra infatti.

SAGRESTANO   Non dubitare, ch'io ti vo' contentare.

PESCATORE   Se vostra Signoria mi farà ben niuno, sarà una limosina perch'i' ho quattro bambolini[62] che non peson l'un l'altro.

SAGRESTANO   Quanto è che gli introrno?

PESCATORE   Quattro.

SAGRESTANO   Di giorno o di notte?

PESCATORE   Tra oggi e stanotte.

SAGRESTANO   Come è il suo nome?

PESCATORE   Nol sapete voi? Lamprede.

SAGRESTANO   A punto! io ti domando come la tua moglie si chiama e quanti spiriti l'ha adosso.

2   PESCATORE   Voi aveti el bel tempo,[63] Iddio vel mantenga; ma se voi avessi a pensare al pan, vi uscirebbono di capo i grilli.

SAGRESTANO   Tuo padre ti dovette lasciare la sua maladizione.

PESCATORE   Mio padre mi lasciò maladizione troppo a lasciarmi povero.

SAGRESTANO   Fagli dire le messe di san Gregorio.[64]

PESCATORE   Gli farò dire... presso ch'io non dissi. Che diavolo ha da fare le messe de san Gregorio con le lamprede? Maestro di casa, io voglio essere pagato, altrimenti mi basta l'animo di parlare sino al papa.

3   SAGRESTANO   Pigliatelo, preti; sta' saldo, *qui habitat*, fatti el segno di la croce.

PESCATORE   O Cristo, lasciatemi, pretacci!

SAGRESTANO   Tu mordi, demonio, io ti scongiuro.

PESCATORE   Con pugni, schierecati?

SAGRESTANO   Tiratelo in chiesa, a l'acqua santa.

PESCATORE   Ah, che siate ammazzati! Spiritato io? io spiritato?

SAGRESTANO   Tu n'uscirai senza fare male, *in aiutorio altissimi*. Dove entrarai? rispondi.

PESCATORE   In cul v'entrerò. In culo, dissi: Ercule.[65]

81

SCENA XX

Cappa e Rosso

1 〈CAPPA〉 Tu sei molto allegro, Rosso, tu vai ridendo da ti stesso: che vuol dire?

ROSSO Io mi rido d'una giuntaria, ch'è stato fatta tanto destra che non se ne sarebbe accorto il maestro de le bagatelle;[66] e te la conterò più per agio. Io voglio portare questa vesta al padrone, e poi farem un presente di queste lamprede a un gintilomo. E tu ritrovati a la Lepre.[67]

CAPPA Torna presto.

ROSSO Adesso adesso.

SCENA XXI

Pescatore e Cappa

1 〈PESCATORE〉 Roma doma.[68] O credi ch'è 'l paradiso, naccheri?[69]

CAPPA Che cosa c'è, Faccenda?

PESCATORE Oh, che ladronerie si fanno per Roma; e a chi? a un fiorentino. Oh, pensa quello che se faria a un senese! forse che tuttodì non vanno bandi che non si porti armi?

CAPPA Non si può dire questa sciagura?

2 PESCATORE Te dirò: io sono stato giuntato di certe lamprede a un modo, per una via ch'io mi vergogno a dirlo; e poi como un spiritato sono stato messo a la colonna. Spegni la lampa, busa la porta, non fare male a persona; e ho avuto tanti pugni, e tutto el capo mi hanno pelato. Preti becchi, sodomiti, ladroni, al corpo..., al sangue..., che s'io giungo quel giotton[70] del sagrestano gli mangerò il naso, gli pesterò gli occhi e caverogli la lingua. Che maledetta sia Roma, la corte, la chiesa e chi ci sta e chi li crede.

3 CAPPA Per dio, che l'è una gran truffaria, e quasi quasi men pare avere, e s'io posso niente, comandami.

PESCATORE   Ti ringrazio; io voglio irmi con Dio di questa Roma porca, e forse ch'un dì, se io trovo un di qua in Firenze... basta basta.

SCENA XXII

Parabolano e Valerio

1   ⟨PARABOLANO⟩   Quanti odii comincio avere con la vita.

VALERIO   L'odio con la vita abiam noi poveri servitori.

PARABOLANO   Tu non senti quello che mi duole.

VALERIO   E' vi nuoce el più de volte il troppo bene, e mi dispero quando un vostro pari si lagna. Oh, pensate ciò che doveria fare un simile a me che vivo del pan d'altri, e un inciampare in una paglia ci fa rompere il collo.

PARABOLANO   Non t'odo.

2   VALERIO   Se voi avessi nella bilancia de la pretesca discrezione la speranza, come hanno cotanti che servono, voi intenderesti.

PARABOLANO   O fortuna invidiosa!

VALERIO   La fortuna sète voi signori, voi signori sète la fortuna, che da le stalle e da le staffe su levate il vizio e la ignoranzia, e alle stalle e alle staffe ponete la virtù.

PARABOLANO   Io mi consumo.

VALERIO   Che vorresti voi?

PARABOLANO   Il premio de le mie fatiche.

3   VALERIO   Da chi desiderati voi questo premio?

PARABOLANO   Dove son io. Almen n'avess'io lettere o ambasciata.

VALERIO   Dove s'hanno a dirizzare queste lettere?

PARABOLANO   Dove io sono.

VALERIO   Voi l'arete tardi.

PARABOLANO   Perché?

VALERIO   Perché non sète né qui né altrove, pare a me.

PARABOLANO   Aiutami.

VALERIO   Mai non vi aiuterò se no me aprite il vostro secreto.

PARABOLANO   Quanti amari veneni ascondeno i preziosi vasi. Entriamo in casa.

SCENA XXIII

Mastro Andrea solo

1   ⟨MASTRO ANDREA⟩   Io ho voluto dare padrone a quel sanese, e poi mi sono acconcio seco per pedante... Questa è pur bella! Or dico io, che son dotto, diàngli pur dentro, acciò che agosto lo trovi bello e legato.[71] Ma quando accadessi, non solamente a lui, a mio padre l'accoccarei,[72] e parmi un gran mercé a pagar i cavagli a un che voglia mandar e' cervelli per le poste,[73] e mi penso che 2 non si possa fare la maggior limosina al mondo quanto fare impazzire uno, forse che gli doni officio o beneficio, anzi non è sì tosto scappato il cervello che subito el capo è rimpito di signorie, di grandezze, di trionfi, di giardini ch'hanno i fiori a ogni luna come il rosmarino; e questi tali gongolano quando gli credi, gli essalti e ogni loro detto gli confermi; e per dio ch'un simile non cambiaria il suo stato con quello che ha dato l'imperatore a Ceccotto.[74] 3 Ma io veggio il mio scolare pincolone[75] fermo su la porta come un termine,[76] a fé che come trovo il maestro de le cerimonie, lo voglio far porre sul catalogo de' pazzi, acciò che di lui si facci solenne commemorazione a laude e gloria de la reverenda e imperialissima Siena.[77]

SCENA XXIV

Messer Maco e Mastro Andrea

1   ⟨MASTRO ANDREA⟩   Ben sia trovata la Signoria vostra.
MESSER MACO   Buona sera e buon anno. Io credevo aver perduto voi come el mio famiglio.

MASTRO ANDREA   Gli è meglio perdermi che smarirme. Or ecco el libro; andiamo dentro, ch'io vi leggerò una lezioncina dolce dolce per la prima volta.

MESSER MACO   Deh, maestro, fatemi questa grazia, insegnatemi qualche cortigianeria, ora.

MASTRO ANDREA   Voluntieri; apreti gli occhi ben ben, perché le prime e principal cose a essere buon cortigiano son queste: saper biastemare ed essere eretico.

MESSER MACO   Cotesto non voglio io fare, perché andarei in l'inferno, e mal per me.

MASTRO ANDREA   Come in l'inferno? Non sapeti voi ch'a Roma non è peccato a rompersi il collo nella quaresima?

MESSER MACO   Signor sì?

2   MASTRO ANDREA   Messer no; e sapiate che tutti quelli che vengono a Roma, subito che sono in corte, per parere d'essere pratichi non andarebbeno mai a messa per tutto l'oro del mondo, e poi non parlarebbono mai, che la Vergine e la sagrata non gli fussi in bocca.

MESSER MACO   Adonque io biastemerò la potta da Modena,[78] n'è vero?

MASTRO ANDREA   Segnor sì.

MESSER MACO   Ma come se doventa eretico? questo è il caso.

MASTRO ANDREA   Quando un vi dicessi: gli struzzi son camelli, dite: io nol credo.

MESSER MACO   Io nol credo.

MASTRO ANDREA   E chi vi desse ad intendere che i preti abbino una discrezione al mondo, fativene beffe.

MESSER MACO   Io me ne fo beffe.

3   MASTRO ANDREA   E se alcun vi dicessi ch'a Roma c'è coscienzia niuna, ridetivene.

MESSER MACO   Ah, ah, ah!

MASTRO ANDREA   Insomma se voi sentite mai dire ben de la corte di Roma, dite a colui che non dice el vero.

MESSER MACO   Non sarà meglio a dire: voi mentite per la gola?

MASTRO ANDREA   Madesì,[79] serà più facile e più breve.
Or questo basti, quanto alla prima parte. Vi insegnerò poi
el Barco, la Botte di Termine,[80] il Coliseo, gli archi, Testaccio e mille belle cose, che un cieco pagaria un occhio
per vederle.

MESSER MACO   Che cosa è il Coliseo? ègli dolce o
agro?

4   MASTRO ANDREA   La più dolce cosa di Roma e più sti-
mata da ognuno, perché è antico.

MESSER MACO   Gli archi gli cognosco per cronica e gli
ho veduti per littera su la Bibbia.[81] Così l'anticaglie; ma
le debbono essere tutte grotte, l'anticaglie?

MASTRO ANDREA   Qual si e qual no. E come sapete queste cose, pigliarete pratica con magistro Pasquino,[82] ma
vi sarà gran fatica a imparare la natura di maestro Pasquino, il qual ha una lingua che taglia.

MESSER MACO   Che arte fa egli, questo maestro Pasquino?

MASTRO ANDREA   Poeta di porco in la ribecca.[83]

5   MESSER MACO   Come poeta? Io gli so tutti a mente i
poeti, e anch'io son poeta.

MASTRO ANDREA   Certo?

MESSER MACO   Chiaro! ascoltate questo epigramma
ch'io ho fatto in mia laude.

MASTRO ANDREA   Dite.

MESSER MACO

Si deus est animas prima cupientibus artem
Silvestrem tenui noli gaudere malorum
Hanc tua Penelope nimium ne crede colori
Tityre tu patule numerum sine viribus uxor.[84]

6   MASTRO ANDREA   Oh, che stile, misericordia!

MESSER MACO

Mortem repentina pleno semel orbe cohissent
Tres sumus in bello vaccinia nigra leguntur
O formose puer musam meditaris avena
Dic michi Dameta recumbans sub tegmine fagi.

MASTRO ANDREA   Oh, che vena de pazzo!

MESSER MACO   Sono io dotto, maestró?

7   MASTRO ANDREA   Più che l'usura, che insegna a leggere ai pegni. Or beh, io son ricco se voi me date de queste musiche; le farò stampare da Ludovico Vicintino e da Lauticio da Perugia,[85] ed eccomi un re. Ma da che avete perduto el paggio, bisogna trovarne un altro, perché voglio che voi v'inamorate.

MESSER MACO   Io son inamorato d'una signora, e son ricco, e ciò che voi vorrete, farò.

MASTRO ANDREA   Poiché sète ricco, torrete casa, farete veste, comparete[86] cavalcature, faremo banchetti a vigne in maschera. Ite pur, magnifico messer mio. Ah, ah, ah, ah!

ATTO SECONDO

SCENA I

Rosso e 'l Cappa

1 ⟨ROSSO⟩ Chi non è stato alla taverna, non sa che paradiso si sia. O taverna gintile, forse che fai una reputacione al mondo? anzi obedisci ognuno da signor; e che inchini t'è fatto intorno. Per mia fé, Cappa, che s'io avesse mai figlioli, faria imparare i costumi e le virtù ne le taverne.

CAPPA Tu hai ingegno.

ROSSO Oh, che musica galante fanno gli spiedoni quando son pien di tordi, salciccie o capponi? oh, che odore ha la vitella mongana,[1] barbacano o ambracano[2] dentrovi.

CAPPA Sta bene; se le taverne fussino a canto a' profumieri, a ognuno putiria il zibetto.

2 ROSSO C'è qualche bue che fa dolce amore, e 'l fare quella novella; dolce è buon pasto che se piglia senza sospiri o golosia.[3] Sai tu? se quel Cesaro che loda tanto il nostro padrone, avessi trionfato per mezzo una taverna ben in ordine d'ogni cosa, per mia fé che gli archi de marmo gli venivono a noia, e' suoi soldati ci sariano passati voluntieri.

CAPPA Io el credo.

ROSSO Oh, che magnificenzia! oh, che allegrezza è vedere fumare gli arosti e pesci d'ogni sorte! Oh, che bel ve-

88

dere fanno le tavole apparecchiate. Io per me s'io fussi stato quel papa che fece Belvedere,[4] aria spesi i mei danari in una ostaria, ch'almeno una volta il mese facesse un bel vedere d'altro che de logge o camere depinte.

3 CAPPA Rosso, queste lamprede son bocconi d'angeli. Io per me ne ho invidia a chi esce da stregiare[5] uno cavallo e fassi grande; ma quando io veggio Brandino e 'l Moro de' Nobili[6] che s'empiono il corpo di queste cose sante e divine, io crepo e vienmi l'anima ai denti per lo affanno.

ROSSO Sì che le son buone e conosciute, ma se quel pescatore mi trova, me la farà smaltire.

CAPPA A sua posta.[7] Io non combattei mai a' mie dìe, ma per una di queste lamprede mi faria ammazzare cento volte il dì. Ma Valerio ti domanda. A riverderci.

SCENA II

Messer Maco, Mastro Andrea, e Grillo famiglio
di Messer Maco

1 ⟨MASTRO ANDREA⟩ Molto ben vi sta questa vesta, da paladino.

MESSER MACO Voi mi fate ridere, mi fate.

MASTRO ANDREA Voi avete ben tenuto a mente quello ch'io vi ho insignato n'è vero?

MESSER MACO So fare tutto el mondo.

MASTRO ANDREA Fate el duca.

MESSER MACO Così... così... a questo modo... Oimè ch'io son caduto.

MASTRO ANDREA Rizzatevi, castrone.

MESSER MACO Fatemi doi occhi al mantello, a la vesta, ch'io per me non so fare il duca al buio.

2 MASTRO ANDREA Sì, sì, ma come si risponde ai signori?

MESSER MACO   Bacio le mani.

MASTRO ANDREA   A le signore?

MESSER MACO   Questo cuore è il mio.

MASTRO ANDREA   Ai bon compagni?

MESSER MACO   Sì, a fé.

MASTRO ANDREA   Ai prelati?

MESSER MACO   Giuro a Dio.

MASTRO ANDREA   Buono, savio. E al servitor come si comanda?

MESSER MACO   Porta qua la mula, mena qua la vesta, che t'ammazzarò.

GRILLO   Mastro Andrea, fatemi dare buona licenzia, ch'io non voglio stare con questi bestialacci.

MESSER MACO   Io fo per giambo,[8] Grillo, e imparo a essere cortigiano, né ti farò male.

3 MASTRO ANDREA   Ora andiamo, ché impararete Borgo Vecchio, Corte Savella, Torre di Nona, ponte Sisto e dietro Banchi.[9]

MESSER MACO   Porta la barba Borgo Vecchio?

MASTRO ANDREA   Ah, ah, ah!

MESSER MACO   Torre de Nona suona anche vespero?

MASTRO ANDREA   E compieta, con i tratti de corda.[10] Poi andaremo a Santo Pietro, vederete la pina, la nave, Camposanto e la guglia.[11]

MESSER MACO   In Camposanto possiamici ire con le scarpe?

MASTRO ANDREA   Sì, voi; altri no.

MESSER MACO   Andiam, ch'io voglio mangiare quella pina, e costi ciò che la vuole.

SCENA III

Rosso solo

1 ⟨ROSSO⟩   Il mio padrone gaglioffo non crede ch'io sappia perch'egli sta così fantastico, ancora ch'io abbia

fatto vista non sapere la sua rabbia. Questa notte, andando io a procession per casa come è mio costume, senti' ch'egli sognando era a le mani con madonna Laura, moglie de messer Luzio,[12] e la chiamava per nome, la ma-
2 neggiava come se fosse stato vero. Io ho questo secreto, il qual non ho scoperto a persona, e col meggio di Aloigia specciala,[13] la qual dirò che sia sua baiala,[14] piglierò verso di fare credere al signor mio ciò ch'io voglio. Io vado adesso a trovarla, e so ch'ela corromperia la castità; farà ogni cosa per amor mio.

SCENA IV

Parabolano solo

1 ⟨PARABOLANO⟩   Questo vivere è peggio che morte. Quando io era in minore grado, tutto il giorno il stimulo del salire mi molestava, e ora che quasi mi potrei chiamaré contento, sono assalito da sì pessima febre che niuna medicina mi può sanare, salvo che una, che non si compera per oro né per grandezza, perché amor la vende di sua mano e per prezzo ne vuole sangue, lagrime e morte de'
2 suoi suggetti. O amor, che non puoi tu fare! molto è maggior la tua possanza che quella della fortuna: ella comanda agli omini, e tu gli omini e gli dèi sforzi. Ella volubile e instabile... e con queste armi feminili e con questo dolermi non acquisterò io chi più che la vita disio; e voglio ire in camera, e forse ch'Amore m'insegnerà a sciormi come insegnò legarmi, e potria ancora per me stesso di questi tormenti uscire per industria ⟨di⟩ petra, di ferro, di laccio e veneno.

SCENA V

Flaminio e Sempronio vecchio

1 ⟨SEMPRONIO⟩   Donque tu mi consigli di metter Camillo mio figliolo al servizio de la corte?

FLAMINIO   Sì, se già il tuo figliolo non odiassi da inimico.

SEMPRONIO   Molto è intristita la corte al tempo di voi
altri cortigiani; io mi ricordo che, quando io stetti con
monsignore reverendissimo, che non era altro paradiso,
e tutti eravamo ricchi favoriti e fratelli.

2   FLAMINIO   Voi vecchi ve ne andate dietro a le regole
del tempo antico, e noi siamo nel moderno in ⟨n⟩ome del
cento-paia.[15] Al tempo tuo a uno servitore di papa Ianni[16]
era dato letto, camera, legne, candele, cavalcatura, pagato la lavandara, il barbieri, il salario del garzone, e 'l vestito doe volte l'anno. E adesso un povero cortigiano, a
pena è accettato, ⟨ha⟩ a comprarsi l'acqua e il fuoco, e
quando pure pure t'è fatto carezze, te si concede un mezzo famiglio. Or pensa, come è possibile ch'un mezzo uomo basti a un intero? quanto c'è di buono è che se tu t'am-
mali, ancor che fussi in lor servitù ti si provede d'un spedale e con mille prieghi.

SEMPRONIO   Oh, che fanno egli de tante entrate?

3   FLAMINIO   A le puttane e ragazzi. O veramente moio-
no senza cavarsi mai la fame, e poi lasciano .XV. e .XX.
milia scudi a tali che non trariano una coreggia per l'anima loro.

SEMPRONIO   Gran pazzia, però.

FLAMINIO   Almen trattassero ben la famiglia; sai tu come fanno i ribaldoni?

SEMPRONIO   Non io.

4   FLAMINIO   Gli hanno imparato a mangiar soli in camera, e dicano che 'l fanno perché doi pasti il giorno gli amazza, e che la sera fanno colazione leggieri leggieri, e i mise-
roni lo fanno perché non si trattenghino i poveri virtuosi
a la tavola loro.

SEMPRONIO   Gran vergogna per certo, e gran meccanecaria.[17]

FLAMINIO   Non fu bella quella de Malfetta,[18] che
avendo speso el suo spenditore doi baiocchi più che 'l so-

lito in una laccia,[19] non la volse, onde certi de la famiglia e così lo spenditore messono tanto per uno e comperorla; e cotta per mangiarla insieme, el bon vescovo sentito l'odore e corso in cocina, volse anch'egli pagare la rata sua per mangiarne, e i buon compagni non volsero.

SEMPRONIO. Ah, ah, eh, eh, oh, oh, uh, uh!

5 FLAMINIO Una altra più bella: io ho inteso in casa del Ponzetta[20] che fu un monsignore reverendissimo che faceva mettere un ovo e mezzo per frittata, e facevalo poi porre ne le forme dove pigliano le pieghe le berrette; avvenne una mattina un caso strano, ch'un vento le portò sino a le scale de San Pietro, come porta le fronde lo autunno, e cadevono in capo alle genti a guisa di diadema.

SEMPRONIO Ah, ah, ah!

FLAMINIO Odi questa altra: voi avevate per maestri di casa gli uomini e noi le donne. Le matri de' nostri padroni ci danno contumacia,[21] assaggion vini, se c'è puoca acqua, tengon le chiave de le cantine, danno a conto i bocconi: tanti el dì de le feste e tanti i dì neri,[22] e ci misurano sino a le minestre.

SEMPRONIO So che 'l mio figliolo non starà in casa sua.

6 FLAMINIO Dipoi fatto un cortigiano, è fatto un invidioso ambizioso misero ingrato adulatore maligno iniusto eretico ipocrito ladro giotto insolente e busardo,[23] e se minor vizio che 'l tradimento si trovassi, direi che 'l tradimento è il minor peccato che ci sia.

SEMPRONIO Come? i ladri ancora sono in corte?

FLAMINIO Ladri, sì! Il minor furto che ci si faccia è el robarsi .X. e .XX. anni a la vita e servitù tua, e non si attendere ad altro ch'aspettare che muoia questo e quello; e se per sorte avvenne che colui del quale hai impetrati benefizi, campi, tutti quei fastidi, tutte quelle febbre e dolori che ha avuto nel male quello per la morte del quale credevi essere ricco, tormentono te, sconsolato per la sanità sua. Cose crudele a desiderare la morte a chi non ti offese mai.

93

7   SEMPRONIO Non m'aiuti Dio se Camillo serve mai corte.

FLAMINIO Sempronio, se tu ti consigli meco perché io dica a tuo modo, è una; ma se tu vuoi ch'io dica el vero è un'altra.

SEMPRONIO Ti sono obligatissimo, Flaminio, e conosco che sei verace uomo e da ben. Io delibero non mandare il mio figliolo con niuno, e ci riparlaremo più per agio. Io voglio ire a pigliare i denari del mio offizio al banco de li Strozzi.[24]

FLAMINIO E io tornerò in corte a consumarmi de dispiacere.

SCENA VI

Rosso e Aloisia roffiana

1 ⟨ROSSO⟩ Dove ne vai tu con tanta furia?

ALOISIA Mo qua e mo là, tribulando.

ROSSO Che ti manca? tu governi Roma.

ALOISIA Gli è vero, ma la disgrazia de la mia maestra mi dà questa briga.

ROSSO Che ha, male?

ALOISIA L'averà male, ed el malanno è pro meriti: si abrucia domattina. Part'egli onesto?

ROSSO Né iusto né onesto. Come diavolo abrucia? ha ella crucifisso Cristo?

ALOISIA Non ha fatto nulla.

2 ROSSO O ardese le gente per non fare niente? Che cose son queste, ladre e ribalde? Or credi a me che Roma ha presto a ruinare.

ALOISIA L'ha bevuto[25] el figliolo de la sua comare per troppo amore.

ROSSO E non altro?

ALOISIA Ammaliò il suo compare per compiacere a un amico.

ROSSO   Questo è una galanteria.

ALOISIA   Diede el veleno al marito de la Georgina perché gli era un tristo.

ROSSO   El senator non sa ricevere gli scherzi.

ALOISIA   Rosso mio, l'ha fatto un testamento da raina,[26] e m'ha fatto erede de ciò che l'ha.

ROSSO   Bon pro. Che t'ha ella lasciato, se si può dire?

3   ALOISIA   Molte belle cose: lambicchi da stillare, acque da levare lentigini ⟨e⟩ macchie di mal francioso,[27] strettoio da ritirare poppe che pendono, mollette da pelare ciglia, un fiasco de lacrime d'amanti, un bicchiere di sangue di nottola, ossa di morti per tormenti e per tradimento, unghie de gufi, cuori d'avoltori, denti di lupi, grasso d'orso e funi di impiccato a torto. E per il vicinato non se ragiona d'altro, dove per sua grazia son sempre la prima chiamata a nettare denti, a cavar la puzza del fiato e mille gentilezze.

4   ROSSO   Riscotila con digiuni, fagli dire le messe de san Gregoro,[28] il paternostro de san Giuliano[29] e qualche orazione che la merita.

ALOISIA   Credi tu ch'io nol facessi se bisognassi? La poveretta!

ROSSO   Per pianger non la riarai tu.

5   ALOISIA   Come che quando mi ricordo che sino agli sbirri gli faceveno di beretta, mi scoppia el cuore, e non è però un mese che a l'ostaria del Pavone[30] ella bevette forse di sei ragioni vini[31] sempre al boccale, senza una reputacione al mondo; non fu ma' la meglior compagna, né mai fu donna vecchia di sì gran pasto e di così poca fatica.

ROSSO   Però la morte la vuole per si.[32]

6   ALOISIA   Al beccaio, al pizzicagnolo, al mercato, a la fiera, al fiume, al forno, a la stufa, al barbiero, alla gabella, a la taverna, con sbirri cuochi messi preti frati, e fra soldati: sempre sempre toccava a fevellare a lei, ed era una Salamona[33] tenuta.

ROSSO Abrucia, impicca, e non ci campa più né un uomo né una donna da bene.

7 ALOISIA Come un⟨a⟩ draga[34] e una paladina andava a cavare gli occhi agli impiccati, e per cimiteri de notte a cavare l'unghie a' morti, e per fare certe medecine per el mal del fianco.[35] Si trasformava in gatta, in topo, in cane, e andava sopra acqua e sopra vento alla noce de Benevento.[36]

ROSSO Come ha ella nome?

ALOISIA Madonna Maggiorina,[37] con reverenzia parlando. Non ti segnare, ché gli è ciò che tu odi.

ROSSO A questo modo si fa ragione a Roma? Oh, oh, oh, oh! la mi rencresce pure.

ALOISIA Però tu sei uomo diritto, perciò te rincresce.

8 ROSSO Se fussi mezzo agosto, la faria chiedere da' rioni per mezzo di Rienzo Capovacina, di Lielo caporione de Parione.[38]

ALOISIA Se avessimo con la mitria[39] spuntati gli orecchi el e 'l naso, ci si poteva stare, ch'anch'io quando era giovene l'ho provato; è poi un pizzico di mosca, dipoi bisogna provare qualche cosa di qua per non ire di là a casa calda.[40]

ROSSO È vero, e' preti dal bon vino ebbero pacienzia,[41] loro che furono squartati.

ALOISIA Quella fu altra ribaldaria, e forse che non erano fratelli giurati della mia maestra?

9 ROSSO Or lasciamo ire le cose coleriche, e ragionam de le alegre, perché moremo anche noi, e Dio el sa se meglio o peggio. Aloigia, noi siamo felici: el mio patrone è inamorato di Laura di messer Luzio.

ALOISIA È mio fratello di latte.

ROSSO Ricchi siamo! egli non l'ha mai scoperto a persona; ei sognando, hoglielo da lui sentito. Io vorrei...

ALOISIA Taci e lascia far a me. Tu voi che noi gli diamo ad intendere che la stia mal di lui.

96

ROSSO   Entriamo in casa, ché tu vali più che un destro⁴² a chi ha preso le pillole.⁴³

SCENA VII

Messer Maco e Mastro Andrea

1   ⟨MESSER MACO⟩   L'è donque de legno quella pina de bronzo?

MASTRO ANDREA   Sere sì.

MESSER MACO   Quella nave dove son quei santi che affogano, di chi è?

MASTRO ANDREA   Di musaico.

MESSER MACO   Oh, fatemi insegnare la musica da lei, poi che l'importa a farsi cortigiano, bench'io so la mano e *gamaut*⁴⁴ a *re* be *mi mi fa sol fa re*.

2   MASTRO ANDREA   Voi avete un gran principio, ma sarà buono andare a riposare.

MESSER MACO   Io ho la gran sete. Dio me lo perdoni.

MASTRO ANDREA   Ecco la casa; entrate, signore.

MESSER MACO   Entrate voi, che siate maestro.

MASTRO ANDREA   Procedete voi, messere.

MESSER MACO   *Non bene conveniunt,*⁴⁵ con vostra licenzia.

SCENA VIII

Parabolano e Valerio

1   ⟨PARABOLANO⟩   Parlerò? tacerò? nel parlare è el suo sdegno, e nel tacere è la mia morte, perch'io scrivendoli quanto l'amo, se sdegnerà essere amata da sì basso uomo; s'io sto queto, el celare tanta passione mi condurrà a estremo fine, ma consigliami tu, amore!

VALERIO   Signore, per usare ufficio de bon servitore e non de presuntuoso, cerco de sapere el vostro male, e procacciarvi rimedio con la propria vita.

PARABOLANO   L'averti io sempre cognosciuto tale, t'ha fatto diventare meco quello che tu sei, ma questo mio novo accidente non ti curare sapere.

2   VALERIO   Qui manca d'assai la grandezza vostra, e vi è poco onore ch'un vil desio signoreggi di così mala maniera la prudenzia vostra. E ancora che 'l nascondere il dolore vostro proceda d'amore, ben lo cognosco io al poco mangiare e niente dormire, e al volto depinto de le vostre passioni. Ma se gli è amore, mancav'egli animo de ottenere qual si voglia donna? Voi sète ricco bello nobile liberale accorto dolce del parlare, che son mezzi fideli a ottenere Venere, non solamente questa che così vi trafigge.

PARABOLANO   Se l'impiastri de le savie parole guaressino[46] le piaghe mie, tu m'aresti a quest'ora sanatomi.

3   VALERIO   Deh, signore mio, retrovate e ricognoscete voi stesso, e rilevativi di sì stranio umore, e non vogliate diventare favola de la corte e de' vostri emuli. Donque voleti ch'a Napoli si sappia questa sciocchezza che vi mena a la vergogna e morte vostra? Sentendo tal cosa, che allegrezza ne averanno li vostri? che gloria la patria? che consolazione li amici? e che utile e' poveri servitori?

PARABOLANO   Vatti a spasso, ché mi faresti forse uscire del manico[47] con tante ciance.

SCENA IX

Parabolano solo

1   ⟨PARABOLANO⟩   Conosco che Valerio mi dice el vero, come giovene prudentissimo; ma el soverchio amore mi diffida d'ogni salute. Pur ogni cosa si vede avere fine, oggi non somiglia a ieri, sempre non sono le neve e i giacci, si placa el cielo e gli dèi. Serà meglio ch'io intenda il consiglio di Valerio. Eccolo su la porta: Valerio!

SCENA X

Parabolano e Valerio

1 ⟨PARABOLANO⟩ Valerio, s'io, come tu dici, fussi inamorato, che remedio mi daresti tu?

VALERIO Trovare una ruffiana e scrivere una lettera.

PARABOLANO E se la non la volessi?

VALERIO Di questo state sicuro, ché mai né lettere né
denari sono refiutati da le donne.

PARABOLANO E che vorresti ch'io gli dicessi?

VALERIO Quello ch'Amor vi dettarà.

PARABOLANO S'ella l'avesse per male?

2 VALERIO Io vi ricordo che le donne sono di più molle
carne e de più tenere ossa di noi.

PARABOLANO Quando mandaresti tu questa lettera?

VALERIO Spettarei la opportunità del tempo.

PARABOLANO Scempio, io t'ho pur fatto parlare; io ho
altro caldo che d'amore.

3 VALERIO Padrone, mai per voi non si pigliava San
Leo,[48] poi che non vi basta l'animo d'ottenere una
donna.

PARABOLANO Né per questo scema una dramma[49] del
mio tormento. Or entriamo in casa, ché l'essere solo più
mi contenta che con altrui ragionare.

SCENA XI

Mastro Andrea solo

1 ⟨MASTRO ANDREA⟩ Mentre che messer moccicone bee-
va, s'è inamorato di Camilla Pisana[50] per averla vista da
le fenestre de la camera. Questa è quella volta che Cupido doventa una pecora. Egli canta improviso e compone
i più ladri versi e le più ribalde parole che se udissero mai;
e per non parere busardo come gli astrolagi del diluvio,[51]
vi voglio leggere una pìstola ch'egli manda alla signora.

2   «*Salve regina misericordie*. Perché i vostri occhi mar-
morei e inorpellata bocca e serpentini capelli e fronte corallina e labra di broccato m'hanno cavato di me stesso,
e son venuto a Roma e faròmi cortigiano *favente deo* per
amore vostro, perché sète più morvida che le ricotte, più
fresca del ghiaccio, più polita che la mandragola, più dolce
che la quintadecima,[52] e più bella che la Fata Morgana e
la Diana stella, sì che spettate il luogo e trovate el tempo
dove io possa dirvi millanta parole, le quale seranno se-
crete come un bando, e *fiat voluntas tua*.
        Maco che sta per voi a pollo pesto
        vi voria far quel fatto presto presto».

SCENA XII

Messer Maco e Mastro Andrea

1   ⟨MESSER MACO⟩   Portate questo strambottino ancora.
        MASTRO ANDREA   Di grazia. Ma lo voglio prima legge-
re, perché voi siate malizioso, e chi sachi voi non mi volessi fare dare cento bastonate.
        MESSER MACO   No, no, maestro, ché vi voglio bene.
        MASTRO ANDREA   Io el so certo pure.

Strambottino di messer Maco letto da mastro Andrea

        O stelluzza d'amore, o angelo d'orto,
        faccia di legno e viso d'oriente,
        io sto pur mal di voi la nave in porto,
        e' si più bella che tutto el ponente;
        le tue bellezze veneron di Francia,
        come che Giuda che si strangoloe,
        per amor tuo mi fo cortigiano io,
        non espetto già mai con tal desio.

2   Oh, che versi sentenciosi tersi limati dotti novi arguti divini correnti dolci e pien di sugo! Ma c'è un latino falso.

MESSER MACO   Qual è, la nave in porto?

MASTRO ANDREA   Signor sì.

MESSER MACO   Ell'è una licenzia poetica. Ora andate via presto a la diva.

SCENA XIII

Mastro Andrea solo

1   ⟨MASTRO ANDREA⟩   Ora sì ch'e' poeti andaranno a la stufa![53] El bisogna fare mettere el basto a' camelli per coronarci su messer Maco de spini, ortiche e bietoloni,[54] al dispetto di lauri e di mirti, che fanno tante cacherie inanzi che vogliono ornare le tempie a niuno, e non si degnono se non con l'imperatori e con poeti e con le taverne.

2 Ma mi pare così veder che messer Maco farà impazzire d'allegrezza una coperta,[55] e ch'egli scoppia se non sta tre mesi legato. Ora, a trovare el Zoppino.[56]

SCENA XIV

Rosso solo

1   ⟨ROSSO⟩   La vecchia farà el debito. Oh, l'è gran ribalda, questa Aloigia. Ell'ha più punti che non hanno mille sarti, barbuta strega, suocera de Satanaso, avola de l'aversiera[57] e madre de Antecristo! Ma sia come la vuole; a me basta d'assassinare el mio padrone e vendicarmi de' mille disagi che mi dà senza proposito il furfantino, ché gli pare essere de .XXII. anni cavati d'aprile e 'l maggio,[58] e passa la quarantina, e crede che tutte le duchesse del mondo si consumino per lui. Ma tu assaggerai d'una fornaia, ignorantone! Ma ci comparisce.

Rosso e Parabolano

1 ⟨PARABOLANO⟩ Che c'è, Rosso?

ROSSO Vorrei che voi ridessi un poco per amor mio.

PARABOLANO E' si sia.

ROSSO Mala parola, ed è scritta per tutto; ni si seppe mai chi la scrivessi, né mai fu detta da uomo lieto.

PARABOLANO Che più?

ROSSO Ma torniamo al proposito. Che pagaresti voi se me 'ndovinassi de chi e de come Amor vi crucifigge? e non mi fa profetizzare el vino che *Deo gratia* sa d'acqua, in modo che 'l cervello sta in cervello.

PARABOLANO Che di' tu, fratello?

2 ROSSO Fratello, ah? sappiate ch'io so come l'ha nome, di chi è moglie, dove è la casa, e tutto.

PARABOLANO Come? la casa e 'l marito e lei?

ROSSO Ogni cosa: moglie, marito, balie, fratelli e peggio.

PARABOLANO Se mi dice la prima lettera del suo nome, ti guadagni cento ducati.

ROSSO D'oro o di carlini?⁵⁹

PARABOLANO D'oro.

ROSSO Larghi o stretti?

PARABOLANO Traboccanti e larghi.

ROSSO Levatimi de tinello e dirovi ogni cosa, ancora che no 'l meritati.

PARABOLANO Padrone de la mia casa ti faccio. Comincia per S?

ROSSO Messer no.

PARABOLANO Per A?

ROSSO A punto, Viola.⁶⁰

PARABOLANO Per Z?

ROSSO Più su sta santa Luna.

PARABOLANO Per C?

3 ROSSO A un buco vedesti. A fé che domani o l'altro ve lo dirò e molto voluntieri.

PARABOLANO   Ah, cielo, perché consenti tu che un mio famiglio mi schernisca?

ROSSO   Che vi fa più oggi che domani a saperlo? dipoi si voi mi ammazzate Laura, non sète voi per avere il Rosso valente come Astolfo?[61]

PARABOLANO   Non più. Dove son io?

ROSSO   *In estesis.*

PARABOLANO   Dormo io?

ROSSO   Sì, a farmi bene.

PARABOLANO   Con chi parlo io?

4   ROSSO   Col Rosso, che non ha più a mangiare in tinello, e l'ho più caro che s'io fussi potestà di Norcia, imbasciatore di Todi e veceré di Baccano.

PARABOLANO   Andiam dentro, amico mio carissimo, ch'è buon per te.

SCENA XVI

Zoppino tabacchino e Mastro Andrea

1   〈MASTRO ANDREA〉   Mai da che furon fatte le baie[62] si udì la maggior ciancia de questa.

ZOPPINO   Io gli dirò che la signora mi manda a sua Altezza, e si non fussi per rispetto di don Lindezza spagnolo, che per gelosia tien le guardie dì e notte a la sua porta, ch'egli potria venire a dormire seco; ma che, scognosciuto, non c'è niuno periculo.

MASTRO ANDREA   Tu sei per la via maestra; ma el babuasso[63] vien fuora, cavategli la beretta.

SCENA XVII

Messer Maco, Mastro Andrea e 'l Zoppino

1   ZOPPINO   La signora vi basa le mani e' piedi, e sta molto mal di voi.

MESSER MACO   O poveretta! gran mercé a voi.

ZOPPINO   Più di cento baci ha dato la signora a la letterina e a lo strambotto, e l'ha imparato a mente, e cantalo in su l'organo.

2   MESSER MACO   Come io mando per marzapani a Siena, ve ne darò uno per questa buona nova.

MASTRO ANDREA   Liberalaccio che voi sète. Or Zoppino, drento in casa, e ordinaremo quello che la signora Camilla vuol qui da messer Maco.

SCENA XVIII

Rosso solo

1   ⟨ROSSO⟩   Io sto meglio che non merito, e 'l mio padron m'ha dato mille baci e me dice messere e vuol che me obedisca sino al canovaio,[64] ah, ah, ah! E che sì, che sì, che sì ch'io dovento più gran maestro che Marforio,[65] insin beato è chi sa ben portare polli,[66] e mi par così ve
2   dere ch'ognun mi si caverà la beretta. Or m'è forza ritrovare Aloigia e menarla a lui, ma se questa cosa si scuopre, suo danno. Io so ogni buco in Italia a irsi con Dio, ma io mi confido in santa Aloigia, che ne sa più che 'l calendario che insegna le feste a l'anno, e credo che mi bisogna spettarla un'ora, perché l'ha più da fare che la solicitudine.

SCENA XIX

Grillo solo

1   ⟨GRILLO⟩   Che cicalone e simpliciotto è questo mio padrone! Ti so dire che per un pecorone ch'egli ⟨è⟩, non ha invidia a niuno; ma gli è capitato in buone mani: a mastro Andrea e al Zoppino; uno giuntaria l'usura e l'altro faria impazzire la Sapienzia Capranica.[67] Oh, può fare

104

questo la natura: ch'egli si creda che gli asini tenghino scuola. Veramente gli è, come disse la buona memoria de Strascino,[68] un maccherone senza sale, senza caseo[69] e senza fuoco.

SCENA XX

Mastro Andrea, Zoppino e Messer Maco

1 ⟨MESSER MACO⟩ La mi vuol bene, è vero?

MASTRO ANDREA Più che se la v'avesse partorito.

MESSER MACO Se la mi fa un figliolo, gli pagherò la culla alla fegatella[70] ghiotta traditrice ribaldella.

ZOPPINO Torniamo a la cosa nostra. A me pare che seria securissimo a venire vestito da facchino, e Grillo vestito con suoi panni gli verrà dietro.

MESSER MACO Acconciatemi pur ben, maestro.

2 MASTRO ANDREA Non dubitate, ma bisogna che voi impariate certe parole per contrafare la lingua, e se nissun dicessi che voi sète facchino, dite: oidà.[71]

MESSER MACO Olà.

MASTRO ANDREA Galante. E se persona dicesse: se' tu da Bergame? dite: maidè, maidè.[72]

MESSER MACO Be be.

3 MASTRO ANDREA E se nessun dicessi: quando venesti qui, facchino? respondete: ancò.

MESSER MACO Cacarò.

MASTRO ANDREA. Ah, ah, ah, buono, bonissimo! Andatevi a travestire con Grillo, ché in casa sono i vostri panni.

SCENA XXI

Mastro Andrea e Zoppino

1 ⟨ZOPPINO⟩ Vogliamo noi metterli sotto un peso che li rompa una spalla?

MASTRO ANDREA   No, che seria peccato. Basta vestirlo da facchino, e come s'è posto a sedere su la porta, muta solamente la cappa e dimandagli poi s'egli ti vuol portare un ammalato di peste a l'ospitale.

ZOPPINO   Ho inteso; io ti farò ridere, ché una dí queste burle faria ringiovenire el Testamento Vecchio. A revederci.

SCENA XXII

Mastro Andrea, e Grillo con i panni de Messer Maco

1   ⟨GRILLO⟩   Sto io da uomo?

MASTRO ANDREA   Non guastare l'ucellare:[73] noi gli volemo dare ad intendere che gli è el siciliano facchino, e menarlo dove tu sai.

SCENA XXIII

Messer Maco, Mastro Andrea, e Grillo

1   ⟨MASTRO ANDREA⟩   Non vi conosceria el senno, ma bisogna mostrare el cervello che voi avete. Ponetevi a sedere su la porta de la signora, e se niuno passa, fingete d'avere a portare una cassa; ma se voi non vedete nisuno per la strada, intrate in casa e fate quella cosa a la signora.

MESSER MACO   Con gintilezza, giuro a Dio, bacio le mani.

2   MASTRO ANDREA   Avviatevi inanzi, e noi vi verremo dietro passo passo, e se la mala ventura volessi che quel spagnolo traditore ve incontrassi, Grillo che per avere vostri panni par[74] voi al naturale, gli passerà da lato e non piglierà sospetto di voi così travestito. Intendi, gocciolon[75] mio dolciato?

MESSER MACO   Io v'afferro, ma caminatemi presso, ché qualcun non mi furassi a me stesso.

Mastro Andrea e Grillo

1 〈MASTRO ANDREA〉 Questa novella non è nel Boccaccio. Oh, che ladra cosa! eh, eh, eh, ah, ah, ah! El coronare de l'abbate di Gaeta[76] non fu niente, ancora che gli andassi su la elefante, né quante ciance si fecion mai in Palazzo al buon tempo agiongono a questa.

2 GRILLO Oh che da ben tristo è questo Zoppino! oh gli è suttile impiccato![77] Vede come si mostra d'essere un altro, e messer mescolone[78] s'è posto a sedere e sta saldo come un edificio.

MASTRO ANDREA Andiamoli presso e ascoltiamo ciò che li dice el Zoppino reverendissimo.

SCENA XXV

Zoppino e Messer Maco vestito da facchino

1 〈ZOPPINO〉 Hai tu compagno da portare uno ammalato in Santo Spirito?[79]

MESSER MACO Ben sai ch'io ho spirito.

ZOPPINO Dico ben a Santo Spirito, ed è poco male la peste.

MESSER MACO Che peste? no io che non l'ho.

ZOPPINO Tu cianci, gaglioffo; come el pan val poco, così non voleti durare fatica.

MESSER MACO Se 'l pan val poco, tuo danno.

SCENA XXVI

Mastro Andrea, Messer Maco, Grillo e Zoppino

1 〈MASTRO ANDREA〉 Siciliano, fa' piacere a questo gintilomo; è una opera de misericordia.

MESSER MACO Mastro Andrea, voleti voi la baia o pur mi sono scambiato in questi panni?

MASTRO ANDREA   Tu parli sanese, perché i senesi ogni Natale si fanno uno di cotesti saltimbarchi[80] ricamati. Oh, il gintil manigoldo!

MESSER MACO   Adonque non son io?

MASTRO ANDREA   Deh, vanne alle forche!

GRILLO   Che tu trovi quel che tu cerchi, boiaccia.

2   MESSER MACO   Deh, Grillaccio ladro, tu mi dileggi; or da' qua e' mia panni, malandrino traditore.

MASTRO ANDREA   Fatti indietro, becco pesadeos[81] vigliacco, che chiero matarti.[82]

MESSER MACO   Oimè, ch'i mi son perduto.

ZOPPINO   Dice uno che passa adesso adesso de qui, che 'l governatore ha mandato uno bando che chi sapessi, avessi o tenessi un messer Maco da Siena, che a pena del polmone[83] lo riveli, perché gli è venuto a Roma senza buletino.[84]

GRILLO   Oimè, ch'io son spacciato.

3   MASTRO ANDREA   Non dubitare; spoglia qui queste veste e mettiamole a questo facchino, e tu vestiti el saltimbarco, e così trovandolo il bargello lo appiccarà in tuo scambio.

MESSER MACO   Impiccato, ah? Misericordia, a la strada, a la strada, soccorretime, io son morto!

ZOPPINO   Tenetelo, tenetelo, piglia, para, a la spia, al mariolo, ah, ah, ah, ah!

4   MASTRO ANDREA   Di grazia, Grillo, corrigli dietro e rimenelo a casa, e digli che abbiamo burlato seco per dare piacere a la signora, perché a Roma s'usano queste burle, perché gli è ben nato e qualcuno de' suoi il porria avere per mal da noi.

GRILLO   Andrò, perché me lo pare vedere come uno barbagianno, e avere intorno tutti i banchieri fiorentini, ché i cicaloni ingrassano a queste coglionarie come fanno nel guadagno de le usure.

ATTO TERZO DE LA CORTIGIANA

SCENA I

Parabolano e Valerio suo camariero

1 ⟨PARABOLANO⟩ Virtuoso savio discreto e da bene è 'l Rosso, messer sì.

VALERIO Voi lodate il Rosso non altrimenti che se v'avessi fatto quel che voi sète.

PARABOLANO Non m'ha già ditto che la famiglia se lamenta.

VALERIO Perch'egli mente.

PARABOLANO Né che gli staffieri non siano pagati.

VALERIO Non vi vuol ben, però.

PARABOLANO Né che 'l zanetto[1] sia rappreso.

VALERIO Donque date voi credenza alle menzogne?

PARABOLANO Né che 'l mercante domandi denari de' drappi.

VALERIO Bisogna pur pagare che ha d'avere.

2 PARABOLANO Né anche m'ha portato versi in mia laude, ma la mia vita, la mia salute e la mia pace, e l'ho per cordial amico, per ottimo compagno e per carnale fratello.

VALERIO Mi maraviglio assai che non vi piaccino gli spiriti peregrini.[2]

PARABOLANO Fa' tuo conto ch'io ⟨non⟩ vivo de poesie, e non sarà dui giorni ch'io vo' dare licenzia a tanti filosofi ch'io ho in casa, e a mio dispetto gli ho dato el pane sino a qui, e ciò ch'io ho, voglio spartire col Rosso, el qual m'ha cavato de l'inferno e messomi in paradiso, e m'ha dato la vita e ha in me resuscitato la speranza, secca e aduggiata ne le amorose passioni. E però lievamiti dinanzi, ch'io spetto il Rosso con più grate nuove ch'altri che lui non può darmi.

SCENA II

Rosso e Aloigia

1   ⟨ROSSO⟩   Fa' tu.

ALOIGIA   Credi tu che questa sia la prima?

ROSSO   Non io.

ALOIGIA   Donque lascia il pensiero a me; ma questo debbe essere il tuo padrone.

ROSSO   Quello è esso.

2   ALOIGIA   Io il cognosco al rincroscicchiare[3] de le mani, a l'alzare del volto al cielo, e al porsi or el dito a la bocca, or la mano a la guancia: signali de inamorati. Oh, che bestie son questi signori! sempre si vanno guastando de le principesse, e poi con qualche zambracca[4] si caveno la fame, e anche dietro Banchi[5] n'ho visti, e poi si vantano d'aver fatto e detto a madonna tale e a la signora cotale.

ROSSO   Per mia fé che 'l credo, e per certo che 'l possedere de una gran donna debbe essere una gran fatica.

3   ALOIGIA   Grandissima, e non ha mai questa ventura se non un famiglio e un fattore di casa, non per altra cagione che la comodità.

ROSSO   Io son pur felice averle dietro queste femine, e mi stupisco di quei perdi-giornate che a vespri, a messe, a stazzoni,[6] al freddo, al caldo, de dì e de notte le seguitano, e se mai per disgrazia in capo a .XX. anni hanno la posta,[7] poi che con mille disagi e in luoghi sporchi e pericolosi ha spettati prima quattro ore, un tussir, un sternuto ti rovina del mondo e svergogni lei e tutto el suo

110

parentado. Or ragionamo d'Orlando,[8] state così un pochetto da parte e io farò l'ufficio col padrone.

Rosso, Parabolano e Aloigia

1 ⟨PARABOLANO⟩ El benvenuto, Rosso carissimo.

ROSSO Questa è la balia di quella cosa, cioè di... tu
m'intendi.

PARABOLANO Voi sète quella ch'avete un angelo in governo?

ALOIGIA Servitrice di vostra Signoria, e Laura mia si
reccomanda a quella.

PARABOLANO In ginocchioni vi voglio ascoltare.

ALOIGIA Questo è più tosto mio debito, parlando con
un sì gran maestro.

ROSSO Lievati su, e non usate tante spagnolerie e ga-
gliofferie.

2 ALOIGIA La mia signora vi basa le mani e non ha altro dio di vostra Signoria; ma io ho vergogna parlarvi con
questa gonnellaccia, perdonatemi.

PARABOLANO Questa catena[9] vi la rifacci, piglia-
te.

ALOIGIA Gran mercé, pur e' non bisognava.

ROSSO Non te diss'io ch'el fa quel conto a donare cento ducati che faccia un procuratore a robargli? (Io mento
per la gola).

ALOIGIA Io el credo.

3 ROSSO Egli ci dona l'anno più veste che non vende
piazza Navona.[10] (Oh, pagàsici el nostro salario, il mise-
rone!). Del mangiare e del bere non ti dico, perché nel suo
tinello c'è sempre carnevale (anzi quaresima, e siàn tutti
più magri che un digiuno).

ALOIGIA Vi sono schiava.

ROSSO E come egli è conversevole con la famiglia! tutti

111

gli siamo compagni (tanto avessi ei vita quanto fa mai un bon viso a nissuno).

ALOIGIA   Ufficio di gintilomo.

4   ROSSO   Forse che, quando accade, non ci aiuta del suo favore? Sino al papa parlerebbe per il minor de la famiglia. (Tant'avessi egli fiato, ché se ci vedessi el capestro al collo, non moveria un passo).

PARABOLANO   Quel ch'io sono, è accomodo de li miei amici, come sa qui el mio Rosso; ma ditemi, di grazia, con che faccia ascolta di me Laura?

ALOIGIA   Con faccia imperiale.

PARABOLANO   Che ragionamenti fa ella di me? e con che maniere?

ALOIGIA   Onorevoli e con manieri di zucchero e di mèle.

PARABOLANO   Che promesse fa ella a la mia servitù?

ALOIGIA   Magnifiche e larghe.

5   PARABOLANO   Credete voi che la finga?

ALOIGIA   A punto.

PARABOLANO   Che ne sapete?

ALOIGIA   Lo so, perché la sta mal di vostra Signoria, e poi è gintildonna.

PARABOLANO   Ama ella altro che me?

ALOIGIA   Non, signore.

PARABOLANO   Certo?

ALOIGIA   Chiaro.

PARABOLANO   Che fa ella ora?

ROSSO   (È ita a orinare).

6   ALOIGIA   Maledisce el giorno, che pena un anno a irse con Dio.[11]

PARABOLANO   Ch'importa l'irsi con Dio del giorno?

ALOIGIA   Gli importa perché s'ha questa notte a trovare con voi, che gli pare mille anni.

PARABOLANO   Veneranda madre mia; degnative ascoltarmi vinte parole in secreto.

ALOIGIA   Quel che piace a la vostra Signoria.

PARABOLANO   Rèstati qui, Rosso, ch'adesso ritorna-
remo.

ROSSO   In quel punto, ma non con quella grazia.

SCENA IV

Messer Maco e Rosso

1   〈MESSER MACO〉   Che mi consigliate voi ch'io faccia?
ROSSO   Apìccati.
MESSER MACO   Il bargello mi cerca per pigliarmi a
torto.
ROSSO   Oh, pàrt'egli non aver cera da fargli onore?
2   MESSER MACO   Conoscete voi messer Rapolano?[12]
ROSSO   Messer Maco, che abito è questo? siate voi
scappato a fatto?
MESSER MACO   Mastro Andrea, che mi menava a le
puttane...

SCENA V

Parabolano, Aloigia, Messer Maco e Rosso

1   〈PARABOLANO〉   Che di' tu, Rosso?
ROSSO   Quello scioperato di mastro Andrea ha condutto el vostro messer Maco, come poteti vedere, in questi
panni.
PARABOLANO   Voi sèti messer Maco?
MESSER MACO   Io sono, io sono.
2   PARABOLANO   Accompagna tu, Rosso, qui la mia madre dolcissima, e voi, messer Maco, verrete meco in casa,
ché mai non so' per perdonare questa a quel tristo, a quel
poltrone di mastro Andrea.
MESSER MACO   Non gli fate male, ch'ei si giamba meco, el mio maestro.

Aloigia e Rosso

1   〈ROSSO〉   Che t'ha ei detto?

ALOIGIA   Che sta a l'olio santo. Ma, a dirti il vero, io
ho scopati tutti i bordelli d'Italia, e al mio tempo non saria stata atta a scalzarmi Lorenzina né Beatrice;[13] avevo
la martora e 'l zibillino; il zibellino, il papagallo, la sci-
mia e ogni cosa, intendi?

ROSSO   E io son stato garzone d'oste, frate, gabellie-
ri, messo, spia, sbirro, boia, malandrino, vetturale, mu-
gnaio, ceretano, in galea e furfante: la mia parte de la catena; e poi concludi a posta tua.[14]

2   ALOIGIA   Io non l'ho detto a malizia, ma quello ch'io
vo' dire in mio linguaggio, è questo: che de quante ne feci, mai non ebbi cosa che me mettessi a maggiore pensiero che questa; e ho pur qualche anno al culo,[15] e che sia
vero, di signora io son tornata a tenere camare locande,
a lavare panni e a la cucina e a vendere le candele.

3   ROSSO   Sappi, Aloigia, che ti debbe essere caro ch'io
t'abbi messo cotal partito a le mani, perché sarà forse l'ultimo; ché le donne si cominciono a usare poco in corte,
bench'io credo che lo faccino perché, 〈non〉 potendo to-
glier moglie, toglieno marito e cavasi le voglie assai meglio e non dà contro a le leggi.

ALOIGIA   A la croce de Dio, ché ci son di male bestie
in la corte, e vole tu vedere insino a' vescovi, che portano
la mitria c non se ne vergognono.

ROSSO   Savia sentenza, per dio, che 'l tuo confessore
doveria porti in la predica.

4   ALOIGIA   Tu di' ben, ma io non cerco mondanità, e ho
imparato da la mia maestra, che vuole prima andar su l'a-
sino che nel bel carro, e manco vole la mitria con le belle
dipinture, perché non se dicessi pel vicinato ch'ella el facessi per vanagloria; ma io parlando ho trovato la via di
contentare Parabolano e salvar noi che lo crucifiggiamo.

ROSSO   O dimmi come.

5   ALOIGIA   La moglie d'Erculano fornaro è una bonissima robba,[16] e tuttavia ordinarò ch'ella si trovi col signore stanotte in casa mia. I signori han quel gusto ch'u-
na febre, e sempre se pigliano al peggio come noi femine,
e non è per accorgersi mai de così fatta burla.

6   ROSSO   Un bacio. Sta' salda, corona de le corone de
le reine. Oimè, ch'io mi videvo a mal partito, se tu non
ci provedevi. Or sono io arcichiaro che il mio padrone goffo andrà nel bel di Roma,[17] e noi a *salvum me fac*.[18] Or
noi ci siamo intesi. A rivederci.

SCENA VII

Flaminio e Valerio

1   ⟨VALERIO⟩   Tu sei entrato in gran farnetico[19] da mez-
z'ora in qua; ma se tu me crederai, attenderai a servire.

FLAMINIO   In effetto io son deliberato mutare padrone, perché disse lo Spagnolo che gli è meglio perdere che
masperdere.[20] Oimè, quando io penso che .XV. anni l'ho
servito, né mai mangiò nè, cavalcò ch'io mancassi in ser-
virlo, e non ho niente, il mi vien voglia d'annegarmi, e
non son però tanto ignorante, che fossi gettato via il farmi qualche bene.

2   VALERIO   Questo lo causa la fortuna, la qual s'ha piacere non solamente de fare ch'un signore indusi a fare bene a un servitore, ma di fare un grandissimo re di Francia
prigion[21] senza proposito niuno.

FLAMINIO   Per certo che se i signori volessero, rompe-
rebbono questa mala sorte di chi li serve, come fece a questi giorni il nepote d'Ancona, arcivescovo di Ravenna,[22]
che per non essere reuscito un benefizio chi al virtuoso
messer Ubaldino[23] aveva dato, tolse mille scudi a interesse e donognene e così restò guasta la fortuna.

3   VALERIO   Non se ne trova degli arcivescovi di Ravenna si non uno, sai?

FLAMINIO   E però voglio irmi con Dio, ch'almeno averò un padrone che mi guarderà in volto una volta el mese e che forse, quand'io gli parlerò, mi risponderà non ch'io sia pazzo e di mia testa, e non m'impegnerò la cappa ⟨e⟩ il saio per cavarme la fame. Odi questa, Valerio: ieri vacò[24] un beneficio che valeva cinquanta scudi; gli diedi el primo aviso e non volse dirne per me una parola, ma l'ha fatto dare al figliolo de la Sibilla ruffiana.

4   VALERIO   I signori vogliono fare a modo loro, essaltare chi li piace e roinare chi li piace. Qui bisogna votarsi a la buona fortuna e pigliare el meglio che l'omo può, ch'insomma un che sempre serve non ha mai nulla, o un dì serve ⟨e⟩ il primo giorno è ricco; né bisogna però disperarse, perché 'l guadagno de la mercanzia cortigiana sta in un punto non aspettato.

FLAMINIO   Sì, ma questo punto non si forma mai per un disgraziato; e forse che quando andai a stare seco, le promesse non fur larghe? Per certo che chi avventa e lancia le parole, bisogna poi ch'ei faccia volare i fatti. Ma io muterò padrone.

5   VALERIO   Dove vòi tu ire adesso ch'è in disordine tutto il mondo? se vai a Milano, el duca sta come Dio vole, a Ferrara quel principe attende ad altro ch'a fare bella corte, a Napoli non ci son più li re, a Urbino el signor è anche fastidioso, in disagio per i passati danni;[25] e, crede a me, quando pate la corte di Roma, patono gli altri ancora.

FLAMINIO   Anderò a Mantoa, dove la eccellenzia del marchese Federico non nega el pane a niuno, e ivi mi tratterò tanto che nostro Signore[26] acconci le cose del mondo, non sol d'Italia, e poi ritornerò, ch'io son certissimo che sua Santità rileverà la virtù, come fece Leon suo fratello.

6   VALERIO   Riparlimi di qui a poco, e farai a modo mio, ché te ne trovarai bene. Loda il padrone, e quando egli è in camera con donna o ragazzo, di' che dice l'ufficio, ch'insomma loro vogliono che s'adorino le bone e le tri-

116

ste opere che loro fanno. Tu sei sciolto de la lingua e vivi a la libera, e in questa maniera non piace né incresce se non il vero.

7   FLAMINIO   Chi fa mal ha bene, Valerio; pur ti ritroverò e farò quello che meglio mi potea succedere, benché l'invidia che sempre è visibile per le sale, camere e scale de la corte, da me non è mai stata veduta. Or pensa s'io son misero; ma l'ho caro perché non sarò mai causa de la dannazione de l'anima de niuno cortigiano.

VALERIO   E gli altri hannola vista in te l'invidia, che pur dici che 'l padrone fa bene a chi nol merita.

FLAMINIO   Io non dico questo per invidia, ma per offendere il poco iudizio suo.

VALERIO   A dio.

SCENA VIII

Parabolano e Rosso

1   ⟨PARABOLANO⟩   È pur dolce cosa amare ed essere amato.

ROSSO   Dolce cosa è 'l mangiare e 'l bere.

PARABOLANO   Dolce sarà la mia Laura.

ROSSO   Per chi la vuole. Io per me fo più stima d'un boccale di greco[27] che non faria d'Angela Greca,[28] e vorrei prima una pernice che Beatrice,[29] e se per essere ghiotto se gissi in paradiso, io sarei a quest'ora in capo di tavola.

PARABOLANO   Si tu assaggiasti l'ambrosia che stillano l'amorose bocche, ti parria altra dolcezza trovare che nel greco e ne le starne.

2   ROSSO   N'ho gustato un migliaro e de Lorenzina, Madrama-non-vuole,[30] e de l'altre favorite, e non ci trovai mai altro altro che farfalloni che fariano stomacare un brigantino.[31]

PARABOLANO   Tu simigli le grue e le pernice. Abbia rispetto a le gentildonne.

ROSSO Perché? non pisciano come le villane?

PARABOLANO È pazzia la mia a parlare teco.

3 ROSSO Pazzia è la mia a rispondervi; e diteme un poco, padrone: non è più dolce che l'ambrogie³² che voi dite, quel mèle che sgocciola da le lingue che sanno dire bene e male? Qui te colgo.

PARABOLANO Ah, ah, ah!

ROSSO Oh, quei sonettini di mastro Pasquino mi ammazzorno, e meritariano, disse il barbieraio,³³ ch'ogni matina se ne leggessi un fra la pìstola e 'l vangelo; e, al cul di mio,³⁴ che fariano arrossire la vergogna.

4 PARABOLANO Tu sei molto pratico con i poeti.

ROSSO Io fui servitore di messer Antonio Lelio,³⁵ e so mille galenterie a mente.

PARABOLANO Deh, ragioniamo d'Aloigia. Andiam dentro.

SCENA IX

Messer Maco e Mastro Andrea

1 ⟨MESSER MACO⟩ Mastro Andrea, di dove si viene al mondo?

MASTRO ANDREA Per una fenestra larga larga.

MESSER MACO E che ci si vien a fare in questo mondo?

MASTRO ANDREA Per vivere.

MESSER MACO Come se vive poi?

MASTRO ANDREA Per mangiare e per bere.

2 MESSER MACO Io viverò sempre, perch'io mangio come un lupo e bevo come un cavallo. Ma, come l'omo ha visso,³⁶ che s'ha da fare?

MASTRO ANDREA A morire sul buco come i ragnateli; ma torniamo a Gian Manenti.³⁷

MESSER MACO Che fu questo Gian Manenti?

MASTRO ANDREA Gran cortigiano e gran musico, e si rifece nelle proprie forme che vi rifarete voi.

MESSER MACO   O come?

MASTRO ANDREA   Stiate in molle ne l'acqua tepida.

MESSER MACO   Faromi io male a starci in molle?

3   MASTRO ANDREA   Fansi male le bombarde, le campane e le torri quando le si fanno?

MESSER MACO   Non cred'io, ma io mi stimavo che le bombarde, le campani e le torri nascessero come li abeti.

MASTRO ANDREA   Voi erravate in grosso.

MESSER MACO   Faromi io bene?

4   MASTRO ANDREA   Arcibonissimo, perché è men fatica a fare un uomo che una bombarda.

MESSER MACO   Sì, eh?

MASTRO ANDREA   Messer sì, e bisogna ordinare el medico, le forme e le medicine.

SCENA X

Grillo famiglio, Messer Maco, Mastro Andrea

1   〈GRILLO〉   Si non che 'l signor Parabolano ci mandò a dire che vostra Signoria s'era ritrovata, stavamo come disperati, e la signora[38] v'ha fatto cercare per tutto.

MESSER MACO   La sta mal di me la poveretta, n'è vero?

MASTRO ANDREA   Grillo, fammi bon ciò ch'io dico; Grillo, io voglio che qui el nostro messere si rifacci come gli altri cortigiani.

2   GRILLO   Voi avete preso un buon capo e lo farete di velluto, ma per lo amore de Dio fatelo prima intendere a le signore, acciò che si provegghino di materassi, perché gittandossi per vostro amore da le fenestre quando sarete cortigiano, non si facciano male.

MESSER MACO   Gli farò portare delle coltrici, perché seria un peccato.

GRILLO   Che discrezione!

MASTRO ANDREA   Orsù a dare espedizione a quel che s'ha da fare. Andiam presto.

119

Aloigia e Rosso

1 ⟨ALOIGIA⟩ Mefé,[39] io ho più faccende che un mercato, più lettere a portare che 'l procaccio, e a fare più am-
basciate che l'ambascerie. Chi vòl unzioni per el mal francioso, chi polvere da fare bianchi i denti, e chi per el mal
che Dio gli dia. El Rosso me debbe cercare, non vel diss'io?

ROSSO Lascia andare l'altre novelle, e strolaga[40] come
questa notte il mio padrone giochi di verga.[41]

2 ALOIGIA Come io ho detto vinte parole al mio confessore, vengo a trovarti.

ROSSO Spàcciati, perché 'l padrone è ito sino a palazzo, e tosto tornerà, e io sarò intorno a casa.

SCENA XII

Flaminio solo

1 ⟨FLAMINIO⟩ Io ragiono voluntieri con Valerio, perché
è discretissimo giovene e servente,[42] e vuolmi bene, benché è a molto meglior mercato el consiglio che l'aiuto, del
quale ho più bisogno che la giustizia non aveva di papa
2 Clemente. E si non ch'io mi trapasso[43] la mia pessima
sorte con quella dei maggiori omini di me, me disperarei;
e fu per disonesto il tradimento usato a Cesare,[44] il quale sempre più cara avea la gloria del suo signore che la
propria vita.

SCENA XIII

Valerio e Flaminio

1 ⟨VALERIO⟩ Con chi favelli tu, Flaminio?

FLAMINIO Con le noie d'altri per alleggerir le mie.

VALERIO Con qual noie?

FLAMINIO   Con quelle de Cesare, del qual ragiona tutta Roma.

VALERIO   Deh, entriamo in cose più piacevoli, perché gli è di troppa importanza il successo suo,[45] e volsi avere rispetto a' grandi, come testé ti dissi, perché gli è il diavolo a offenderli.

2   FLAMINIO   El gran diavolo! E a dire el vero, a dire la verità ne va la vita, e basta.

VALERIO   Pensiamo a te, e vien meco insino in Banchi, ch'io t'ho a dire cosa che te consolarà; ma entriamo in casa, ch'io mi ho dimenticato una lettera di cambio.

FLAMINIO   Entriamo, e usciremo per l'uscio del giardino.

SCENA XIV

Grillo solo

1   ⟨GRILLO⟩   Mi bisogna trovare mastro Mercurio,[46] ch'è 'l maggiore baione,[47] e 'l migliore sozio[48] del mondo, perché mastro Andrea gli ha detto che gli è el medico ch'aiuta a fare cortigiani. Ma eccolo, per dio vero; el bentrovato, mastro Mercurio.

SCENA XV

Mastro Mercurio medico e Grillo famiglio di Messer Maco

1   ⟨MASTRO MERCURIO⟩   Che ti manca, Grillo?

GRILLO   Mastro Andrea ha per le mani la più bella burla che s'udissi mai. Egli è un gintilomo sanese ch'è venuto a Roma per acconciarsi per cardinale col papa, e ha tolto mastro Andrea per pedagogo, e gli ha dato ad intendere che bisogna che prima si facci cortigiano nelle forme, onde lo volemo menare a la stufa, che a chi non c'è mai stato dà un grande affanno, non altrimenti che quel

121

del mare, e 'l raderemo e vestiremo, di sorte che compiremo di farlo pazzo pubblico, e tu serai el medico.

2 MASTRO MERCURIO   Ah, ah, ah! Io ho trovato meglio. Sai tu quelle caldaie che tengon l'acqua calda?

GRILLO   Sì.

MASTRO MERCURIO   Ivi lo metteremo in molle, e diremoli che sono forme da cortigiani, e prima li daremo una presa de pillole.

GRILLO   Tu l'hai. Andiamo con mastro Andrea, e messer Priapo[49] ci aspetta.

SCENA XVI

Aloigia e 'l Guardiano d'Araceli[50]

1 ⟨ALOIGIA⟩   Padre, io venivo per trovarvi in Araceli, ma voi m'avete tolto la via.[51]

GUARDIANO   Io vengo a San Piero ognidì per mia devozione.

ALOIGIA   Dio vel perdoni, volsi dire vel meriti; ma voi state sempre in orazione e sète più bel che mai e più grasso.

GUARDIANO   E io non faccio però troppo guasto in le discipline, perché s'io non anderò così oggi in paradiso, ci anderò domani.

2 ALOIGIA   Molto ben, che bisogna avere tanta fretta; egli è pur tanto grande che ci capiremo[52] tutti, Dio grazia.

GUARDIANO   Sì, sì, e ci avanzerà luogo, perché l'anime nostre son come le bugie, che se ne può dire i milioni come il Tinca Martelli[53] fiorentino, e non occupano luogo. Ma che miracolo è questo, che ti se' lasciata vedere?

ALOIGIA   Per chiarirme de doe cose grande; e questa è la prima.

GUARDIANO   Or di'.

3 ALOIGIA   Vorei sapere se l'anima de la mia maestra anderà nel purgatorio o no.

GUARDIANO   In purgatorio, per un mese o circa.

ALOIGIA   Egli si è ditto che no.

GUARDIANO   O nol sapre' io?

ALOIGIA   O trista me, che ho creduto a le malelingue! Donque ella v'anderà?

GUARDIANO   Sì, corpo di me. Ma qual è l'altra?

4   ALOIGIA   O smemorata, io ho date le cervella a rimpadulare![54] Spettate, oimè, che m'è scordato... anzi me ne ricordo pure. Il Turco dove si truova?

GUARDIANO   In Ghaligut,[55] cioè in Turchia.

ALOIGIA   E' si dice pur in piazza che li serà fra otto giorni a Roma.

GUARDIANO   Che importa? Quando ben vinissi fra quattro de giorni, e che saria?

ALOIGIA   Assai importaria.

GUARDIANO   Che saria mai, dico?

5   ALOIGIA   Una mala cosa saria e una gran ribalderia, ché 'nsin quello impalare non mi va per la fantasia in niun modo. Impalare, ah? ma verrà egli, padre?

GUARDIANO   Non, balorda.

ALOIGIA   Voi m'avete tutta tutta riconsolata. Impalare le povere donnicciuole! Dio e gli orazion vostre me ne guardino, perché 'l pane mi piace in palato e non essere impalata dal Turco.

6   GUARDIANO   Or vatti con Dio, perch'io non posso stare più teco, ch'ho da cavalcare, perché a dirti el vero ho saputo per via de confessione che quelli di Verucchio volevono ammazzare il loro conte Giovan Maria Giudeo,[56] e vado a fargli pigliare e sarà mozzo la testa a' .XX. de' primi, e d'ogni cosa son cagion io.

ALOIGIA   Voi fate molto bene, e voi frati sapete ogni cosa.

7   GUARDIANO   Questo è certo: che non se fai mai tradimento senza nostra saputa, e anche noi ci sapemo di vitella e de capretto cavare la voglia. Dico i ministri, e per gli altri fraticelli sono fatti i matutini e le messe, le com-

piete e' vespri, e loro mangiono con le gatte[57] quando in
sogno gli molesta la carne.

8   ALOIGIA Io mi credevo che voi fussi tutti santi a piè
logri[58] da zoccoli. Or fativi con Dio, e domani, o quando sarete tornato, vorrò che me diciate le messe de san
Gregorio per l'anima del mio marito, ch'ancora ch'ei fosse
un omaccio, sempre la notte el maneggiavo a mio modo.

GUARDIANO Vien, ché serai servita.

SCENA XVII

Aloigia sola

1   〈ALOIGIA〉 Si vuole avere delle virtù chi vuol salvar-
si, come la mia maestra, e qualche amicizia con frati chi
vuol sapere de le cose. Ma, per tornare a proposto,[59] io
quando ci penso sono la più contenta donna del mondo
per la morte de la mia madonna Maggiorina, perch'ella
sendo in paradiso mi sarà buona mezzana là su, come ella m'è stata sempre qua giù, per sua grazia e mercé. Or
lasciami andare, ch'il Rosso non mi spettassi tutto oggi.

ATTO QUARTO DE LA CORTIGIANA

SCENA I

Mastro Andrea, Messer Maco, Mastro Mercurio e Grillo

1   ⟨MASTRO ANDREA⟩   Noi siamo d'accordo del prezzo, e messer Maco s'arrischierà a pigliare le medicine.

MESSER MACO   Le pillole mi mettono un gran pensiero, *tamen.*

MASTRO MERCURIO   *Pillolarum Romane Curie sunt dulciora.*

MESSER MACO   *Nego istud, nego, nego, magister mi.*

MASTRO ANDREA   *Hyppograssus[1] affirmat hoc, dico vobis.*

MESSER MACO   *Nego prepositio hanc.*

MASTRO MERCURIO   *Domine, usquequo vos non inteligitis glosam de verborum obligatione* che *sic inquit: totiens quotiens vult diventare cortigianos novissima dies pillole et aque syropus accipere bisognat*?

2   MESSER MACO   Voi mi fate una rima falsa, ché *bisognat* non è toscano, ed ecco qui in la manica el Petrarca che lo conferma.[2]

MASTRO ANDREA   Or così, favellami a l'usanza e non per *in busse* e *'n basse.*[3]

MESSER MACO   *Trans fabrilia fabri.*[4]

MASTRO MERCURIO   Messere, cognoscete voi le nespole?

MESSER MACO   Signor sì.

125

MASTRO MERCURIO   Le nespole si chiamano pillole a Roma, e voi ne pigliarete quanto vi basta l'animo mangiarne.

MASTRO ANDREA   Avete inteso mastro Mercurio da bene?

MESSER MACO   Sì ho, ed è molto dotto, e io mangerò mille nespole per amore suo.

3   MASTRO ANDREA   Oh, che animo! Voi saresti stato il malatestissimo soldato al tempo di Bartolomeo Coglione.[5]

GRILLO   Padrone, serà meglio ch'io me avvii dove le forme vi aspettano.

MESSER MACO   Va' e tolli le più belle forme e le più agiate che vi siano.

GRILLO   Così farò. Altro?

MESSER MACO   Fa' che 'l capo c'entri tutto e guarda che niuno si volessi usare inanzi a me.

4   MASTRO ANDREA   Spàcciate, Grillo, e fa' che i[6] si' la stadera, ché bisogna pesarlo, ché s'ha a pagare un baiocco per libra come è rifatto; ma, messere mio, voglio che voi giurate, inanzi che diventate uno altro, di farmi carezze, perché gli entervien el più de le volte che coloro, tolti d'acconciare un asino, poi che salgono in cielo a l'accursiesca e serapichesca,[7] non si degnon poi né con amici né con parenti.

5   MESSER MACO   Al corpo di giuda, ch'io vi toccherò sotto 'l mento.[8]

MASTRO ANDREA   Giuro da puttini.

MESSER MACO   A le vangele.

MASTRO ANDREA   Sacramento da contadini.

MESSER MACO   A la fé de Dio.

MASTRO ANDREA   Così dicono li facchini.

MESSER MACO   A la croce benedetta.

MASTRO ANDREA   Parole da donna.

MESSER MACO   Potta... sangue... al corpo di...

MASTRO ANDREA   Al corpo di che?

126

MESSER MACO   Ch'io biastemo?

MASTRO ANDREA   Che no?

MESSER MACO   Di Cristo, di Cristo! Oh, pur l'ho detto.

6   MASTRO ANDREA   Ah, messer Maco, io motteggio e voi biastemate come un traditore, e son vostro servitor alma serena.

MASTRO MERCURIO   Orsù, non perdiamo tempo, ché le forme si fredderanno e a Roma le legne vagliono un tesoro.

MESSER MACO   Spettate, ch'io manderò per una soma⁹ a Siena.

MASTRO ANDREA   Ah, ah, ah! Ecco là Grillo, su la porta della bottega che fa i cortigiani *plusquam* perfetti.¹⁰ Che si fa Grillo?

7   GRILLO   Le forme, la stadera, le nespole, i maestri e ogni cosa è in ordine, e vederete cose più fantastiche che l'umor malenconico.

MESSER MACO   Mastro, la luna dove si trova ora?

MASTRO MERCURIO   Eh? oh, discosto de qui un gran pezzo.

MESSER MACO   Io dico se l'è in quintadecima¹¹ o no.

MASTRO MERCURIO   Messer no.

MESSER MACO   Basta, io aveva paura de sì, perché vien poi *in fluxo ventris*, ma *sola fides sufficit*. Andiamo, *in nomine Domini*.

SCENA II

Aloigia e Rosso

1   ⟨ALOIGIA⟩   Il ben trovato, Rosso. Io ho parlato al mio confessore per saper quando vien la Madonna di mezzo augusto, perché ho in voto di digiunare la vigilia; poi feci la via de la Piemontese¹² e hammi date queste maniche; dipoi mi sono risciacquati i denti con un mezzo di còrso,¹³ ed eccomi qui.

ROSSO   Aloigia, a dirtelo in una, Valerio mi vuole male

127

e io a lui, e quando per tua industria el ponessimo in disgrazia al padrone che so io, non perderesti niente perché toccarebbe a me essere el ministro.

2   ALOIGIA Dammi la tua parte de la catena,[14] e farollo rompere il collo in un fil di paglia.

  ROSSO Sia la tua, ma dimmi il modo.

  ALOIGIA Adesso il penso.

  ROSSO Pensalo ben, ch'importa.

  ALOIGIA Io l'ho, sta saldo.

  ROSSO Iddio il volessi.

  ALOIGIA Eccotelo.

  ROSSO Come?

3   ALOIGIA Dirò che Valerio ha sentitoci ragionare di Laura, e che n'ha avvertito il fratello di lei, e che detto suo fratello, che si domanda Rienzo di Jacovello,[15] ha giurato di farci capitare tutti male. Ma ecco el signore; taci.

SCENA III

Parabolano, Rosso e Aloigia

1   ⟨PARABOLANO⟩ Che fa l'anima mia?

  ALOIGIA More per vostra Signoria, ma...

  PARABOLANO Dio m'aiuti, che vuole dire questo ma?

  ROSSO Egli è stato un atto da tristo.

  PARABOLANO Chi ha fatto questo atto?

  ALOIGIA Non se voria mai fare a piacere a persona.

  ROSSO El vostro Valerio.

  PARABOLANO Qual Valerio? che ha fatto Valerio?

2   ALOIGIA È ito a dire al fratello di Laura che Rosso e io gli roffianamo la sorella; ma fate che non siano mie parole.

  PARABOLANO Può essere?

  ROSSO Io scoppio e non posso stare queto: il più mal uomo di Roma! ha morto una docina[16] de bargelli e porta l'arme al dispetto del governatore, e Dio voglia che voi ne andiate netto.

PARABOLANO   O traditore! Adesso gli caccio nel petto questo pugnale, linguaccia frascida![17]

3   ALOIGIA   Signor, no ci mentoati[18] in questa cosa, per l'amor de Dio, ché ci rovinaresti.

PARABOLANO   Furfante! Egli mi sta molto bene, ché l'ho tratto del fango, al dispetto suo, e hollo fatto uomo de mille ducati d'entrata.

ROSSO   Egli è quel ch'io dico; io m'accorsi ch'egli cercava d'assassinarvi, e sommi stato cheto, perché vostra Signoria non dicessi ch'io fossi riportatore di frasche.

PARABOLANO   Venite un poco in casa, ch'io crepo di doglia.

SCENA IV

Rosso solo

1   〈ROSSO〉   Chi la fa l'aspetti, dice l'adverbio;[19] e chi asino è e cervio essere si crede, perde l'amico e dinari non ha mai. So ch'io t'ho reso pan per focaccia, e anderai a fare el duca a Tigoli[20] se tu scoppiasi, asino revestito!

2   Io son bugiardo infingardo soiardo frappatore[21] adulatore e traditore, furo e spergiuro e tabacchino, che più importa che essere messer Angelo de Cesis[22] e ognidì col favore de Aloigia menarò robbe nove denanzi e de dreto a la porta al padrone, e reggerò favorito, a la barbaccia tua, Valerio.

SCENA V

Aloigia e Rosso

1   〈ALOIGIA〉   L'ho espedito in doe parole, gli ho promisso che a cinque ore venga, che in casa mia si troverà con Laura, ma in loco scuro e solo, perché l'è tanto vergognosa che non seria possibile a condurvela altrimenti; e

questa comodità ci dà la partita²³ del suo marito, che va
per otto dì a Velletri. Ma prima che abbia conchiuso questo, ser Valerio ha avuta licenzia e con male parole; va
via, ch'io non 〈ho〉 tempo da perdere.

2   ROSSO   Oh, che strega! e pensa quel che debbe fare la
sua maestra quando la discipula trova sì gran cose improviso. Ma che dite, signore?

SCENA VI

Parabolano e Rosso

1   〈PARABOLANO〉   Sì che Valerio m'ha usati cotal termini!

ROSSO   Si non ch'io non mi diletto di riportare, vi direi de l'altri.

PARABOLANO   In galea lo mando.

ROSSO   Farete el debito vostro, perché non avete il
maggiore inimico. Di non so che veleno che li comprò...
basta, che...

PARABOLANO   Certo?

ROSSO   Io non parlo senza quali,²⁴ e anco tra ragazzi,
e le puttane e 'l gioco non li puzzano.

PARABOLANO   Domattina lo dò in mano de la corte.²⁵

2   ROSSO   Di vostra matre, sorelle e casato parla come gli
piace, e se non fussi perché le questioni non mi piacciono, dua dì sono gli insegnavo a parlare de le cose vostre.

PARABOLANO   Va' fidati poi d'un servitore, va', oh,
oh, oh, oh! Rosso, piglia le chiavi d'ogni cosa e portale
virtuosamente.

3   ROSSO   Io non son sufficiente, niente di manco fidel sarò io; de l'altre cose non ho invidia a farle a niuno, e non
fo per avantarmi. Or lasciamo andare le cose coleriche e
punitelo, se ha errato. Aloigia questa notte farà el debito, e io starò a denti secchi; ma che glie direte voi in prima giunta?

130

PARABOLANO E tu che li diresti?

4 ROSSO Parlarei con le mani. Ma gli è un peccato che la
non v'abbi a vedere in viso, perché non è donna in Roma
che quando passate non si consumi di vedervi, e non faccio per adularvi, ma dico la verità; e s'io fussi donna, vorrei ch'adesso adesso, mo mo mi facessi quella cosa. Ma
se volete irvene a spasso sino a sera, la muletta è in ordine.

PARABOLANO Voglio ire a piede, e facciamo la via de
qua, ché non ho altro piacere che di parlare teco.

5 ROSSO Voi parlate con uno che v'è schiavo, signore,
e fidel più che la morte; ma quando io penso a la vostra
signora Laura, io stupisco de le sue bellezze: ella è graziosa, da ben, savia, virtuosa. O Cristo, l'è da voi certamente.

SCENA VII

Valerio e Flaminio

1 ⟨VALERIO⟩ L'amor del mio padrone è tutto tornato
in mio danno. Egli m'ha dato licenzia non altrimenti che
s'io gli avessi ucciso suo padre; è possibile che i signori
diano così facile credenza a le pessime persone? Per dio,
che son inciampato in quello che sempre ho avuto paura.
Egli è vero ch'i' ho da vivere da commodo gintilomo e
non mi saria discaro senz'altra servitù de riposarmi; pur
el mi duole partirme con disgrazia del padrone, perché se
crederà che sia causato per i mei tristi portamenti. Sì che,
Flaminio, ci son guai per tutti.

2 FLAMINIO Il mal mi preme e mi spaventa il peggio, disse el Petrarca,[26] io speravo qualche bene per el mezzo
tuo, e ora mi cadi ne le mani in peggiore sorte di me. Egli
si sol dire che in compagnia el mal si fa minore, ma ti giuro, Valerio, che per tuo amore a me è cresciuto.

3 VALERIO Io voglio stare a vedere se questa fosse frenesia d'amore, ché son certo che l'è inamorato, e dubito
che questo non sia tutto invento[27] di quel ribaldo del

131

Rosso, che da poco in qua è sempre in secreto seco. Ma così gira el mondo.

FLAMINIO , Non correre a furia e usa là quel senno ch'hai sempre dimostro,[28] perché adesso ne va l'avanzo de tutto l'onore e l'utile del servigio tuo di cotanti anni.

VALERIO Vatte con Dio, ché tosto ti saperò dire dove nasce la cosa.

SCENA VIII

Togna moglie di Ercolano fornaro, e Aloigia

1 ⟨ALOIGIA⟩ Tic toc, toc tic.

TOGNA Chi è?

ALOIGIA È Aloigia, figlia.

TOGNA Io scendo, aspettate.

ALOIGIA Ben trovata, figlia cara.

TOGNA Che volete voi, nonna?

ALOIGIA Stanotte a quattro ore verrai a casa mia, ch'io voglio pigliare un poco di sicurtà di te con tuo utile.

2 TOGNA Ahimè, cattivella, ché 'l mio marito è intrato in così fatta gelosia ch'io non so dove mi sia. Pure...

ALOIGIA Che pure o che ⟨oh⟩mei![29] Fa' a mio senno e lascia ire le fanciullerie.

TOGNA In capo de la fin non posso mancarvi, e ci verrò se io dovessi morire, ché merita ogni male el briacone.

3 ALOIGIA Te ringrazio, ma vien vestita da uomo, perché se fanno de matti scherzi la notte per Roma, e potresti dare in un trentuno,[30] verbigrazia. Oh, pensa ch'io ti metto in favore a mezza gamba![31]

TOGNA Gran mercé! Basta, ch'io verrò, e, Ercolano mio, anima sua manica sua.[32]

SCENA IX

Ercolano fornaro, Togna sua moglie e Aloigia

1 ⟨ERCOLANO⟩   Che chiacchiere son le vostre?

ALOIGIA   De l'anima.

ERCOLANO   Che coscienzia!

TOGNA   Tu 'l dovresti avere di grazia.[33]

ERCOLANO   Taci, troia.

TOGNA   Non se può favellare con le bone donne?

ERCOLANO   S'io piglio una pala...

2 ALOIGIA   Bon omo, l'Antonia mi domandava quando era la stazzon a San Lorenzo *extra muros*.[34]

ERCOLANO   Coteste pratiche non m'hanno a dare, sì che andative con Dio e fati ch'io non vi truovi più qui. E tu và su in casa, ch'al corpo ch'io non dico...

TOGNA   In tua malora.

SCENA X

Erculano solo

1 ⟨ERCULANO⟩   Chi ha capre ha corna. Questa manigolda de la mia donna non è di peso.[35] Io mi sono accorto che la va la notte alle sue consolazione, e non mi acceca tanto il vino ch'io non vegga ch'io son da Corneto,[36] e questa Aloisia m'ha cavato di dubbio. Io voglio fare el briaco al naturale, come torno a casa, e chiariromi s'io son pur da Cervia.[37]

SCENA XI

Ercolano e Togna

1 ⟨ERCOLANO⟩   Vien giù, sfaccendata. A chi dico io, Togna?

TOGNA   Che te piace?

ERCOLANO Non m'aspettare a cena.

TOGNA Non fu mai più.

ERCOLANO Tu odi mo.

TOGNA Meglio faresti a stare a casa ch'andar dietro a le zambracche e a le taverne.

ERCOLANO Non mi rompere el capo; fa' che 'l letto si facci adesso, ché possa riposarmi com'io vengo.

2 TOGNA Sempre mi tocca a mangiare con la gatta.[38] Il diavol non volse che tu t'imbattessi a una che t'avessi fatto quel che tu meriti, ma io so' troppo bona.

ERCOLANO Non mi stare a civittare su per le fenestre.

TOGNA I lupi mi mangeranno.

ERCOLANO Basta, tu hai inteso, io vado.

TOGNA Col malanno. Ma a fare, a fare, vaglia![39] chi due bocche bacia, una convien che li puta: tu col vino e io con l'amore, e le portarai se crepassi, geloso imbriaco.

SCENA XII

Parabolano e Rosso

1 ⟨PARABOLANO⟩ Chi sa che la luna e che 'l sole non siano inamorati di lei?

ROSSO Poria molto ben essere, perché la luna e il sole hanno la lussuria in sommo.

PARABOLANO Io temo che la casa che l'alberga ⟨e i⟩ vestimenti che l'ornano e il letto che la alloggia e l'acqua che la lava e i fiori ch'ella odora non possedono l'amor suo.

ROSSO Voi sète molto pauroso. O domin, fallo che Cupido pigli per capegli l'aria e la terra.

PARABOLANO Dio voglia ch'io menta. Or torniamo in casa nostra.

SCENA XIII

Grillo solo

1 ⟨GRILLO⟩ Ah, ah, ah! risa, di grazia, lasciatemi favellare, ah, ah, ah! io ve ne prego. Messer Maco, ah, ah!
messer Maco è stato in le forme e ha vomitato l'anima,
e l'han raso, vestito di novo, profumato, e fatte mille ciance; e ce dice cose, cose che faria rallegrare la maninconia,
e vuol tutta Roma per sé e le signore e le signorie; e quella
bestiaccia di mastro Andrea li fa credere cose che fariano
bugiardo il vangelio, e messere parla per «mi» e per «si»
come un bergamasco, e usa vocaboli che non l'intende-
2 rebbe l'interpetre.⁴⁰ Ma s'io vi volessi contare di punto
quel che dice, bisognaria avere la memoria d'un ricordo.
Basta, che mi manda per marzapani e vuol di quelli di Siena, ma io voglio andare a fare cosa che più m'importa,
e aspettarà el corbo.⁴¹ Mi era scordato: mastro Andrea
ha un specchio concavo, che mostra li omini al contrario,
e come escono de la stufa vogliono che si specchi dentro,
che lo farà disperare. Ma stati voi a vedere, ch'io per me
l'ho dietro.⁴²

SCENA XIV

Rosso solo

1 ⟨ROSSO⟩ Maledetto sia... presso ch'io non l'ho detto. O può fare Cristo ch'a pena possa bere un tratto,⁴³
ché mi bisogna trottare per Aloigia; e son fatto solicitato-
re in la causa di quello ammorbato di Cupido. Basta che
mi prometta il magistrato di casa,⁴⁴ ché vorrei inanzi es-
2 sere *nihil* che magistro di casa. Forse che son ben voluti?
Ne cognosco uno che presta denari a usura al suo padrone, e son di quei medesimi ch'al padrone ha robbati; e
sappiate che la robba che loro danno a le puttane, sono
i bocconi che furono a le nostre fami, e si non fosse per

amore del maggiordomo di Clemente che fa fallire la regola, al cul de Dio ch'io cantarei di soprano.[45] Ma dove sarà ita questa fantasma d'Aloigia?

SCENA XV

Romanello Giudeo[46] e Rosso

1 ⟨ROMANELLO⟩ Ferri vecchi, ferri vecchi.

ROSSO Sarà meglio ch'io ne facci una a questo giudeo, come al pescatore.

ROMANELLO Ferri vecchi, ferri vecchi.

ROSSO Vien qua, giudeo; che voi tu di questo saio?

ROMANELLO Pròvatelo, e se ti starà bene, sarem d'accordo.

ROSSO Metti su, ch'io voglio una volta uscire di cenci.

2 ROMANELLO Depinto, e' pare fatto a tuo dosso.

ROSSO Al prezzo?

ROMANELLO Dieci ducati.

ROSSO Cava giù.

ROMANELLO Che voi darmi tu?

ROSSO Otto scudi, e toglierò questa cappa per un mio frate de Araceli.

3 ROMANELLO Io son contento se tu comperi la cappa per tuo fratello, e perché tu vega se l'ha del panno assai, me la voglio provare.

ROSSO Non mi dispiace vedere come la torna bene in dosso.

ROMANELLO Aiutami, da' qua el cordone e lo scapulare; che te ne pare?

ROSSO La mi piace, l'è di panno fine e quasi nuova.

ROMANELLO Novissima, e fu del cardinale Araceli *in minoribus*.[47]

ROSSO Volta in dietro per vedere come la fa de le crespe a iosa.

ROMANELLO Eccomi.

ROSSO (*che fugge col saio e il giudeo dietrogli da frate*). Al ladro, al ladro, tenetelo, pigliàtelo, al ladro, al ladro!

SCENA XVI

Sbirri, Rosso, Romanello

1 ⟨SBIRRO⟩ State saldo, a la corte.⁴⁸ Che cosa è?

ROSSO Questo frate è uscito d'una taverna e corremi dietro come un pazzo, e io per non fare questione con sacerdoti più tosto ho voluto fuggire.

ROMANELLO Signor capitaneo, costui m'ha giuntato; io son Romanello giudeo, che...

2 SBIRRO Ah, sacrilego, ribaldo! tu vai con le cappe sagrate per deleggiare cristiani; mettetelo nella segreta, compagni.

ROMANELLO Questa è la ragion che se fa?

ROSSO Capitano, se vostra Signoria non fa dimostrazione, io sto con tale che ve ne pentirete, ché non s'ha però a fare tal villanie a chi va per i fatti soi.

SBIRRO Non dubitare, che pagherà lo scotto, e li faremo uscire el vin del capo con quattro tratti de corda.⁴⁹

SCENA XVII

Rosso solo

1 ⟨ROSSO⟩ L'Armellino⁵⁰ che dà questo ufficio, ha il torto a non darli la referma⁵¹ per dieci anni a costui, perché conosce i mariuoli benissimo. Oh, oh, che cose ladre se fanno in questa Roma porca! Dio è pur paciente a non
2 gli mandare un dì qual⟨che⟩ gran flagello. Me che merito le forche per antipasto, costui ha lassato andare, il povero Romanello ha perduto el saio ed è in prigione e pagherà altro che ciance; ma bisogna avere buona sorte al mondo. Ora a ritrovare la vecchia, allegramente.

Mastro Mercurio, Mastro Andrea, Messer Maco

1   ⟨MASTRO ANDREA⟩   Gli è cento anni o meno che mai non fo visto el più bello di vostra Signoria.

MASTRO MERCURIO   Per dio, che avete un grande obligo con la natura de maestrice[52] de le forme.

2   MESSER MACO   Ah, ah! mostratemi lo specchio, ch'io mi sento diventato un altro. Oh, che pena ho io patito, ma io son cortigiano e guarito. Date qua lo specchio. Oimè, o Dio! io son guasto, io son disconcio, io son morto! Oh, che bocca! oh, che naso! misericordia *vita dulcedo... et Verbum caro factum est*.[53]

MASTRO MERCURIO   Che accidente è questo? duolvi il corpo?

MESSER MACO   Io disfatto, io non sono io, *regnum tuum... panem nostrum...* traditori! Voi m'avete scambiato nelle forme; io vi accusarò per ladri, ladri, *visibilium et invisibilium*.[54]

3   MASTRO ANDREA   Gli orazioni non vi possono se non giovare, ma bisogna gittarsi per terra? state su e specchiativi bene.

MESSER MACO   Malandrini, rendetemi el mio viso e toglietevi el vostro, ché s'io guarisco, fo voto de dire un mese li salmi pestilenziali.[55]

MASTRO ANDREA   Molto bene, ma guardatevi nel specchio un'altra volta.

MESSER MACO   Non farò.

MASTRO ANDREA   Sì, farete.

4   MESSER MACO   *Laudate pueri dominum*![56] io sono rifatto racconcio, e 'l più bel che mai. O stelluzzia d'amore, o angel d'orto / viso di legno e faccia d'oriente.[57]

MASTRO MERCURIO   V'allegrate con le musiche? Oh, che voce!

5   MESSER MACO   Io voglio tutte le signore, adesso ora, e voglio farmi papa e inchiavellare[58] la Camilla ora ora; spacciatemi, ch'io ho fretta.

MASTRO ANDREA   Mastro Mercurio, andatevi a spasso e domani andate al cassieri de Chisi,[59] ché vi saranno contati i denari per commissione de messer Maco.

MASTRO MERCURIO   Così farò, e a vostra Signoria baso le mani.

SCENA XIX

Mastro Andrea e Messer Maco

1   MESSER MACO   Io dico che voglio richiavare la signora, in casa, dico.

MASTRO ANDREA   O non volete tòrre panni più destri?[60]

MESSER MACO   Che destri o cacatori?[61] Io dico: la signora.

2   MASTRO ANDREA   Non tanta furia; andiamo in casa e pigliaremo la spada e la cappa, e poi andaremo a la signora, ché di notte in Roma non se usano queste toniche...

MESSER MACO   Andiamo, ché m'è intrato il diavolo a dosso.

SCENA XX

Aloigia e Rosso

1   〈ROSSO〉   Toc tic toc. Aloigia?

ALOIGIA   Adesso io t'avevo fra' denti, ma per dirti la cosa...

ROSSO   Che, non c'è ordine?

ALOIGIA   La Togna d'Erculano...

ROSSO   Che, non vuol venire?

ALOIGIA   Parlandoli un'ora fa, el suo marito ce trovò.

2   ROSSO   S'è donche accorto che...

ALOIGIA   Non dubitare; di' pure al signor che si metta in punto, ché a le cinque ore ha da rompere doe lan-

139

ze,[62] sì che va' a fargli intendere la trama, e a sua eccellenzia me reccomanda; a dio!

ROSSO   Va' in ora buona e io anderò di qua per non rincontrare il padrone. Ma eccolo a mio dispetto.

SCENA XXI

Parabolano e Rosso

1   ⟨PARABOLANO⟩   Ben, che dice?

ROSSO   Per non vi tenere su la corda, a cinque ore ven l'amica, sì che piglia⟨te⟩ cose confortative.

PARABOLANO   L'è pur da ben, la Aloigia.

ROSSO   La più amorevole donna che sia al mondo.

2   PARABOLANO   Ma io sarò consumato a le cinque. Ma pàrte che le suonano? odi, Rosso, una... dua...

ROSSO   A punto, sono le campanelle.[63]

PARABOLANO   Vero, ma che faremo in questo mezzo?

ROSSO   Un poco di colazione.

PARABOLANO   Che voglia!

ROSSO   Ben sapete ch'io non voglio essere frate del Piombo.[64]

PARABOLANO   Deh, ragionamo di Laura.

3   ROSSO   Deh, mangiamo un poco e beviamo doi tratti, a cavallo a cavallo.

PARABOLANO   Io mi pasco de rimembrare la mia donna, né con altro cibo bramo assolvere il digiuno mio, ma son per contentarti, andiamo.

ROSSO   *Gratis vobis*; se voi avessi fame, le rimembranze ve si scordarebbono.

ULTIMO ATTO DE LA CORTIGIANA

SCENA I

Valerio solo

1 ⟨VALERIO⟩ Or mi sono io chiarito d'un gran forse:[1] se 'l padrone è meco in collera, l'ho visto nella fronte a tutta la sua famiglia. Oh, oh, oh, oh, è possibile che in corte non si veggia volto se non finto? Io adesso adesso era tenuto quasi padrone, e ognuno mi laudava per savio, da bene, liberale, e adorato da tutti, e ora non mi conosce nissuno, e ogni omo dice la sua di me, e quelli ho sempre favoriti e del mio aiutati, sono i primi a offendermi. E 'nsomma le mura di queste stanze mi hanno volte 2 le spalle. O felice fortuna, tu hai pure de li amici, e tu, trista sorte, de inimici! Ma che farò io? chi mi consiglierà? Nissuno, so ben, ché s'io volessi affogarmi, che trovaria chi mi ligarebbe un sasso al collo? Orsù, che Dio è di sopra, e la ragion e la innocenzia può assai, e delibero conferire questo caso con monsignor di Ravenna,[2] che pochi pari soi sono in corte, e son certissimo che mi darà aiuto e consiglio fedelmente.

SCENA II

Erculano imbriaco, e Togna

1 ⟨TOGNA⟩ Io sto qui in su l'uscio per vedere se 'l mio marito bufalo ritornassi, e che gli rompa la coscia; gli

è già notte e non comparisce. Ma debbe essere questo.

ERCULANO   Mo... mo... mostrami la po... po... porta
da ca... ca... casa. Oh, le fi... finestre ballano, ah, ah,
ah! To... Togna tien... tiemmi, ché io non ca... caschi nel
Te... Te... Tevere, ah, ah, ah!

2   TOGNA   Dio il volessi, ché inacquaresti el vino ch'hai
tracannato, gaglioffone.

ERCULANO   Io non so... so... sono imbriaco, no, io
dor... dormo; il Cu... Cu... Culiseo è... sul mio letto; me-
nemi su pre... presto; ché dormirò da nol destare le bombarde dal dì ⟨del⟩ iudicio.³

TOGNA   Va' su, porco, che tu sia tagliato a pezzi.

SCENA III

Messer Maco e Mastro Andrea

1   ⟨MESSER MACO⟩   Sono io esso, maestro?

MASTRO ANDREA   Così non fussi.

MESSER MACO   Chiacchiere, io dico; inchiavestellare la
signora, dico.

MASTRO ANDREA   Adagio.

MESSER MACO   Voi mi farete con la spada. Potta, che
sì ch'io chiàvola.

MASTRO ANDREA   Temprate la collera; ecco la porta: tic
toc, tic toc.

MESSER MACO   Bussate forte. Apri, ch'al corpo de...

SCENA IV

Biasina fantesca, Mastro Andrea e Messer Maco

1   ⟨BIASINA⟩   Chi è?

MESSER MACO   Sono io, sono, che voglio entrare su e
dormir con la signora.

BIASINA   L'è accompagnata.

MESSER MACO   Cacciatelo fora, altramente, porca vacca!...

BIASINA   Voi dovete essere qualche villano, ché coteste parole non son da gintilomo.

MASTRO ANDREA   Apri, Biasina, che messere non se corruccia.

BIASINA   De le tue, becconaccio. Io tiro la corda, entrate.

MESSER MACO   Ve' ch'apristi ancora, Marfisaccia[4] di merda.

SCENA V

Erculano con i panni de la moglie in dosso

1   ⟨ERCULANO⟩   La puttana, la puttana, a' fratelli la vo' rendere. Ve' che ci l'ho colta, la ribalda. Povero a me, forse ch'io li lascio mancare niente de la mia povertà? S'io dovessi agirare tutta la notte, so' per trovarla e segarli le vene della gola. Oh, oh, oh, m'ha lasciati i soi panni a pie'
2   del letto, e non ho potuto accorgermene a ora. Che la non sia uscita de casa con i miei vestimenti in dosso? ma tu fuggirai come omo, e io te seguiterò come donna, e voglio ire de qua, anzi de qui. Sarà meglio a fare la via per Borgo Vecchio anco da Santo Spirito. Credo che da Camposanto mi darà[5] in le mani, ma sarà di qua giù, perch'ella è uscita per la porta dietro.

SCENA VI

Parabolano e Rosso

1   ⟨PARABOLANO⟩   È pur cosa strania l'aspettare.
ROSSO   Massime quando ci sollicita la fame.
PARABOLANO   Sta queto. Una... dua...

143

2   ROSSO   Io credo ch'ogni campana che suona, vi paia oriolo,[6] e sona a morto per madonna Onesta,[7] e voi noverate l'ore. Ma odite: una... dua... tre... e quattro... e un quarto. Ma tu te sfamarai pur, e questo ser Cupido ribaldo...

    PARABOLANO   C'è anche un anno.

3   ROSSO   Siano doi, ch'io per me non son per stare più a questo sereno, perché tira un vento che me ammazza, e l'ammalarmi non mi va a proposito niente. Donne poltrone, che non ve contentariano i denari che si cavano la voglia d'ogni cosa.

    PARABOLANO   A⟨n⟩diamo dentro, ch'io ti voglio sano, il mio Rosso.

SCENA VII

Valerio solo

1   ⟨VALERIO⟩   Veramente messer Gabriel Cesano[8] e messer Ioanni Tomaso Manfredi[9] ha rason di lodare questo vescovo di Cremona,[10] perché molto più che non si conta per ognuno, è la sua cortesia. Io li ho comunicato le mie nove, e la minore profferta è stata i denari. Egli è peccato ch'egli sia prete e stia in questa corte infernale, dove che de le migliara che se ne vede, el ce ne sono poi un paro buoni: el reverendissimo Datario e Ravenna,[11] gli altri: 2 guarda e passa.[12] O corte, quanto se' tu più crudele che l'inferno! E che sia el vero, l'inferno punisce li vizi, e tu li adori e reverisci. Ma questo non mi giova; io voglio trovare el mio padrone, e lo troverò solo per Roma, perché io so le pratiche sue e li parlerò inanti ch'io dorma, e saperò dove nasce il mal mio.

Mastro Andrea e Zoppino

1 〈MASTRO ANDREA〉 Zoppino, questa comedia m'è venuta a noia, perché costui è la sciocchezza in carne e in ossa, e non ne piglio più piacere; però assaltiamolo e scambiamo prima le cappe.

ZOPPINO Da' qua la tua, e togli la mia.

MASTRO ANDREA E, cacciatolo di casa, dormiremo con la Camilla. Tic toc, aprite qua giù. Ah, traditore, tu sei morto! vigliacco, poltro,[13] sta' pur saldo!

SCENA IX

Messer Maco che si getta da una fenestra in camisa

1 〈MESSER MACO〉 Misericordia, io son ferito dietro, io ho un buco dietro. A la strada, corrite, ch'io son morto. Dove fugg'io? Dov'è la casa? oimè, oimè!

SCENA X

Parabolano e Rosso

1 〈PARABOLANO〉 Che romore è stato quello?

ROSSO Gente che va cianciando.

PARABOLANO Son anche le cinque?

ROSSO Ch'avete voi che sète così pallido?

PARABOLANO El foco di dentro causa questa pallidezza di fuora.

ROSSO (Tu lo spegnerai pur questo foco, traditore!)

2 PARABOLANO Io temo che a la sua presenza non potrò dire parola.

ROSSO Anzi doverete cicalare come un mercato.

PARABOLANO Amor a una gintil cosa toglie l'ardire.

ROSSO Amor caca, e gli è ben poltron un uomo ch'ha

paura a parlare a una femmina. Ecco Aloigia, che trotta come una ladra.

PARABOLANO   Oimè.

ROSSO   Che diavol sarà?

PARABOLANO   Dubito che la...

SCENA XI

Aloigia, Parabolano e Rosso

1   ⟨ALOIGIA⟩   Signore, Laura per mia grazia è in casa di Aloigia, e v'aspetta tutta paurosa. Vostra Signoria osservi la fede e non si curi così per la prima volta vederla contra sua voglia, perché l'è tanta vergognosa che si morirà, e fati l'opera presto, perché suo marito è andato a un suo casale stasera, e qualche volta torna, e seria ruinata.

2   PARABOLANO   Prima trarrei gli occhi a questa fronte ch'io gli dispiacessi.

ALOIGIA   Spasseggiatevi[14] un poco e poi entrate in casa mia.

SCENA XII

Parabolano e Rosso

1   ⟨PARABOLANO⟩   O notte beatissima a me più cara che a le ben nate anime l'aspetto del mirabil Dio! O mia benigna stella,[15] qual mio merito t'inchina a farmi dono di cotanto tesoro! O fidel servo mio, quanto ti son io obligato!

ROSSO   (Or così, lodami un poco!)

2   PARABOLANO   O angeliche bellezze de la fronte, del petto e de le mani, io ho de voi sì tosto a essere unico possessore. Bocca soave, dove Amore stilla le dolcissime ambrosie, non ti degnerai tu ch'io, che son tutto foco, immolli le mie indegne labia[16] nelle dolcezze tue? O serene

146

luce de la mia dea, non alluminarete voi la camera, sì che vedere possa colei da cui la mia vita e morte depende?

ROSSO   Questo è stato un gran proemio.

3   PARABOLANO   Non faccio mio debito a lodare la mia donna ed el ciel di cotanto dono?

ROSSO   Non, a mio giudizio, perché odio più le femmine che l'acqua el vino.

SCENA XIII

Aloigia, Parabolano e Rosso

1   〈ALOIGIA〉   Signore, piano, venite queto, datemi la mano.

PARABOLANO   O Dio, quante, quante grazie vi rendo, Aloigia e Rosso.

ROSSO   (*solo*) Va pur là che tu mangerai di quella vacca che fai mangiare a noi poveri servitori tutto l'anno, e bel seria che qualche assassino fussi là dentro e tagliassiti in mille pezzi, ladron, acciò che tu avessi quel de' cani.[17]

SCENA XIV

Aloigia e Rosso

1   〈ALOIGIA〉   Egli è seco in camera, e fremita come un stallon ch'ha visto le cavalle, e sospira e piagne, fa inchini con tanta signoria che non ha tante la Spagna al Seggio Capuano,[18] e gli promette di farla duchessa di Campo Salino[19] o de la Magliana.

ROSSO   S'io me delettassi, aria trattato da signore il padrone con farli la credenza,[20] ma ragionamo in sul saldo: quante limosine fai tu l'anno di questa sorte, che i traditori meritano anche peggio?

2   ALOIGIA   Le migliaia ne faccio, e aria faccenda a trovare le romanesche a ogni scempio;[21] e forse ch'ogni vil-

lano ch'ha un poco di ciambellotto[22] intorno, non fa el monsignore, e subito vuol ch'io gli conduca le gintildonne? e io con le fornare gli sfamo, e son trapagata come fussino reine, goffi ribaldi. Ma che pensi tu?

ROSSO Penso che domani esco di tinello, se già la cosa non si scopre; e se la si scopre, chi sarà? Io ho fatto animo, ché son certo che merito le forche per l'assassinamento ch'io faccio al padrone, e non ci penso.

ALOIGIA Che omo terribile.

3 ROSSO Non mai conobbi altra paura, a' mei dì, che del tinello.[23]

ALOIGIA Adonque il tinello impaurisce un sì gran braccio?[24]

ROSSO Se tu vedessi una volta apparecchiata una tavola in tinello, e avessi a mangiare le vivande che vi son suso, tu moriresti di paura.

ALOIGIA Non mai più li attesi.

4 ROSSO Come tu entri in tinello, e' si' di chi vuole, ti si apresenta agli occhi una sì oscura tomba, che le sepolture son più alegre, e di state bollano per el gran caldo e di verno ti fanno aghiacciare le parole in bocca, e con continuo fetore e sì fiero, che torrebbe l'odore al zibetto, e non vien da altro la peste; ché, come se serrassino i tinelli, Roma sarebbe subito sanata dal morbo.

ALOIGIA Misericordia.

5 ROSSO La tovaglia è de' più colori che un grembiule da dipintori, e lavata nel sevo[25] de le candele di porco, che avanzano la sera, ancora che 'l più de le volte si mangia al buio e con pane di smalto;[26] senza potersi mai nettare né bocca né mani, si mangia de la madre di san Luca[27] a tutto pasto.

ALOIGIA Donque si mangia de la carne de' santi?

ROSSO E de' crocifissi. Ma io dico de la madre di san Luca perché se depinge bue e la madre è una vacca.

ALOIGIA Ah, ah, ah!

6 ROSSO E quella vacca è più vecchia che l'imprinci-

pio,[28] cotta sì manigoldamente che faria fuggire la fame a l'astinenzia.

ALOIGIA Se doverian vergognare.

ROSSO Mattina e sera, sempre de la medesima vacca, e fa un brodo che la liscia[29] sarebbe un zuccaro.

ALOIGIA Eh, eh!

7 ROSSO Non vomitare, ché c'è peggio. Cavoli navoni e cucuzze[30] sempre in minestra, dico quando si getton via, altrimenti non ci pensare; è vero che ci ristorono[31] e' frutti doi tagliature di provatura[32] che ci fanno una colla in su lo stomaco, che ammazzaria una statua.

ALOIGIA *Iesus*.

ROSSO Mi ero scordato la quaresima; odi questa: tutta la quaresima ci fanno digiunare. Forse che la mattina ci tratton bene? quattro alice o diece sarde marce e venticinque telline che fanno disperare la fame, che per stracchezza si sazia, e una scodella di fava senza olio e senza sale; poi la sera cinque bocconi de pane che guastarebbono la bocca a' satiri.

ALOIGIA Oh, oh, oh, oh, che ribaldaria.

8 ROSSO Vien poi la state, che l'omo appetisce i luoghi freschi, e tu entri in tinello dove ti assalta un caldo, creato in quelle sporcherie[33] d'ossame coperte di mosche, che spaventaria la rabbia, non che l'appetito. El vino dipoi ti ristora? per mi fé, che è meno stomachevole una medicina: è adacquato di acqua tepida, stata un giorno in vaso di rame, che penso l'odore del vaso ti conforta tutto.

ALOIGIA Lordi gaglioffi.

9 ROSSO Accaderà in cento anni fare un banchetto, e ci avanza colli, piedi e capi di pollami e altre cose, de quale c'è dato parte; ma sonsi prima da tante mani annoverate,[34] che doventano più succidi che non è la cappa di Giuliano Leni[35] su da collo. Quanto c'è di buono? la galenteria degli ufficiali,[36] tutti sfranciosati[37] e tignosi, e se 'l Tevere gli corressi dietro, non sariano per lavarsi le mani.

Ma vòi vedere se stiamo male? le mura sempre piangono, ché pare gli incresca la miseria de chi vi mangia.

ALOIGIA   Tu hai mille ragione d'avere paura de' tinelli.

10   ROSSO   Veneri[38] e sabati sempre ova marce, e con più miseria[39] che se le fussene nate allora allora, e quel che ci fa più renegare Iddio è la indescrezione de lo scalco,[40] che a pena avemo fenito l'ultimo boccone, che ci caccia col despettoso suono de la bacchetta, e non vuol mai che finiamo il pasto con le parole, poiché col cibo non è possibile.

ALOIGIA   E forse ch'ognuno non corre a Roma per acconciarsi? O che crudeltà son queste? Ma ascolta... o sventurati, o sventurati, o disfatti, romore è in casa mia; sempre n'ho avuto paura, oimè, ruinati siamo, lasciame ire a vedere che cosa è.

SCENA XV

Rosso solo

1   ⟨ROSSO⟩   Io son più ruinato ch'una anticaglia. Dove anderò io, che non mi gionga? O che romore! egli l'ammazza e la fornara e la roffiana. A remidiare.[41]

SCENA XVI

Parabolano solo

1   ⟨PARABOLANO⟩   Io sono el più vituperato uomo del mondo, e stammi molto bene, poich'io mi sono così lasciato menare da una roffiana e da un famiglio. E forse che non mi son riso di quella burla di messer Filippo Adimari,[42] che, cavando i fondamenti de la casa che egli fa in Trastevere, gli fu detto che sul vespero vi era stato trovato quattro statue di bronzo? ond'egli in sottana, a piedi e solo, corse a vedere come un pazzo, e non ritrovando

2 nulla, restò com'ora son rimaso io a questa burla. E quanta noia ancora ho dato a messer Marco Bracci[43] fiorentino di quella imagine di cera che trovò sotto el capezzale, messagli da Piero Aretino; imaginandosi che la fussi una malia, fece mettere a la corda la signora Marticca,[44] credendosi che, essendo la notte dormita seco, gli avessi fatto tal fattura per troppo amore. Così m'ho preso piacer de' dieci siroppi che prese messer Francesco Tornabuoni,[45] sendoli dato ad intendere che aveva il mal francioso. Ma chi non riderà? e tu, Valerio, da me a torto cacciato, dove sei? Adesso cognosco io ch'un servitore intende el vero.

SCENA XVII

Valerio e Parabolano

1 ⟨VALERIO⟩ Signore mio, ecco qui Valerio, vostro servitore, e volete o no, da voi ricognosco quel ch'io sono, e mi dolgo de le pessime lingue e de la maligna sorte mia, che senza causa mi vi ha messo in disgrazia.

PARABOLANO Valerio, la colpa è d'amore, che contro al mio costume m'ha fatto credere troppo; non ti dolere di me.

VALERIO Io mi dolgo de la natura di voi signori, che così facile credenza date agli asentatori[46] e maligni, e senza odire il biasimato assente sbandite ogni fedele e giusto omo de la grazia vostra.

2 PARABOLANO Deh, grazia! perdona ad uno inganno che m'è stato fatto dal Rosso, il qual m'ha menato a sollazzarmi con una poltrona[47] in cambio d'una gintildonna de Roma, la qual è regina de la mia vita.

VALERIO Donque per le ciance de un pari del Rosso un sì gintilomo si lascia desviare ne le mani d'una ruffiana publica, dove pur adesso t'ho visto uscire, e per le parole del Rosso cacci uno che cotanti anni ti è stato servi-

151

tore ob⟨e⟩dientissimo. L'è pur una gran disgrazia de voi signori che, ciechi di giudizio per un vano appetito, ne date in preda a un tabacchino, sigillandoli ogni menzogna per il Vangelio.

3 PARABOLANO Non più! ch'io mi vergogno d'essere vivo, e delibero ammazzare la giovene e la vecchia in questa casa.

VALERIO E questa seria vergogna sopra a vituperio; anzi vi prego la facciati ⟨ch'⟩esca fora, e ridendo ascoltiamo la burla che v'è stata fatta con nova arte, e che poi siate el primo a contarla, acciò che più presto si domentichino le tue gioventudini.[48]

PARABOLANO Tu di' saviamente; aspettami qui.

SCENA XVIII

Valerio solo

1 ⟨VALERIO⟩ Non m'indovinai io che 'l Rosso era stato? e infin bisogna pregare Cristo, altrimenti uno che mette in preda d'una gran donna è padrone de' padroni e può fare ciò che vuole, come el proprio signore.

SCENA XIX

Parabolano, Togna, Aloigia e Valerio

1 ⟨PARABOLANO⟩ Sì ch'in sogno m'è stato cavato di bocca ch'io era inamorato, e il Rosso è stato l'autore de vituperarmi?

ALOIGIA Signor sì, e mi reccomando a vostra Signoria perché l'essere troppo compassionevole e bona m'ha fatto errare, uuuh!

PARABOLANO Oh, tu piangi? per dio, ch'io ho a rifarti![49]

2 ALOIGIA Per vedervi stare sì mal d'amore, e dubitan-

152

do che per troppo amore voi non ammalasti, presi questo partito.

VALERIO   Per dio, che la merita perdono, poiché l'è sì pietosa e ingeniosa che gli basta l'animo fare così ingeniose opere.

PARABOLANO   Ah, ah, ah! son io el primo?

ALOIGIA   Signor no.

3   PARABOLANO   Ah, ah, per dio, ch'i' mi voglio mutare di proposito e ridermi di questa così ladra burla e de la mia pazzia, e stammi benissimo ogni male, ché non ci dovevo venire, e Aloigia ha fatto el debito suo.

VALERIO   Or vi conosco io savio, e voi, madonna, state così malinconosa e sètevi ringrandita⁵⁰ a sollazzare con sì gran maestro.

TOGNA   Oimè, ch'io son stata tradita e menataci per forza con questi panni del mio marito.

ALOIGIA   Tu non dici el vero.

SCENA XX

Erculano, Togna, Aloigia, Valerio e Parabolano

1   ⟨ERCULANO⟩   Ahi, puttana! pur ti trovai; ahi, porca! non me tenete.

PARABOLANO   Sta' saldo, non fare, tirati indietro, tu sei vestito da femmina, ah, ah!

ERCULANO   L'è mia moglie, la vo' castigare.

TOGNA   Tu menti.

ERCULANO   Ahi, ribalda! a questo modo io ti paio omo da corna, che servo Lorenzo Cybo⁵¹ e tutti i cardinali di Palazzo?⁵²

TOGNA   Che è poi, si son ben la tua?

ERCULANO   Lassatemi, non me tenete, io la voglio scannare, a Erculano si fanno le corna?

2   VALERIO   Gli è el fornaro di Palazzo, ah, ah! sta' indietro, sta' fermo, remetti l'arme.

PARABOLANO   Questa novella scoppia se la non finisce in tragedia; ma Erculano e Togna, state in pace ch'anch'io so' in questo ballo, e voglio ch'a mie spese s'acconcino le inemicizie, e io ne vado bene, poiché non sète peggio che fornaia.

ERCULANO   Purché la torni, io gli perdono.

TOGNA   E io farò quel che piace qui al signore.

SCENA XXI

Parabolano, Messer Maco in camisa, Valerio, Erculano, Aloigia

1   ⟨MESSER MACO⟩   Gli Spagnoli, gli Spagnoli.

PARABOLANO   Che romore è questo? che cosa è?

MESSER MACO   Gli Spagnoli m'hanno ferito, ladri, bestie, furfanti.

PARABOLANO   Che vuole dire questo, messer Maco? siate voi fuora de' gangheri?

MESSER MACO   I traditori m'hanno fatto un buco dietro con la spada.

VALERIO   Ah, ah, ah, che favole d'Orlando e de Isopo![53] Vadasi a riporre el Poggio[54] con le facezie.

PARABOLANO   Dite su, che cosa è? Ancora oggi eravate dietro a queste pratiche.

2   MESSER MACO   Io mi fussi... Ora io vi voglio dire: mastro Andrea m'aveva fatto cortigiano novo, el più bel de Roma; e come el diavol volse, mi guastai in le forme, e come piacque a Dio, poich'io fui guasto, mi rifece e racconciòmi benissimo; e come io fui rifatto, volevo fare a mio modo ed era onesto, e andai in casa a una signora, e spogliatomi per andare seco a dormire per sguazzare,[55] gli Spagnoli mi volloro ammazzare, e io saltai da la finestra, e m'ho avuto a rompere le gambe, sapete, messere?

VALERIO   Bene è vero che Domenedio aiuta i putti e i pazzi. Donque, essendo guasto,[56] in Roma avete trovato chi v'ha riconcio?

154

3 MESSER MACO Al piacere vostro, messer sì.

VALERIO Quanta più ventura che senno avete avuto,
quanti de più qualità de voi ne vengono a Roma accon-
ciatamente che, disfatti e fracassati, ritornono a casa loro. Non si pon mente a virtù e qualità niuna, anzi non
si attende ad altro che guastare gli acconci omini e rovi-
narli per sempre.

4 PARABOLANO Ah, ah! Valerio, meniamo questo a casa con questa istoria, ch'io voglio che ce n'abbiamo un
altro pezzo di piacere, e scoppio del riso che mi viene a
sentire le ciance che c'intertengono; e domattina dirai la
cosa per ordine a Pattolo,[57] omo dotto e arguto, e pre-
galo per parte mia che ne componga una comedia.

VALERIO Lo farò. Di grazia, madonna Aloigia, dentro in casa, ché 'l signore vole essere nostro[58] a ogni
modo.

ALOIGIA Servitrice di sua Signoria, e lo ristorerò.

5 VALERIO E voi, moglie de messer Ercolano, entrate
con Aloigia. E tu, Ercolano, piglia el panno per il verso
e tienti in *visibilium* le corna, perché le s'usano oggidì per
maggiori maestri, e se tu fossi cronichista,[59] sapresti che
le corna vennero dal cielo e Moises le portò, ch'ognuno
le vidde. Dipoi la luna è cornuta e stassi pur in cielo; sono
cornuti i buoi, che ci fanno tanto bene per arare. Cornu-
to piacque quel medesimo, el cavallo Bucefalas,[60] e fu
tanto caro ad Alessandro per il corno ch'el aveva nel fronte. L'alicorno[61] non è prezioso per il corno che tien nella
fronte contra veneno? E 'nsomma l'arme del Soderino[62]
e de Santa Maria in Portico[63] non son tutte corna? Sì che
abbiale per onorevole cosa, come i cimieri, e anche te ricordo che le donne con doe belle corna andavano a marito, perché Domenedio di sua mano ne ornò, come ho detto, il capo a Moises, e fu il maggior amico ch'egli avessi
nel Testamento Vecchio.

6 ERCULANO Io non so tante cose; venissino mo dal
Limbo, ch'io non mi curo; e cognosco signori che l'hanno

più longhe che cervi; ma so ben questo: che così povero e disgraziato come vedete, n'ho posto una dozzina altrui, ma di questa lasciamo vendetta a' mia figlioli. Ora vi entrarò con vostra licenzia.

PARABOLANO   E voi, messer Maco, sète troppo pericoloso con le donne. Elle son la roina del mondo e ne sanno più che li studi, e con esse non averia pacienzia un pilastro, che mille anni tiene una colonna a dosso. Ma veneti anche voi in casa mia, e domattina vi farò riaver e' vostri panni; ma siate savio adesso, altrimenti le vi faranno impazzire, le male femmine.

7   MESSER MACO   Io starò in cervello[64] con le ribalde, e voglio fare un poco di reputacione,[65] poich'io son cortigiano.

VALERIO   Or andiamo a consumare questa notte in riso, ch'anch'io ho più leticia ch'io non mi pensavo.

Brigate, se la favola è stata longa, io vi ricordo ch'in Roma tutte le cose vanno a la longa; e se la non v'è piaciuta, l'ho carissimo, perché io non v'ho pregato che voi ci venissi. Pur, se aspettate così sino a questo altro anno, ne sentirete una più goffa.[66] Quanto che voi abbiate fretta, a rivederci a ponte Sisto.[67]

FINIS

NOTE

1. *filostoccola*: filastrocca.

2. *plaudite et valete*: «è la consueta formula di congedo degli spettatori, qui pronunciata beffardamente all'inizio della commedia» (INNAMORATI); Cfr. pure ARETINO, Lettere, I 280.

3. *correre... argumento*: scrivere il riassunto della commedia. Per l'intera «facezia» e per l'uso equivoco di *cristiero* (clistere), si veda B. DOVIZI DA BIBBIENA, *La Calandria* (in *Commedie del Cinquecento*, vol. II, a cura di N. BORSELLINO, Milano 1964, p. 17: «Ma ecco qua chi vi porta lo Argumento. Preparatevi a pigliarlo bene, aprendo ben ciascun il buco de l'orecchio»; e L. ARIOSTO, *Il negromante* (II red.), Prologo 61-68: «Non aspettate argomento nel prologo, / Che farlo sempre dinanzi fastidia. / Il varïare, e qualche volta metterlo, / Di dietro, giovar suol; ne la comedia / Dico. S'alcuno è che pur lo desideri / Aver or ora, può in un tratto correre / Al special qui di corte, e farsel mettere, / Che sempre ha schizzi e decozioni in ordine».

4. *a peticione*: a causa.

5. *Mario romanesco*: forse Mario Perusco romano, procuratore fiscale di Leone X; fu uno dei giudici istruttori del processo contro il cardinal Petrucci (cfr. F. GUICCIARDINI, *Storia d'Italia*, a cura di F. CATALANO, Milano 1976, vol. II, p. 617; v. pure avanti la n. 13).

6. *dà... puttane*: fa il ruffiano, mantiene le puttane.

7. *Ceccotto genovese*: Francesco de Castilione, sarto e astrologo, favorito di Leone X (cfr. A. LUZIO, *Pietro Aretino nei suoi primi anni a Venezia*, cit., p. 8; *Pasquinate romane del Cinque-*

157

cento, a cura di V. Marucci, A. Marzo e A. Romano, presentazione di G. Aquilecchia, Roma 1983, p. 1022).

8. *Lorenzo Luti*: forse Lorenzo Lueri o Luci, citato da maestro Andrea pittore in una lettera scritta all'Aretino (cfr. *Pasquinate di Pietro Aretino ed anonime per il conclave e l'elezione di Adriano VI*, a cura di V. Rossi, Palermo-Torino 1891, p. 164).

9. *pazzo... sanese*: l'astuzia dei senesi, mascherata da un'apparente stoltezza, era proverbiale (cfr. P. Aretino, *Sei giornate*, a cura di G. Aquilecchia, Bari, Laterza, 1969, p. 182: «E per saltarti da Fiorenza a Siena, dicoti che i senesi pazzaroni son dolci matti, ancorché da parecchi anni in qua sono incattiviti, secondo il cicalar d'alcuni»).

10. *Maggiorina*: gran ruffiana, probabilmente la «Maiorina» del Rione Borgo, vivente ancora nel 1527, citata dallo Gnoli nella *Descriptio Urbis, cit.*, p. 76.

11. *Girolamo Beltramo*: ebreo spagnolo convertito, sensale d'affari e giocatore di primiera al tempo di Leone X (cfr. F. Berni, *Poesie e prose*, a cura di E. Chiorboli, Firenze-Ginevra 1934, p. 206; *Pasquinate romane, cit.*, p. 1015; G. A. Cesareo, *Una satira inedita di Pietro Aretino*, in *Raccolta di studi critici dedicata ad Alessandro D'Ancona*, Firenze 1901, p. 182).

12. *grattisi il culo*: rimpianga ciò che non ha fatto.

13. *Almen... squartorno*: si allude al chirurgo papale Battista da Vercelli, condannato a morte assieme a Marco Antonio Nino, Pocointesta Pochintesti e altri perché coinvolti nella congiura ordita dal cardinale Alfonso Petrucci ai danni di Leone X nel 1517 (e sulla quale si veda particolarmente Guicciardini, *Storia d'Italia, cit.*, vol. II, pp. 615-18).

14. *satrapo*: signorotto prepotente.

15. *ch'io... patiens*: farò conoscere a tutti liberamente ogni vostro comportamento amoroso.

16. *Armellino*: Francesco Armellini Medici (1470-1528), protonotario apostolico e tesoriere pontificio della Marca, fu ordinato cardinale da Leone X nel 1517. Nominato camerlengo titolare nello stesso anno, divenne impopolare per l'aumento indiscriminato delle imposte, specie quella sul sale che causò gravi tumulti proprio ad Ancona. In quel periodo fu bersaglio preferito di molte pasquinate (cfr. *Sei giornate, cit.*, p. 170).

17. *imbasatrici*: ambasciatrici.

18. *favole*: 'illusioni'. Borsellino interpreta invece nel senso di 'favola comica', 'commedia' (cfr. N.B., *La memoria teatrale, cit.*, p. 26).

19. *a le mani*: ai fatti.

20. *sinistro strano*: patimento eccezionale.

21. *Volto Santo*: l'immagine del volto di Cristo, detta pure 'La Veronica', conservata nella basilica di San Pietro in Vaticano.

22. *disconcio*: difficoltà, disagio.

23. *acqua lanfa*: acqua profumata.

24. *Palazzo... Santa Caterina*: rispettivamente il Palazzo del Vaticano, la chiesa di San Pietro, l'omonima piazza, il posto di guardia (forse Castel Sant'Angelo), l'osteria della Lepre (localizzata dallo Gnoli nella *Descriptio Urbis, cit.*, p. 79, nel Rione Borgo e gestita da tale «Riccio de la Lepora», probabilmente lo stesso oste che si incontra nell'atto I 14 3), e della Luna (censita ancora nella *Descriptio Urbis, cit.*, p. 65, e tenuta da un certo «Bertino hosto»), la grande fontana dell'Acqua Vergine dove è posta ora la Fontana di Trevi, la chiesa di Santa Caterina nel Rione Regola, già di Santa Maria in Caterinariis.

25. *Ritonda*: il Pantheon.

26. *è... Bergamo*: «concepita cioè all'interno di una attualità ibrida, dall'incontro vitalistico e casuale di realtà esemplarmente diverse» (INNAMORATI).

27. *s'ella... fiorentine*: «se il linguaggio della commedia non procede con l'armamentario del petrarchismo di maniera che alimenta la poesia solo di stenti vezzi fiorentineschi» (INNAMORATI).

28. *Casio de' Medici*: Girolamo di Melchiorre de' Pandolfi, nato a Casio (1464-1533). Poeta e avventuriero, intimo di Leone X e di Clemente VII (perciò Casio de' Medici), autore del *Libro intitolato Cronica* (su di lui cfr. F. CAVICCHI, *Girolamo da Casio*, in «Giorn. stor. d. letteratura italiana», LXVI (1915), fasc. 196-97, pp. 1-51; fasc. 198, pp. 385-405).

29. *poeta que pars est*: «in quella riduzione e rimaneggiamento dell'*Ars minor* di Donato che andava per le scuole sotto il nome di *Ianua* (o di *Donatello*) e che funzionava per domande e risposte, all'inizio del I libro, sotto il titolo *De nomine* si legge:

"Poeta, que pars est? — Nomen est. — Quare est nomen? — Quia significat substantiam, ecc.''. L'uso della citazione in senso ironico è di paternità aretiniana, a quanto mi consta, e certo piacque assai se anche il Berni lo riprese nel *Dialogo*» (INNAMORATI. Cfr. LUZIO, *Pietro Aretino, cit.*, p. 64; *Un pronostico satirico di P.A. (MDXXXIIII)*, edito e illustrato da A. LUZIO, Bergamo 1900, pp. 134, 156; F. BERNI, *Poesie e Prose*).

30. *Per... tomo*: verso tratto dall'edizione bolognese (1524) delle *Vite de' Santi*, c. 25, vv. 4-6: «Sol Amor fu che il grave error dil pomo / Scontar mi fece, et così amor fu quello / Che mi fe' far su l'alta Croce il tomo» (INNAMORATI); *tomo* vale 'morte', 'morire'.

31. *eques inorpellato*: 'cavaliere aurato', uno dei titoli vantati dal Casio.

32. *Cinotto*: Pier Giovanni Cinotto, poeta bolognese alla corte di Leone X (v. *Pasquinate romane*, *cit.*, p. 1023).

33. *sippa*: sia, nel dialetto bolognese (cfr. DANTE, *Inf.*, XVIII, 61).

34. *tartussando*: tartassando (il ms. reca *tratusando*, ma va considerato il successivo e più corretto *tartussare*).

35. *scorrucciare*: dolere, crucciare. Non è stato possibile individuare con certezza l'opera del Cinotto da cui sono stati tratti i tre versi qui riportati.

36. *papa Leon*: Leone X.

36. *Nocca da Fiorenza*: forse il «Nocca sartore» citato dall'Aretino nell'*Ipocrito*, I 10 2.

38. *.VIII. corda*: «si tratta della pena per cui il condannato veniva legato al torace e lasciato cadere dall'alto fino all'arresto violento e doloroso provocato dalla corda» (INNAMORATI); cfr. pure avanti, atto II 2 3.

39. *Pasquino*: il torso di pietra situato all'angolo di Palazzo Braschi, particolarmente celebre nei primi lustri del sec. XVI per essere diventato l'alfiere della satira antipapale ed ecclesiastica.

40. *ceretano*: ciarlatano.

41. *cantò in banca*: cantò in piazza, fece il cantambanco.

42. *Mainoldo*: ricco antiquario e gioielliere mantovano, soven-

te satireggiato dall'Aretino (v. *Marescalco*, III 2 4; *Sei giornate*, *cit.*, p. 65; *Lettere*, I 24; Luzio, *Pietro Aretino*, *cit.*, p. 104).

43. *in Chiasso*: «evidente l'equivoco tra il nome proprio del paese lombardo e quello comune di "chiasso", cioè di bordello» (INNAMORATI).

44. *Abate di Gaeta*: Cosimo Baraballo, abate di Gaeta (1460-1516). Fu uno dei più celebri buffoni della corte di Leone X, ricordato nel *Testamento dell'Elefante* per essere stato incoronato poeta sopra l'elefante Annone (cfr. V. Rossi, *Un elefante famoso*, in «Intermezzo», I (1890), nn. 28-30, pp. 625-44).

45. *padiscono*: patiscono.

46. *mal di mazzucco*: mal di testa.

47. *maestro Andrea*: pittore e poeta veneziano (m. 1527), frequentò la corte di Giulio II, Leone X e Clemente VII, e venne assassinato dagli spagnoli durante il sacco di Roma (cfr. *Sei giornate*, *cit.*, p. 84).

48. *Gioan Manente da Reggio*: Giovanni Battista Manenti, sensale veneziano e organizzatore di lotterie. È destinatario di una lettera aretiniana (v. *Lettere*, I 268; ma cfr. pure II 39, e *Pasquinate romane*, *cit.*, pp. 1040-41).

49. *a la stufa*: ai bagni caldi.

50. *il testamento… elefante*: uno dei più tipici componimenti satirici della Roma di Leone X (forse del 1516), assegnato dal Rossi all'Aretino (cfr. sopra, n. 44), e riprodotto in *Appendice* al volume.

51. *Accursio… Serapica*: noti buffoni della corte romana (v. *Sei giornate*, *cit.*, p. 195); rispettivamente: Francesco da Cazanigo da Milano, garzone dell'orefice Caradosso e poi cameriere segreto di Giulio II e di Leone X; Giovanni Lazzaro de Magistris, guardiano di cani e poi cameriere segreto di Leone X, i cui beni derubò dopo la morte del papa, e per questo fu processato da Adriano VI.

52. *Caradosso*: Cristoforo di Giovanni Maffeo Foppa detto Caradosso, orafo e medaglista (1452 ca.-1527).

53. *Omero… cittade*: sette città antiche si vantavano infatti di avergli dato i natali: Smirne, Chio, Cuma eolica, Pilo, Itaca, Argo, Atene.

54. *messa in ruota*: posta in giudizio presso il Tribunale della Sacra Rota.

55. *Laura... romano*: lo Gnoli nella *Descriptio Urbis*, *cit.*, p. 39, registra una «Laura de Lutiis romana» nel Rione Colonna.

56. *Vescovo di Chieti*: Giovanni Pietro Carafa, vescovo di Chieti e fondatore dell'Ordine monastico dei Teatini (1476-1559). Fu eletto papa nel 1555 col nome di Paolo IV.

57. *ti... bigonce*: senza risparmiare nulla, con abbondanza.

58. *Zanozzo Pandolfini*: Giannozzo Pandolfini, prelato e buffone della corte di Leone X. Chierico fiorentino, fu vescovo di Troja (Italia inf.) dal 10 marzo 1484 ai primi del 1514: il 17 febbraio venne sostituito da Ferdinando Pandolfini. Morì il 13 dicembre 1525 (v. *Sei giornate*, *cit.*, p. 195).

ATTO PRIMO

1. *Roma è capus mundi*: coniata sulla celebre *Roma caput mundi* di Lucano (*Pharsal.*, 2 655); al tempo dell'Aretino la definizione era ormai entrata nell'uso popolare.

2. *millantamiglia*: mille volte e più.

3. *pimpinelli*: pispinelli, zampilli.

4. *bericuocoli*: bericocoli, caratteristici dolci senesi.

5. *grosso*: bubbone.

6. *ché gli è... Morgante*: si allude a un curioso fatto di cronaca accaduto nell'autunno del 1462: un senese acquistò un picchio convinto che si trattasse di un pappagallo e lo regalò a papa Pio II (Enea Silvio Piccolomini), di passaggio a Corsignano. Dell'episodio si occupò Luigi Pulci, brevemente nel *Morgante*, XIV 53 1-5 («Il picchio v'era, e va volando a scosse; / che 'l comperò tre lire, è poco, un besso, / perché e' pensò ch'un pappagallo fosse: / mandollo a Corsignan, poi non fu desso, / tanto che Siena ha ancor le gote rosse») e diffusamente in una novella impressa poi dal Doni a Firenze nel 1547. Sull'argomento cfr. ora A. ROMANO, *I senesi nel 'Morgante' (Nota a I 1 2 nella 'Cortigiana' di P. Aretino)*, in «Studi e problemi di critica testuale», n. 25 (ottobre 1982), pp. 31-33.

7. *ottonaio*: che lavora l'ottone.

8. *Verbumcaro*: Gesù; oppure si deve intendere l'immagine sacra della Veronica (cfr. sopra, Prologo 7, n. 21).

9. *menti per la gola*: menti sfacciatamente, spudoratamente.

10. *Bergamaschi*: la loro rozzezza era proverbiale (cfr. sopra, Prologo 8, n. 26; *Sei giornate, cit.*, pp. 46, 183).

11. *Ceccotto*: cfr. sopra, Prologo 3, n. 7.

12. *el cardinale... Tre Capanne*: immaginari prelati di tre malfamate località del tempo nei dintorni di Roma (Baccano, la Storta, Tre Capanne).

13. *gitevi digrossando*: andatevi sbizzarrendo.

14. *La pace... Il Cortigiano falito*: Si allude alla tregua intercorsa tra Francesco I e Carlo V (ratificata poi dalla pace di Madrid del 1526), alla cattura di Francesco seguita alla battaglia di Pavia (24 febbraio 1525), a una sconosciuta opera del Carafa (v. sopra, Argomento 7, n. 56), agli inediti *Capricci* di Mariano Fetti (per cui cfr. *Sei giornate, cit.*, p. 182), alle *Egloghe* del non identificato Trasinio, all'Abate di Gaeta (per cui v. sopra, Prologo 13, n. 44). Difficile saperne di più sulle ultime due opere citate. *La Caretta*, probabilmente, è il *Lamento d'una cortigiana ferrarese* (cfr. avanti n. 16 e la scena 7 1), attribuito a maestro Andrea nelle prime stampe, ma rivendicato a sé dall'Aretino nelle *Sei giornate* (*cit.*, p.127).

15. *costo*: costata.

16. *O Madrama-non-vuole... spedale*: tre versi tratti dal *Lamento d'una cortigiana ferrarese*, il v. 7 «O Matrema-non-vole, o Lorenzina», il v. 12 «odiavo starne: or bramo una radice», il v. 18 «e vado mendicando uno ispedale» (cfr. G. AQUILECCHIA, *Per l'attribuzione e il testo del 'Lamento d'una cortigiana ferrarese'* ora in *Schede di italianistica*, Torino 1976, pp. 143-45). Per le cortigiane Madrama-non-vuole (Lucrezia Porzia) e Lorenzina cfr. *Sei giornate, cit.*, p. 127.

17. *senatore*: magistrato preposto alle esecuzioni capitali.

18. *Rosso*: un Rosso buffone era assai noto nella corte di Leone X (v. *Sei giornate, cit.*, p. 84).

19. *trottava a la staffa*: faceva lo staffiere.

20. *fare la credenza*: fare la prova, l'assaggio.

21. *paternostri*: rosari.

22. *priore di Capua*: Giulio de' Medici, il futuro Clemente VII, nominato priore di Capua da Leone X nel 1514.

23. *saltare*: adirare.

24. *andati al bordello*: alla malora; *ghiottoni*, mascalzoni.

25. *interpetri*: interpreti.

26. *re di Cipri... Fano*: probabilmente Eugenio di Lusignano, pretendente al trono di Cipro; un non meglio specificato principe di Fiossa (Viossa o Voiussa?); Costantino Areneti Comneno, principe di Macedonia, nominato da Leone X governatore di Fano nel 1516.

27. *Rafaele giudeo*: usuraio non meglio identificato, ma rilevato nel Rione Borgo dallo Gnoli nella *Descriptio urbis, cit.*, p. 74.

28. *Romanello*: rigattiere ebreo che aveva la bottega nel Rione Borgo, e che forniva le calze alla corte papale di Leone X (cfr. *Sei giornate, cit.*, p. 276; *Pasquinate romane, cit.*, p. 1056; CESAREO, *Una satira, cit.*, p. 183; D. GNOLI, *Descriptio Urbis, cit.*, p. 76).

29. *crai*: domani.

30. *ser Adriano*: Adriano VI (papa dal 1522 al 1523).

31. *Angela Greca*: cortigiana romana sotto Leone X (v. *Sei giornate, cit.*, p. 210).

32. *feci... Masino*: feci finta di non veder nulla (definizione entrata poi nell'uso proverbiale; cfr. *Sei giornate, cit.*, p. 38).

33. *Mangiaguerra*: vino nero denso e concentrato (v. *Talanta*, II 2 3).

34. *Riccio de la Lepre*: tenutario dell'omonima osteria (per cui cfr. sopra, Prologo 8, n. 24).

35. *bufolaccio*: zoticone.

36. *lamprede*: sorta di anguille dalla carne prelibata.

37. *sofì*: re di Persia.

38. *Io... cosa*: cfr. *Sei giornate, cit.*, p. 294: «(...) e mi farai dire re, papi, imperadori, gran Turchi, cardinali, vescovi, patriarchi, sofì e ogni cosa».

39. *spàcciati, matto spacciato*: spicciati, matto furioso.

40. *turchi*: cavalli arabi (v. *Ipocrito*, 1 12 2).

41. *conte di Verucchio*: Gian Maria Giudeo, liutista di origine tedesca, nominato da Leone X castellano di Verrucchio (cfr. *Sei giornate, cit.*, p. 117; *Pasquinate romane, cit.*, p. 1033).

42. *e'... stanghe*: proverbiale: gli abiti abbelliscono l'uomo.

43. *fare una leva eius*: fuggire (cfr. *Sei giornate, cit.*, p. 225).

44. *giuntare*: raggirare, imbrogliare.

45. *in grosso*: in grande.

46. *La... tutto*: la tradizione novellistica offriva all'Aretino numerosi esempi del genere. L'Innamorati rinviene alcuni riferimenti nelle novelle del Sacchetti, del Morlini e dello Straparola.

47. *compero*: comperato.

48. *a mia stanza*: a mia disposizione.

49. *trapagato*: strapagato.

50. *ponte Sisto*: nel Rione Arenula; luogo notoriamente malfamato, dove si davano convegno cortigiane e masnadieri.

51. *giannetto*: ginnetto, cavallo.

52. *San Pietro Gattolini*: l'omonima chiesa fiorentina verso porta Romana.

53. *Borgo a la Noce*: strada di Firenze, vicino alla chiesa di San Lorenzo.

54. *a la mia divisa*: «con i colori della mia casata» (INNAMORATI).

55. *colonnese o ursino*: partigiano dei Colonna o degli Orsini.

56. *metterla a la colonna*: esorcizzarla.

57. *aduggiato*: inaridito, stregato.

58. *vinte*: venti.

59. *iuli*: giuli, monete d'argento.

60. *a peso di zafferano*: a prezzo conveniente.

61. *otto*: nella scena 16 2 l'importo pattuito era stato di sei scudi.

62. *bambolini*: bambini.

63. *aveti... tempo*: ve la spassate.

64. *messe di san Gregorio*: messe per i defunti (v. *Sei giornate*, cit., p. 55).

65. *In cul… Ercole*: «forse allusione sconciamente beffarda alle colonne d'Ercole» (FERRERO in *Scritti scelti di P. A.*, a cura di G. G. F., Torino 1970 [rist. 1976], p. 107) o a qualche episodio poco noto delle 'fatiche' (cfr. *Ragionamento delle corti*, a cura di G. BATTELLI, Lanciano 1923, p. 70: « Uno avocato, primo fra i primi, imbertonandosi del suo bellissimo lontano (…), se ne andò a lei e vedendola d'altra cera che non si stimava, la diede a gambe come Ercole, quando lo spiritato messo a la colonna disse di entrargli dietro»).

66. *mastro de le bagatelle*: prestigiatore, bagatelliere.

67. *la Lepre*: v. sopra, Prologo 8, n. 24.

68. *Roma doma*: proverbiale, anche nella forma «Roma ogni pazzo doma» (FERRERO).

69. *naccheri*: suoni le nacchere.

70. *giotton*: ghiottone.

71. *agosto… legato*: cioè beffato (cfr. avanti, Pronostico, XXIX 5: «Dicano i buoni astrologhi che a mezzo agosto, mese dedicato a legare i Sanesi, che verrà grandine e pioggia orribile»).

72. *l'accoccarei*: in senso osceno.

73. *mandar… poste*: fare una corsa pazza.

74. *quello… Ceccotto*: cfr. sopra, n. 11.

75. *pincolone*: scioccone.

76. *termine*: segnale (pietra o palo) usato per delimitare i confini di una proprietà.

77. *imperialissima Siena*: la città parteggiava infatti per Carlo V (cfr. pure sopra, la scena I 1).

78. *la potta da Modena*: nota figura oscena del duomo di Modena (qui da intendere comunque nel senso di 'Madonna').

79. *Madesì*: mai sì, rafforzativo.

80. *el Barco… Botte di Termine*: rispettivamente le «cave di travertino sulla via Tiburtina, presso Ponte Lucano» e la «'Botte di Termini' (…) deposito d'acqua in una rotonda delle Terme di Diocleziano, non lontano dall'attuale Fontanone dell'Acqua Felice» (PETROCCHI).

81. *Gli archi... Bibbia*: espressione confusa e volutamente pasticciata, dove Maco dichiara di non conoscere direttamente gli antichi archi di trionfo, ma di averne solo sentito parlare («per cronica»), e letto («veduti per littera»), — per assurdo — nella Bibbia, quasi fossero monumenti sacri.

82. *magistro Pasquino*: cfr. sopra, Prologo 10, n. 39.

83. *Poeta... ribecca*: «l'espressione aretinesca è da riferire a un gergo ristretto di classe semicolta che non è di facile spiegazione» (INNAMORATI); *ribecca,* ribeca, lira.

84. *Si... uxor*: in questi, come nei successivi quattro versi latini, sono combinati e intrecciati alcuni riferimenti tratti da Virgilio, Ovidio e dall'*Ars minor* di Donato (cfr. INNAMORATI, p. 144).

85. *Ludovico Vicintino... Lauticio da Perugia*: Ludovico Arrighi detto il Vicentino e Lautizio di Bartolomeo de' Rotelli (m. 1527), incisori e stampatori della prima metà del sec. XVI. Nel 1524-1525 fecero società, e proprio in quel periodo l'Aretino stampò per i loro torchi la *Canzone in lode di papa Clemente VII* e quella *In lode del Datario* (cfr. F. ASCARELLI, *La tipografia cinquecentina italiana*, Firenze 1953, p. 68; sul Vicentino si veda ancora la voce di A. PRATESI nel *Dizionario Biografico degli Italiani*, Roma 1962, vol. IV, pp. 310-13).

86. *comparete*: 'comprerete'.

ATTO SECONDO

1. *mongana*: da latte.

2. *barbacano o ambracano*: barbacane o ambra grigia.

3. *golosia*: gelosia.

4. *quel papa... Belvedere*: Innocenzo VIII cominciò l'edificazione del Palazzo Belvedere in Vaticano, ma fu Giulio II a ideare il famoso cortile e il nicchione affidandone l'esecuzione al Bramante.

5. *stregiare*: strigliare.

6. *Brandino... Moro de' Nobili*: buffoni e parassiti della corte di Leone X: Domenico Brandino da Pisa detto il Cordiale, cavaliere di Rodi (citato dall'ARIOSTO, *Satire*, III 162; v. pure *Pasquinate romane, cit.*, p. 1017; CESAREO, *Una satira, cit.*, p. 183), e Giovan Battista de' Nobili detto il Moro, fiorentino (ri-

cordato dal Giovio e dal Domenichi: cfr. *Pasquinate romane*, *cit.*, p. 1045; CESAREO, *Una satira, cit.*, pp. 176, 186). L'Aretino li menziona insieme ancora nella *Cortigiana*, I 12 1 e nelle *Lettere*, I 31: «(...)come piacquero a fra Mariano, al Moro de i Nobili, al Proto da Lucca, a Brandino e al vescovo di Troia gli ortolani, i beccafichi, i faggiani, i pavoni e le lamprede di che si empierono il ventre con il consenso de le lor anime cuoche». V. pure *Ragionamento delle corti, cit.*, pp. 53-54.

7. *A sua posta*: a suo piacimento.

8. *per giambo*: per scherzo.

9. *Borgo Vecchio... Banchi*: l'antica via Santa che conduceva al Vaticano (dopo che Alessandro VI aveva fatto tracciare la nuova via Alessandrina, Borgo Nuovo); Corte Savella e Tordinona (tribunali e carceri tristemente noti); ponte Sisto (v. sopra, atto I 16 2, n. 50); gli attuali Banchi Vecchi, verso la vecchia via Calabraga ora via Cellini, ricetto di cortigiane al tempo dell'Aretino (cfr. U. GNOLI, *Cortigiane romane*, Arezzo 1941, pp. 15-16).

10. *con...corda*: v. sopra, Prologo 10, n. 38.

11. *la pina... guglia*: il rudere classico della pigna di bronzo, trasferito nel Medioevo davanti San Pietro e poi nel cortile del Belvedere in Vaticano (cfr. DANTE, *Inf.*, XXXI 59); «la nave» è il mosaico della *Navicella* nel quadriportico dell'antica basilica di San Pietro; *Camposanto* è ora in via Teutonica in Vaticano; «la guglia» è l'obelisco del Circo di Nerone, trapiantato nel 1586 in piazza San Pietro.

12. *Laura... Luzio*: v. sopra, Argomento 5, n. 55.

13. *Aloigia specciala*: probabile cortigiana romana; *specciala*, medicona, ruffiana (D. GNOLI, *Descriptio Urbis, cit.*, p. 61, ne cita ben tre dello stesso nome: una spagnola, una francese e una fiorentina; quest'ultima alloggiava proprio a ponte Sisto).

14. *baiala*: balia.

15. *cento-paia*: il demonio.

16. *papa Ianni*: Leone X.

17. *meccanecaria*: volgarità.

18. *Malfetta*: Alessio Celadonio, vescovo di Molfetta dal 1508 fino alla morte avvenuta nel 1517. Lasciò ogni suo avere in eredità a Leone X (cfr. *Cortigiana*, II 6 10). Particolarmente noto per la sua avarizia, fu aspramente satireggiato da Pasquino (cfr.

Pasquinate romane, cit., p. 1022; v. pure *Sei giornate, cit.*, p. 266).

19. *laccia*: pesce.

20. *Ponzetta*: Ferdinando Ponzetti, medico e tesoriere apostolico (1437-1527); successe nel 1517 al Celadonio nel vescovado di Molfetta e ottenne da Leone X, il primo luglio di quell'anno, la porpora cardinalizia (v. *Sei giornate, cit.*, p. 288).

21. *ci danno contumacia*: sono arroganti, ostili.

22. *i dì neri*: i giorni lavorativi.

23. *busardo*: bugiardo.

24. *banco de li Strozzi*: presso l'omonimo palazzo, vicino all'attuale Teatro Argentina, ora scomparso.

25. *bevuto*: affogato.

26. *raina*: regina.

27. *mal francioso*: sifilide.

28. *le... san Gregorio*: cfr. sopra, atto I 19 2, n. 64.

29. *il... san Giuliano*: preghiera atta a procacciare ospitalità e protezione durante i viaggi (v. *Sei giornate, cit.*, p. 26).

30. *ostaria del Pavone*: l'osteria del Pavone, a Trastevere (D. GNOLI, *Descriptio Urbis, cit.*, p.59, censisce nel Rione Ponte un Angelo e un Vincenzo, osti del Pavone).

31. *sei ragioni vini*: sei qualità diverse di vini.

32. *per si*: per sé.

33. *Salamona*: saggia, sapiente.

34. *draga*: femmina del drago.

35. *el... fianco*: colica.

36. *noce de Benevento*: albero presso il quale si riteneva convenissero streghe e stregoni, assai popolare nel Cinquecento (cfr. *Sei giornate, cit.*, pp. 45, 337).

37. *Maggiorina*: v. sopra, Prologo 3, n. 10.

38. *Rienzo Capovacina... Liello caporione de Parione*: nell'edizione vulgata (atto IV 2 4) si parla di un certo «Liello di Rienzo Mazzienzo capo Vaccina»; ma si può alludere anche a un noto bravo romano sul tipo di Renzo Jacobacci. *Parione* è il Rione

romano, sede di Pasquino (v. G. BARACCONI, *I Rioni di Roma*, Roma 1976, pp. 245-66).

39. *mitria*: veniva imposta in testa ai condannati alla gogna.

40. *casa calda*: l'inferno.

41. *e' preti... pacienzia*: il riferimento è oscuro, ma forse l'Aretino si riferisce a un clamoroso episodio che vide censurati per ubriachezza alcuni ecclesiastici.

42. *destro*: latrina.

43. *pillole*: pillole purgative.

44. *gamaut*: gamma ut, corrispondente al do.

45. *Non bene conveniunt*: cfr. OVIDIO, *Metamorfosi*, II 846-47: «Non bene conveniunt nec in una sede morantur / maiestas et amor».

46. *guaressino*: guarissero.

47. *uscire del manico*: uscire dai gangheri.

48. *San Leo*: rocca vicino Pesaro, ritenuta per antonomasia inespugnabile. Ne aveva già parlato Dante (*Purg.*, IV 25), ma nel 1502 il Valentino riuscì clamorosamente a conquistarla (v. G. SACERDOTE, *Cesare Borgia. La sua vita, la sua famiglia, i suoi tempi*, Milano 1950, pp. 502-3).

49. *una dramma*: una piccola parte.

50. *Camilla Pisana*: cortigiana romana; nel 1517 abitava presso l'orto di S. Biagio della Fossa (cfr. *Lettere*, II 290; U. GNOLI, *Cortigiane romane*, cit., p. 25).

51. *astrolagi del diluvio*: i profeti che predicono la fine del mondo.

52. *quintadecima*: luna piena.

53. *andaranno a la stufa*: andranno al diavolo, alla malora.

54. *fare... bietoloni*: come era già accaduto per il buffone Baraballo, incoronato poeta sull'elefante Annone (cfr. sopra, Prologo 13, n. 44).

55. *farà... coperta*: diverrà pazzo furioso.

56. *Zoppino*: ciarlatano e cantastorie romano (v. *Sei giornate, cit.*, p. 161).

57. *aversiera*: diavolessa.

58. *de... maggio*: di avere compiuti (*cavati*) ventidue anni di piena giovinezza.

59. *carlini*: monete di scarso valore.

60. *Viola*: «comincia per *a* quanto *Viola*; cioè non ci comincia per niente» (INNAMORATI).

61. *Astolfo*: l'animoso paladino dell'*Orlando furioso*.

62. *baie*: beffe.

63. *babuasso*: scimunito.

64. *canovaio*: cantiniere.

65. *Marforio*: statua di divinità fluviale (forse il Tevere), già in piazza Marforio, dal 1592 ospitata nel Museo Capitolino; la satira romana ne fece l'interlocutore privilegiato di Pasquino in numerosi dialoghi burleschi (v. E. ROSSI, *Marforio in Campidoglio*, in «Roma», n. 8 [1928], pp. 337-46).

66. *portare polli*: fare il pollastriere, il ruffiano.

67. *Sapienzia Capranica*: il collegio universitario, nel Rione Colonna in piazza degli Orfanelli, fondato a Roma nel 1456-57 dal cardinale Domenico Capranica, detto anche Sapienza Fermana per non confonderlo con l'altra nota Sapienza Romana.

68. *Strascino*: il senese Niccolò Campani, poeta e buffone, amico dello stesso Aretino (cfr. *Sei giornate, cit.*, p. 84).

69. *caseo*: cacio.

70. *fegatella*: cattivella.

71. *oidà*: «ohi, olà», dialettale (presumibilmente bergamasco).

72. *maidè*: bergamasco, equivocando con «madesì» (v. sopra, atto I 24 3, n. 79).

73. *ucellare*: uccellatoio.

74. *par*: il ms. reca *per*.

75. *gocciolon*: scioccone.

76. *El... Gaeta*: cfr. sopra, Prologo 13, n. 44.

77. *suttile impiccato*: pendaglio da forca.

78. *mescolone*: balordo, sciocco.

79. *Santo Spirito*: l'antico ospedale di Santo Spirito in Sassia.

80. *saltimbarchi*: vesti.

81. *pesadeos*: marrano (spagn. pesas dios).

82. *chiero matarti*: voglio ammazzarti (spagn.).

83. *a pena del polmone*: sotto pena della vita.

84. *buletino*: lasciapassare, salvacondotto.

ATTO TERZO

1. *zanetto*: cavallino.

2. *peregrini*: singolari, prodigiosi.

3. *rincroscicchiare*: incrociare.

4. *zambracca*: prostituta.

5. *dietro Banchi*: v. sopra, atto II 2 3, n. 9.

6. *stazzoni*: 'stazioni', chiese destinate a lucrare indulgenze durante la quaresima.

7. *posta*: appuntamento.

8. *ragionamo d'Orlando*: cambiamo discorso (cfr. B. VARCHI, *L'Ercolano*, Milano 1804 (reprint 1979, con introduzione di M. VITALE), vol. I, p. 176: «quando le cose delle quali si favella non ci compiacciono o sono pericolose, s'usa dire, perché si muti ragionamento, *ragioniam d'Orlando*»).

9. *catena*: collana.

10. *piazza Navona*: nell'importante mercato che vi si allestiva.

11. *che pena... Dio*: che non vuol mai tramontare.

12. *Rapolano*: storpiatura di Parabolano, confuso con una cittadina nei pressi di Siena (v. INNAMORATI, p. 148).

13. *Lorenzina... Beatrice*: cortigiane romane a cui è indirizzato il *Lamento d'una cortigiana ferrarese*; per la prima cfr. sopra, atto I 7 1, n. 16; per la seconda, Beatrice Paregia (m. 1539), v. *Sei giornate*, cit., p. 127.

14. *a posta tua*: v. sopra, atto II 1 3, n. 7.

15. *ho... culo*: ho raggiunto una certa età.

16. *bonissima robba*: cfr. sopra, atto I 14 1.

17. *bel di Roma*: deretano.

18. *salvum me fac*: salvazione.

19. *farnetico*: frenesia.

20. *masperdere*: perdere maggiormente (spagn. mas perder).

21. *un... prigion*: si allude alla prigionia di Francesco I seguita alla sconfitta di Pavia nel febbraio 1525 (v. sopra, atto I 4 1, n. 14).

22. *il... Ravenna*: Benedetto Accolti jr., nipote di Pietro Accolti (vescovo di Ancona nel 1505), successivamente arcivescovo di Ravenna e cardinale nel 1527 (1497-1549). Di temperamento assai violento, si rese particolarmente famoso per i numerosi delitti commessi in Ancona quand'era legato apostolico (1532). Per questo, nel 1535, fu arrestato da Paolo III e rinchiuso in Castel Sant'Angelo (cfr. i riferimenti in *Ragionamento delle corti, cit.*, p. 52; v. pure lo studio di E. COSTANTINI, *Il cardinal di Ravenna al governo di Ancona e il suo processo sotto Paolo III*, Pesaro 1891, e la voce di E. MASSA nel *Dizionario Biografico degli Italiani*, Roma 1960, vol. I, pp. 101-2).

23. *messer Ubaldino*: forse lo scrittore Giovan Battista Ubaldini, annoverato dal Costantini tra gli amici del cardinale (*Il cardinale di Ravenna, cit.*, p. 20). L'Aretino lo nomina pure in una lettera del 1537 indirizzata proprio all'Accolti (cfr. *Lettere*, I 179: «(...) E un simile a Ubaldino non è vertuoso ma litterato, e per un continuo crepar di studio par dotto»).

24. *vacò*: rimase disponibile.

25. *se vai... danni*: nel ducato milanese Francesco II Sforza cercava di sottrarsi al predominio spagnolo; a Ferrara Alfonso I d'Este tentava affannosamente di riallacciare i rapporti interrotti con Carlo V dopo la battaglia di Pavia; Napoli era da tempo oggetto di contesa tra Francia e Spagna; Francesco Maria Della Rovere, duca di Urbino, consolidava il suo dominio sul ducato dopo gli attacchi mossi da Leone X.

26. *nostro Signore*: Clemente VII, in quel tempo protettore dell'Aretino. Leone X gli era cugino e non «fratello».

27. *greco*: vino greco.

28. *Angela Greca*: cfr. sopra, atto I 14 1, n. 31.

29. *Beatrice*: v. sopra, scena 6 1, n. 13.

30. *Lorenzina, Madrama-non-vuole*: cfr. sopra, atto I 7 1, n. 16.

31. *farfalloni... brigantino*: sputi catarrosi da far stomacare l'equipaggio di un brigantino.

32. *ambrogie*: ambrosie, dolcezze.

33. *el barbieraio*: personaggio aretiniano, padre della Nanna (v. *Sei giornate*, *cit.*, pp. 9, 10, 11); forse il barbiere Spantino dell'*Ipocrito*, I 10 2.

34. *al cul di mio*: al cul di Dio (cfr. pure *Filosofo*, II 1 1).

35. *Antonio Lelio*: poeta satirico e autore di pasquinate nella Roma medicea, alloggiato nel Rione Parione (v. *Pasquinate romane*, *cit.*, p. 1038; E. PERCOPO, *Di Anton Lelio romano e di alcune pasquinate contro Leone X*, in «Giorn. stor. d. letteratura italiana», XXVIII (1896), fasc. 82-83, pp. 45-91; D. GNOLI, *Descriptio Urbis*, *cit.*, p. 93).

36. *visso*: vissuto.

37. *Gian Manenti*: cfr. sopra, Argomento 2, n. 48.

38. *la signora*: Camilla Pisana.

39. *Mefé*: per mia fé.

40. *strologa*: almanacca.

41. *giochi di verga*: coiti.

42. *servente*: servizievole.

43. *mi trapasso*: mi rendo sopportabile.

44. *Cesare*: forse Cesare De Gennaro, al quale l'Aretino indirizzò una lettera nel 1540 (v. *Lettere*, II 199).

45. *il successo suo*: le sue vicende.

46. *mastro Mercurio*: buffone della corte di Leone X (cfr. *Sei giornate*, *cit.*, p. 186).

47. *baione*: burlone.

48. *sozio*: amico, socio.

49. *messer Priapo*: sciocco; si allude ovviamente a messer Maco, desideroso di avere rapporti sessuali.

50. *Araceli*: la chiesa di Santa Maria d'Aracoeli, in Campidoglio.

51. *m'avete tolto la via*: mi avete risparmiato la strada.

52. *capiremo*: entreremo.

53. *Tinca Martelli*: personaggio storico non meglio identificato, esemplato certamente sul modello del soldato spaccone e vanaglorioso.

54. *ho... rimpadulare*: sono andato via con la mente.

55. *Ghaligut*: Calcutta.

56. *Giovan Maria Giudeo*: v. sopra, atto I 14 5, n. 41.

57. *mangiono con le gatte*: se ne stanno soli.

58. *logri*: logori.

59. *proposto*: proposito, argomento.

ATTO QUARTO

1. *Hyppograssus*: curiosa storpiatura del nome di Ippocrate; da rilevare che il Ponzetta, anche lui medico (per cui cfr. atto II 5 5, n. 20), era stato definito da Pasquino «Ipocrasso» (v. *Pasquinate romane, cit.*, p. 153).

2. *ecco... conferma*: una delle numerose edizioni tascabili del *Canzoniere*, diffusissime nel primo Cinquecento.

3. *favellami... in busse e 'n basse*: parlami in volgare, secondo l'uso corrente, e non in latino (cfr. *Sei giornate, cit.*, p. 60).

4. *Trans fabrilia fabri*: dall'oraziano «tractant fabrilia fabri» ('i fabbri maneggiano gli arnesi dei fabbri'; cfr. ORAZIO, *Epistole*, II 116).

5. *saresti... Bartolomeo Coglione*: saresti stato un valoroso soldato come Roberto Malatesta lo fu al tempo di Bartolomeo Colleoni, celebrato uomo d'armi.

6. *i*: ivi.

7. *a l'accursiesca e serapichesca*: alla maniera dell'Accursio e del Serapica (v. sopra, Argomento 3, n. 51).

8. *vi... mento*: vi prometto solennemente.

9. *soma*: carico.

10. *plusquam perfetti*: perfettissimi.

11. *quintadecima*: cfr. sopra, atto II 11 2, n. 52.

12. *Piemontese*: Caterina piemontese, cortigiana romana; nel

1526 alloggiava presso S. Lucia della Tinta (cfr. U. GNOLI, *Cortigiane romane*, *cit.*, p. 26).

13. *un... còrso*: mezzo boccale di vino corso.

14. *la catena*: la collana avuta da Parabolano (cfr. sopra, atto III 3 2, n. 9).

15. *Rienzo di Jacovello*: v. sopra, atto II 6 8, n. 38.

16. *docina*: dozzina.

17. *frascida*: fracida.

18. *mentoati*: citate, nominate.

19. *adverbio*: proverbio.

20. *Tigoli*: Tivoli.

21. *bugiardo... frappatore*: notevole il riferimento a BOCCACCIO, *Decameron*, VI 10 17: «egli è tardo, sugliardo e bugiardo; negligente, disubidiente e maldicente; trascurato, smemorato e scostumato»).

22. *Angelo de Cesis*: avvocato fiscale sotto Giulio II e Leone X (m. 6 febbraio 1528), padre del cardinale Paolo Emilio. A Roma dimorava nel Rione Ponte (cfr. *Pasquinate romane*, *cit.*, p. 1022; D. GNOLI, *Descriptio Urbis*, *cit.*, p. 64).

23. *partita*: partenza.

24. *non... quali*: non parlo senza perché.

25. *de la corte*: della legge, delle autorità.

26. *disse el Petrarca*: cfr. *Canz.*, CCXLIV 1.

27. *invento*: invenzione.

28. *dimostro*: dimostrato.

29. ⟨*oh*⟩*mei*: lamenti.

30. *trentuno*: «copulazione subita trentun volte di seguito da parte di altrettanti "trentunieri"» (v. *Sei giornate*, pp. 73-75 e Glossario dell'ediz. critica, *cit.*).

31 *a mezza gamba*: largamente.

32. *manica sua*: peggio per lui.

33. *Tu... grazia*: «dovresti esserne contento» (INNAMORATI).

34. *San Lorenzo extra muros*: San Lorenzo fuori le Mura; per *stazzon* v. sopra, atto III 2 3, n. 6.

35. *non è di peso*: non è seria.

36. *Corneto*: Tarquinia (in senso ironico).

37. *Cervia*: presso Ravenna (sempre nell'accezione ironica).

38. *mangiare con la gatta*: cfr. sopra, atto III 16 7, n. 57.

39. *fare vaglia*: compiere prodezze.

40. *interpetre*: interprete.

41. *aspettarà el corbo*: attenderà inutilmente.

42. *l'ho dietro*: lo ho a servizio.

43. *un tratto*: un piccolo sorso.

44. *magistrato di casa*: maestro di casa.

45. *cantarei di soprano*: «lo griderei ai quattro venti» (PETROC-CHI); oppure «mi converrebbe evirarmi piuttosto che accettare tale incarico» (INNAMORATI).

46. *Romanello Giudeo*: cfr. sopra, atto I 12 4, n. 28.

47. *cardinale Araceli in minoribus*: Cristoforo Numalio, detto l'Aracoeli (m. 1527). Generale dell'Ordine dei Minori, fu nominato da Leone X cardinale del titolo di S. Matteo il primo luglio 1517, poi trasferito a quello di Santa Maria d'Aracoeli.

48. *a la corte*: in nome della legge (v. sopra, n. 24).

49. *quattro... corda*: cfr. sopra, atto II 2 3, n. 10.

50. *Armellino*: cfr. sopra, Prologo 5, n. 16.

51. *referma*: rafferma.

52. *maestrice*: mastice, mastrice.

53. *vita... est*: «la prima invocazione è un frammento della preghiera *Salve Regina*, la seconda è un frammento dell'inizio del Vangelo di San Giovanni (cfr. I 14). Nella battuta seguente messer Maco esclama un frammento del *Pater noster* e uno del *Credo*» (INNAMORATI).

54. *visibilium et invisibilium*: palesemente e furtivamente (cfr. *Sei giornate*, *cit.*, p. 218).

55. *pestilenziali*: penitenziali (in senso ironico).

56. *Laudate pueri dominum*: v. *Salmi*, 113 (112) 1.

57. *O... oriente*: è il primo distico dello strambotto dell'atto II 12 1.

58. *inchiavellare*: possedere.

59. *de Chisi*: del Banco dei Chigi.

60. *destri*: acconci.

61. *Che... cacatori*: si gioca sull'equivoco di *destro* aggettivo e *destro* sostantivo.

62. *rompere doe lanze*: amoreggiare per due volte di seguito.

63. *campanelle*: «le campanelle imbasatrici» (per cui cfr. sopra, Prologo 6, n. 17).

64. *frate del Piombo*: allusione a fra Mariano Fetti, piombatore papale (v. sopra atto I 4 1, n. 14).

ATTO QUINTO E ULTIMO

1. *forse*: dubbio.

2. *monsignor di Ravenna*: Benedetto Accolti (cfr. sopra, atto III 7 2, n. 22).

3. *iudicio*: il Giudizio Universale.

4. *Marfisaccia*: «come spesso nell'A., gli appellativi scherzosi e spregiativi nascono da nomi dell'epica occidentale (Buovo d'Antona, Astolfo, ecc.)» (Petrocchi).

5. *darà*: capiterà.

6. *oriolo*: orologio.

7. *madonna Onesta*: in una lettera al marchese di Mantova l'Aretino parla di «M. Honesta consorte di quel ladro dell'Armellino» (cfr. *Pasquinate romane, cit.*, p. 1045). Una «Madona Honesta» albergava fino al 1527 nel Rione Borgo, lo stesso dell'Armellini (v. D. Gnoli, *Descriptio Urbis, cit.*, pp. 79, 80; cfr, pure Ugolini, *art. cit.*, pp. 10 sgg.).

8. *Gabriel Cesano*: letterato pisano (1490-1568), al quale Claudio Tolomei dedicò *Il Cesano* (v. *Ragionamento delle corti, cit.*, p. 18).

9. *Ioanni Tomaso Manfredi*: inviato a Roma della duchessa Eleonora d'Urbino.

10. *vescovo di Cremona*: Pietro Accolti, zio di Benedetto jr. (per

cui v. sopra, atto III 7 2, n. 22), sostituì il nipote al governo vescovile di Cremona dal 1524 al 1529.

11. *Datario e Ravenna*: Giovanni Matteo Giberti (1495-1543), vescovo di Verona e datario di Clemente VII. Promosse attivamente l'avvio della Riforma cattolica e fu il bersaglio di violenti attacchi dell'Aretino, che lo accusava di diffamarlo dinanzi al pontefice. Armò la mano di Achille della Volta per attentare alla vita dello scrittore (cfr. *Sei giornate, cit.*, p. 219; *Lettere*, I 40, 190, 254, ecc.); per *Ravenna* v. sopra, n. 2.

12. *guarda e passa*: di chiara derivazione dantesca (cfr. *Inf.*, III 51).

13. *poltro*: poltrone.

14. *spasseggiatevi*: andate a passeggio.

15. *benigna stella*: v. PETRARCA, *Canz.*, CCXL 11.

16. *labia*: labbra.

17. *avessi... cani*: facessi una brutta fine.

18. *Seggio Capuano*: uno dei più antichi fra i cinque *Seggi* in cui era raggruppata fin dal '300 la nobiltà napoletana (Cfr. *Sei giornate, cit.*, p. 182 e, avanti, *Pronostico*, XXVII 2).

19. *Campo Salino*: possedimento papale alle foci del Tevere, presso Fiumicino, rinomato per le saline.

20. *farli la credenza*: cfr. sopra, atto I 9 2, n. 20.

21. *scempio*: scemo.

22. *ciambellotto*: pelle di cammello.

23. *tinello*: la mensa per cortigiani e servitori.

24. *un... braccio*: un uomo talmente valoroso.

25. *sevo*: sego.

26. *pane di smalto*: pane indurito.

27. *la... Luca*: la vacca (in senso ironico), tenendo conto che il simbolo di san Luca è proprio il toro.

28. *l'imprincipio*: l'inizio del mondo.

29. *liscia*: lisciva.

30. *navoni e cucuzze*: specie di cavoli e zucche.

31. *ristorono*: ricompensano.

32. *provatura*: cacio.

33. *un caldo... sporcherie*: «un tanfo denso prodotto da quel sudiciume» (INNAMORATI).

34. *annoverate*: maneggiate.

35. *Giuliano Leni*: astrologo e crapulone della corte di Leone X. Di origine fiorentina, fu conclavista del cardinale Orsini e amico del Bramante (v. *Pasquinate romane, cit.*, p. 1038).

36. *ufficiali*: cortigiani.

37. *sfranciosati*: sifilitici.

38. *Veneri*: venerdì.

39. *miseria*: avarizia.

40. *scalco*: cameriere, maestro di tavola.

41. *remidiare*: rimediare.

42. *Filippo Adimari*: nobile fiorentino, giunto a Roma con Giulio de' Medici.

43. *Marco Bracci*: gentiluomo fiorentino, buffone della corte di Leone X, morì a Roma il 30 settembre 1551 (cfr. *Ragionamento delle corti, cit.*, p. 133; *Pasquinate romane, cit.*, p. 155; e la voce di R. ZAPPERI nel *Dizionario Biografico degli Italiani*, Roma 1971, vol. XIII, pp. 616-18).

44. *Marticca*: cortigiana romana (v. *Il piacevole ragionamento de l'Aretino, nel quale il Zoppino fatto frate, e Ludovico puttaniere trattano de la vita e de la genealogia di tutte le cortigiane di Roma*, in P. A., *I Ragionamenti*, a cura di D. CARRAROLI, Lanciano 1914, pp. 228, 244).

45. *Francesco Tornabuoni*: nobile fiorentino, trasferitosi a Roma sotto Leone X.

46. *asentatori*: adulatori.

47. *poltrona*: ribalda.

48. *gioventudini*: scappatelle giovanili.

49. *rifarti*: compensarti.

50. *ringrandita*: nobilitata.

51. *Lorenzo Cybo*: condottiero pontificio (1500-1549), fratello

del cardinale Innocenzo, fu marchese di Massa e conte di Ferentilla. Sposò Ricciarda Malaspina, il cui carattere fiero e perverso generò aspri dissensi familiari (cfr. *Pasquinate romane, cit.*, p. 1027).

52. *Palazzo*: il palazzo del papa.

53. *Isopo*: Esopo.

54. *Poggio*: l'umanista Poggio Bracciolini (1380-1459), autore del *Facetiarum liber*.

55. *sguazzare*: godersela, spassarsela.

56. *guasto*: segnato, pazzo.

57. *Pattolo*: il fiorentino Bartolomeo Pattolo, poeta della corte di Leone X; compose l'*Orchessa*, curiosa operetta (oggi perduta) disprezzata dai contemporanei (cfr. *Ragionamento delle corti, cit.*, p. 108; *Pasquinate romane, cit.*, p. 1049).

58. *nostro*: dei nostri.

59. *cronichista*: storico.

60. *Bucefalas*: Bucefalo, il cavallo che accompagnò Alessandro nella spedizione asiatica.

61. *alicorno*: liocorno.

62. *Soderino*: il cardinale Francesco Soderini (1453-1524), il cui stemma cardinalizio riproduceva tre teschi di cervo d'argento posti di fronte, e sormontati dalle chiavi (v. A. CIACONIO, A. VICTORELLO, F. UGHELLO, *Vitae et Res gestae Pontificum romanorum et S.R.E. Cardinalium*, Romae 1635, vol. II, col. 1340). Venne coinvolto nella congiura del Petrucci.

63. *Santa Maria in Portico*: Bernardo Dovizi da Bibbiena, letterato e diplomatico (1470-1520). Fu nominato da Leone X cardinale del titolo di Santa Maria in Portico (ora Santa Maria in Campitelli, nel Rione Ripa, già di Santa Galla, in via della Bocca della Verità) dal 23 settembre 1513 al 9 novembre 1520. La sua arma cardinalizia era costituita da due cornucopie incrociate colme di fiori (forse girasoli), e due lettere A C (cfr. CIACONIO, *Vitae..., cit.*, vol. II, col. 1407).

64. *starò in cervello*: sarò prudente.

65. *fare... reputacione*: darmi più contegno.

66. *goffa*: sciocca, strana.

67. *a ponte Sisto*: v. sopra, atto I 16 2, n. 50.

OPERA NOVA

INTRODUZIONE

Stampata a Venezia nel 1512, l'*Opera nova* tramanda un certo numero di sonetti, strambotti, epistole, barzellette, una disperata e un'egloga: si tratta di composizioni a carattere spiccatamente erudito, che rappresentano una importante testimonianza, la più arretrata nel tempo, della produzione in versi di Pietro Aretino.

Primo a occuparsi di questa singolare operetta fu, nel 1878, Alessandro D'Ancona,[1] ma spetta ad Alessandro Luzio il merito di averne inoppugnabilmente provato la paternità aretiniana.[2] Successivamente, a parte una fugace citazione di Eugenia Levi, bisognerà attendere i fondamentali contributi critici dell'Innamorati e di Paul Larivaille,[3] decisivi per l'esatta raffigurazione dell'ambiente perugino in cui maturò l'*Opera nova*.

[1] V. A. D'ANCONA, *La poesia popolare italiana. Studj*, Livorno 1878, p. 135 (e poi la seconda edizione accresciuta: Livorno 1906, p. 160).

[2] Cfr. A. LUZIO, *Pietro Aretino nei suoi primi anni a Venezia e la Corte dei Gonzaga*, Torino 1888, pp. 109-10.

[3] V., nell'ordine di citazione, E. LEVI, *Dell'unica e rarissima edizione degli Strambotti alla Villanesca di M. Pietro Aretino*, in «La Bibliofilia», a. XI 1909, disp. 1-2, pp. 29-30; G. INNAMORATI, *Pietro Aretino. Studi e note critiche* (in copertina *Tradizione e invenzione in Pietro Aretino*), Messina-Firenze 1957, pp. 93-123 (alle pp. 105-6, 108-18, 120, riporta numerose campionature testuali dell'*Opera nova*, che nell'edizione qui approntata corrispondono rispettivamente a: ⟨*Ai lettori*⟩; I; III 1-4; IV; VIII 1-2, 5-6; IX 1-6; XI 7-8; XII 1-3; XX 1-6; XXI 1-4; XXVI; XLIX 1-2; LVII; LXI; LXII 1-6; LXIII; LXV; LXVII 1-4; LXVIII 1-4; LXIX 1-18; LXXI 1-3); P. LARIVAILLE, *Pietro Aretino fra Rinascimento e Manierismo*,

L'Aretino giunse a Perugia verso il 1506-1507,[4] e non si conoscono i veri motivi che lo spinsero a fuggire dalla natia Arezzo. La denuncia (con qualche mordace sonetto?) dello squallido traffico delle indulgenze, oppure la sua indole già viziosa e scapigliata, gli alienarono forse l'appoggio dei potenti concittadini.[5] Probabilmente riceveva una pensione dai Bacci, indubbiamente scarsa però se, come sembra, accettò di soddisfare a pagamento le voglie sodomite di un notaio perugino.[6] Nel vivacissimo capoluogo umbro frequentò gli ingegni più fervidi, si accostò attivamente alle botteghe d'arte, arricchì notevolmente il proprio bagaglio culturale. Nell'arco di quasi dieci anni — tanto durerà il suo soggiorno perugino —, intreccerà rapporti amichevoli con molti esponenti della *élite* letteraria cittadina, rapporti che continueranno in molti casi per tutta la vita.[7] Basterà citare Francesco Bontempi (sul quale mancano però informazioni attendibili), Francesco

trad. it., Roma 1980, pp. 23-35 (a p. 31 pubblica i vv. 68-70 dell'Egloga LXXIV e lo strambotto IV). Si ricordano infine, per completezza d'informazione, i rapidi appunti di E. HUTTON, *Pietro Aretino. The Scourge of Princes*, London 1922, pp. 13-16; J. HÖSLE, *Pietro Aretinos Werk*, Berlin 1969, pp. 36-39 (alle pp. 38-39 pubblica lo strambotto XXI e parte del sonetto LXVIII), e l'art. di F. UGOLINI, *Amor di Perugia in Pietro Aretino*, in «Annali Università per Stranieri» di Perugia, I 1981, pp. 141-60 (alle pp. 159-60 pubblica il sonetto LVII).

[4] In una lettera del giugno 1548 (cfr. *Lettere*, IV c. 286), Aretino stesso parla dei suoi trascorsi poetici a Perugia accaduti «più di quaranta anni» prima. Del resto, del periodo perugino, egli conserverà sempre un piacevole ricordo (v. ancora *Lettere*, I 62; IV c. 183; V cc. 134r, 278r. 304v; VI c. 169r; ma cfr. anche G.M. MAZZUCHELLI, *La vita di Pietro Aretino*, Padova 1741, pp. 12-14).

[5] V. A. GRAF, *Un processo a Pietro Aretino*, in *Attraverso il Cinquecento*, Torino 1926, p. 80; e LARIVAILLE, *op. cit.*, pp. 24-25.

[6] Cfr. ancora LARIVAILLE, *op. cit.*, p. 24.

[7] Sull'ambiente letterario perugino con il quale ebbe relazioni l'Aretino sono ancora validi gli studi di A. SALZA, *Francesco Coppetta dei Beccuti poeta perugino del sec. XVI*, in «Giorn. stor. della letteratura italiana», suppl. num. 3 1900, pp. 19-27; e I. BALDELLI, *Correzioni cinquecentesche ai versi di Lorenzo Spirito*, in «Studi di filologia italiana», vol. IX 1951, pp. 55-56. Ma cfr. particolarmente F. UGOLINI, *art. cit.*, p. 141 sgg.

Buoncambi, Giovan Battista Caporali detto Bitte, Carubino di Benedetto, Gian Bernardino Cusse, un certo Friano, Antonio Mezzabarba, Giulio Oradini, Luca Alberto Podiani, Tino Ramazzani, Lelio Torello; e si dovrà aggiungere anche Agnolo Firenzuola, dal 1516 svogliato studente a Perugia.[8] Più volte, nel suo nutrito epistolario, Aretino rievocherà con nostalgia quelle esperienze che si riveleranno particolarmente significative per la sua futura formazione artistica e spirituale. Si legga, per l'appunto, il seguente brano, tratto da una missiva diretta proprio al Caporali, del 3 agosto 1537:

(...) E voglio, ora che si avicinano i giorni più brevi e le notti più lunghe, che il vostro Vitruvio sia la mia lezione: quanto ne leggerò, tanto mi starò con voi. E così sentirò rinovarsi nel mio core la memoria de i ragionamenti che solevamo fare, vivendo già Friano, dolcissimo nostro trastullo, nel petto del quale Amore sempre teneva sculpito qualche nuovo ganimede; onde si riduceva a cantare le sue passioni in egloghe, rinegando la fede quando ne l'udire i suoi versi non si esclamava con gesti stupidi (*Lettere*, I 170).

Probabilmente dovette esercitarsi nella legatoria (ma non è documentato), e quasi certamente in pittura.[9] Intorno al 1511 affidò alcuni suoi manoscritti a un editore perugi-

---

[8] V. essenzialmente ARETINO, *Lettere*, I 62 (Buoncambi); I 170 (Caporali, sul quale si veda pure il profilo biografico tracciato da P. SCARPELLINI nel *Dizionario Biografico degli Italiani*, vol. XVIII, Roma 1975, pp. 683-85); IV cc. 189v-190r (Carubino di Benedetto); III c. 130 (Cusse); II 395 e III cc. 129v-130r (Oradini); IV cc. 152v-153r (Torello). Sul Firenzuola e i suoi rapporti con Pietro (che ricorderà le «giovenili piacevolezze» vissute insieme a Perugia in una lettera allo stesso Firenzuola del 26 ottobre 1541: v. *Lettere*, II 290) cfr. particolarmente G. FATINI, *Agnolo Firenzuola e la borghesia letterata del Rinascimento*, Cortona 1907, p. 6.

[9] Cfr. «Archivio storico dell'arte», a. II 1889, fasc. VII, pp. 310-11; U. GNOLI, *Pittori e miniatori nell'Umbria*, Spoleto 1923, p. 247; e le *Lettere sull'arte di P.A.*, commentate da F. PERTILE, a cura di E. CA-

no (forse dei Cartolari), il quale, come spesso accadeva in quel tempo, si serviva di uno stampatore veneziano. E nel gennaio del 1512 usciva, per i tipi dello Zoppino, l'*Opera Noua del Fecundissimo Giouene Pietro Pi/ctore Arretino zoe Strambotti Sonetti/Capitoli Epistole Barzellete &/una Desperata*.[10] Il titolo (*Opera nova*) non è una novità per l'editoria italiana del primo Cinquecento. Molte sillogi poetiche, anche di prestigiosi letterati dell'epoca (come ad es. il Calmeta),[11] recano all'inizio la stessa dicitura. La difficoltà, semmai, consiste nell'interpretare correttamente il significato di *Opera nova*, caso per caso:

MESASCA Milano 1960, vol. III, to. 1, pp. 129-32. Il Mazzuchelli (*op. cit.*, p. 13) riferisce l'aneddoto secondo il quale l'Aretino avrebbe disegnato tra le mani della Maddalena — un dipinto che rappresentava la donna ai piedi del Cristo, posto in una piazza perugina — un liuto. Nell'*Opera nova* c'è un sonetto dedicato proprio alla Maddalena (v. avanti, LXVI). Sugli scritti d'arte e sulle relazioni dell'Aretino con la pittura cfr. invece M. POZZI, *Note sulla cultura artistica e sulla poetica di Pietro Aretino*, in «Giorn. stor. della letteratura italiana», vol. CXLV 1968, fasc. 450-451, pp. 293-322 (poi in *Lingua e cultura del Cinquecento. Dolce Aretino Machiavelli Guicciardini Sarpi Borghini*, Padova 1975, pp. 23-47, num. 7 dei «Quaderni del Circolo filologico linguistico padovano»); e L. VENTURI, *Storia della critica d'arte*, Torino, 1974⁵, pp. 111-13, 118-20.

[10] Assai frequenti erano, ad. es., i rapporti tra Girolamo Cartolari (sul quale cfr. la voce di P. VENEZIANI nel *Dizionario Biografico degli Italiani*, vol. XX, Roma 1977, pp. 806-7) e lo stesso Nicolò De Rossi di Aristotele da Ferrara detto lo Zoppino (libraio ed editore in molte città italiane, noto soprattutto a Venezia dove esercitò dal 1508 al 1544, stampando numerosi libretti di carattere popolare: v. F. ASCARELLI, *La tipografia cinquecentina italiana*, Firenze 1953, pp. 41, 176; e A. QUONDAM, *La letteratura in tipografia*, in AA. VV., *Letteratura italiana. Produzione e consumo*, Torino 1983, vol. II pp. 639-41, 657, 663). Per le loro comuni imprese editoriali si rinvia a G.B. VERMIGLIOLI, *Biografia degli scrittori perugini*, Perugia 1829, to. I, parte II, p. 295; A. ROSSI, *L'arte tipografica in Perugia durante il secolo XV e la prima metà del sec. XVI. Nuove ricerche*, Perugia 1868, pp. 42-60 (per i *Documenti* allegati in appendice cfr. le pp. 38-72); e BALDELLI, *art. cit.*, pp. 54-55. Da aggiungere, comunque, che l'Aretino stamperà ancora presso lo Zoppino i tre canti della *Marfisa* nel 1537.

[11] V. l'*Opera nuova de Vincenzio Calmeta, Lorenzo Carbone, Orfeo mantuano et Venturino da Pesaro et altri auttori: Sonetti-Dialoghi*

'opera stampata per la prima volta', oppure 'opera nuovamente stampata'? Trattandosi dell'unica testimonianza giovanile aretiniana pervenuta, e considerato che lo scrittore non parlerà mai in futuro dei suoi esordi letterari — non certo esaltanti —, si dovrà probabilmente convenire con la prima ipotesi.

L'opuscolo (ventiquattro carte in tutto) comprende settantotto poesie così ripartite: cinquantasei strambotti (I-XX di prevalente carattere amoroso; XXI-XXV sul tempo; XXVI-XLIII sulla morte; XLIV-LVI sulla notte, con un breve ritorno al tema dell'amore nelle ottave LIII-LVI), dodici sonetti (dopo il LVII, di viva ammirazione per il «maestro» e amico Francesco Bontempi dal «terso latino», nei LVIII-LX l'Aretino riprende a trattare dell'amore; nei LXI-LXII e poi LXV-LXVIII si diffonde in alcune considerazioni politiche e moralistiche; ritorna all'amore nei LXIII-LXIV), quattro capitoli ternari (LXIX-LXX ancora sulla notte, LXXI sulla morte, LXXIII sulla donna amata), una disperata (LXXII sulla morte), un'egloga dialogica (LXXIV sull'amore) e quattro barzellette (LXXV sulla fortuna, LXXVI sulla ineluttabilità del destino e la morte, LXXVII sulla pace, LXXVIII sul fato e sulla libertà dell'uomo di amministrarsi la vita). Un breve prologo in prosa di saluto ai lettori — dai toni garbatamente ironici, tra l'improvvisazione e la giusta misura retorica — apre invece la raccolta, un'anticipazione quasi, ridotta ma significativa, del grande equilibrio formale che avrebbe raggiunto nelle *Lettere*. La sistemazione delle liriche, nonostante gli evidenti refusi tipografici e la punteggiatura spesso scorretta, appare nel complesso ben studiata. Si può anzi notare che l'opera è suddivisa in due parti, la prima comprendente gli strambotti (cioè i due terzi dei componimenti, esercizi brevi ed elementari), la secon-

---

a la vilanesca-Capitoli-Epistole-Strambotti. Stampata in Venezia per Zorzi di Rusconi. Nel MDVII a di XVIII Februario (cit. in L. MAZZELLA, *Per un'edizione delle rime di V. Calmeta*, Lecce 1981, p. 16).

da i sonetti e tutto il resto (composizioni più lunghe e im-pegnative).

Le fonti dell'*Opera nova* si potrebbero cercare un po' in tutta la tradizione letteraria lirico-cortese riassunta magistralmente dal *Canzoniere* petrarchesco, quella tradizione che nel primo quarto del sec. XVI, come è noto, avrebbe ricevuto dal Bembo la consacrazione a lingua poetica ufficiale.[12] L'Aretino si inserisce perfettamente nel vasto panorama della lirica prebembiana, ridotta sotto l'unità di misura del petrarchismo, in cui operarono alcuni tra i più importanti e fortunati rimatori del Quattrocento: il Cariteo, Serafino Aquilano e Angelo Poliziano. Proprio dall'Aquilano, poeta estemporaneo eppur raffinato, mondano e cortigiano,[13] egli attinge copiosamente specie dagli strambotti e dalle rime sparse (se ne vedano i riscontri nel testo a I 1; VIII; XIX 1-2; XXI; XXII; XXIV; XXXI; XXXVII; XLIV; XLVIII 6; LI 7; LIII; LVIII 2; LIX; LXII 1; LXIII 8; LXV 1; LXVII 1; LXIX 10-12; LXXII 32; LXXIV 22, 48, 62-63, 65-68, 70, 73). Non solo, ma nei suoi confronti l'Aretino nutrirà sempre stima e ammirazione.[14] Particolarmente

---

[12] Numerosi sono infatti i riferimenti all'opera del Petrarca, *Trionfi* compresi (cfr. I 1-2, 6-7; IV 1; VII 1-3; XI 1-6; XVI 3-4; XXV 1; XXVI 7-8; XXXIX 3; XLI 5-7; XLII 1-2, 4; XLIV 1-4; XLVII 2; XLVIII 1,6; XLIX 4; L 1; LII 7; LVII 1-2; LVIII 13; LIX 10-11; LXII 2, 14; LXIII 8; LXIV 4; LXIX 41-42; LXX 1; LXXI 66; LXXIII 3; LXXIV 5, 33, 48, 57; LXXV 1-4, 9, 34; LXXVI 1, 9, 36).

[13] Cfr. V. CALMETA, *Vita del facondo poeta vulgare Serafino Aquilano*, in M. MENGHINI, *Le Rime di Serafino de' Ciminelli Dall'Aquila*, vol. I, Bologna 1894 (1896), p. 15: «(...) Tutti li soi concetti furno d'avere in vita nome e celebrazione, ancora che solo tra mediocri e plebei di sé fusse restato il rumore; ebbe in conseguirlo somma felicità, rendendo di sé grande espettazione in ogni loco dove andare li accadeva». Cfr. pure A. ROSSI, *Serafino Aquilano e la poesia cortigiana*, Brescia 1980.

[14] Cfr. ARETINO, *Sei giornate*, a cura di G. AQUILECCHIA, Bari 1969, p. 212; *Ragionamento delle Corti*, a cura di G. BATTELLI, Lanciano 1923, pp. 36-37: «La Corte, recatosi in dispetto il Sarafino, in quel tempo d'ingegno, di maniera e di discrezion rara, amato in Roma, desiderato in Italia e laudato da i dotti, gli antiponeva un cane al quale mangiando faceva far luogo, comandandogneli col cenno, e spregiando il

rilevanti sono certi stilemi poetici, forse anche mediati, rin-
tracciabili in Arsochi (LXXIV 71-73), Giusto De' Conti
(XLIX 4; LXIII 8), Boiardo (I 1; IV 3-4; XLIV 1-4; LIX 10-11;
LXIX 1, 3, 9; LXXV 1-4), Lorenzo il Magnifico (⟨*Ai
lettori*⟩, 3, 10-11; VII 1-3; XLIV 1; LXXII 39), Poliziano
(XVII; XLIV 1-4; XLIX 4; LIII), Sannazaro (XXVI; LXVII 1;
LXXIII 34; LXXIV 89), Tebaldeo (XIV 1-2), Panfilo Sasso
(VIII; LXIX 41-42), ma anche Calmeta (LXVII 1), Dante
(XVIII 4, 8; XLIII 2; LXII 1-2, 4; LXIV 2; LXXI 4-5, 17), fino
agli antichi bestiari medievali (XIII; LXIII 8; LXXI 71). Per
completezza d'informazione andranno citati ancora i rin-
vii a Ovidio (⟨*Ai lettori*⟩, 10-11; III 1-4; XIII; XXXVIII 1-6;
XLIV 1-4; LIII 1; LXII 2; LXV 5-6), a Properzio (⟨*Ai lettori*⟩,
10-11; XVII 5; XXXVIII 1-6), e a Virgilio (XVI 3-4 n.; LXXIV
68 n.).

Presentando forme tipiche, nonché alte, dello stile petrarchesco (le metafore della nave in tempesta, della donna nemica, del fuoco e del ghiaccio, dell'alloro, della vanità dell'esistenza umana), l'*Opera nova* offre complessi-
vamente un repertorio di immagini poetiche monotone e
quasi ripetitive. Dall'amore al tempo, dalla notte alla morte, ogni argomento è trattato con sufficiente mestiere, spesso con notevole erudizione, ma alla fine il testo risulta privo di ispirazione poetica, anche se corredato delle più ar-
tificiose ed elaborate tecniche stilistiche e metriche della
retorica quattro-cinquecentesca. Stabilendo un confron-

suo comporre ed il suo cantare, non consentiva che egli poco meno che
in camiscia, stesse con la infinità de i Principi che lo chiamavano»; *Scritti
scelti di P.A.*, a cura di G.G. FERRERO, Torino 1976 (dalla lettera a Nicolò Franciotto del luglio 1550), pp. 958-59: «Certo è che non altrimenti furono ai dì loro valenti uomini Bartolomeo da Bergamo e Gattame-
lata che sieno stati ai tempi nostri Francescomaria e Giovanni de' Medici. Niente di meno, la fama, nel divulgare i gesti degli uni e degli altri,
ci fa una gran differenza. Io sono entrato in cotal comperazione per venire al caso del Tibaldeo e del Sarafino, né più né manco laudati ne la
età che vissero, che si laudino dal presente secolo il Sanazaro e il Bembo. Imperò che quegli seguitarono gli andari de alora, e questi han se-
guitato i modi di già».

to con quella che sarà in futuro la personale evoluzione del gusto letterario aretiniano — la sua contraddittoria avversione per ogni tradizionale forma letteraria in generale e petrarchesca in particolare —,[15] questa prima opera, pur riuscendo sostanzialmente piatta, si configura tuttavia come una laboriosa palestra letteraria, in cui il giovane Aretino affina le proprie armi poetiche.

[15] Sull'antipedantismo e la poetica dell'Aretino v. l'ancor valido saggio di G. Petrocchi, *Pietro Aretino tra Rinascimento e Controriforma*, Milano 1948, pp. 86-88, 104-20; ma cfr. anche, tra i numerosi e recenti contributi aretiniani, N. Borsellino, *Pietro Aretino e i poligrafi del consumo librario*, in *La letteratura italiana. Storia e testi*, dir. da C. Muscetta, il Cinquecento, Bari 1974, vol. iv, to. 1, pp. 548-73, 667-69, e Larivaille, *op. cit.*, pp. 371-96.

NOTA AL TESTO

L'esemplare consultato, il solo attualmente a disposizione degli studiosi, apparteneva ad Apostolo Zeno, ed è ora conservato presso la Biblioteca Nazionale Marciana di Venezia (segn.: Misc. 2441.2, già Misc. in 12°, 129). Ecco la descrizione:

Opera Noua del Fecundissimo Giouene Pietro Pi / ctore Arretino zoe Strambotti Sonetti / Capitoli Epistole Barzellete & / una Desperata. // (nella xilografia che segue è raffigurato un uomo inginocchiato che è incoronato poeta da una donna, alla presenza di altri quattro personaggi, due uomini e due donne). //

A c. ⟨24⟩r: Impresso in Venetia per Nicolo Zopino. / Nel. M.CCCCC.XII.Adi.XXII. / De Zenaro. //

In 8°, cm. 14 × 10, cc. 24 non cartolate, car. rom., 28-30 versi per pagina, segnat.: A_4-F_4.

Miscellanea di poesie volgari — anche se a c. ⟨1⟩v compare una premessa al lettore in prosa —, tramanda cinquantasei strambotti, dodici sonetti, quattro capitoli, una disperata, un'egloga dialogica e quattro barzellette, per un totale di settantotto componimenti.

Il frontespizio (c. ⟨1⟩r) reca in alto al centro e in calce il numero 2, vergato a penna da mani diverse in epoche differenti; numerata ancora a penna, anticamente in alto a destra, la c. ⟨24⟩r, bianco il verso.

L'esemplare marciano è descritto sommariamente da V. MASSÉNA (D'ESSLING), *Les livres à figures vénitiens de la fin du XVe siècle et du commencement du XVIe*, Florence-Paris 1909, vol. III, p. 243.

Nella trascrizione si sono adottate le seguenti norme:

— distinzione di *u* e *v* secondo l'uso moderno;
— eliminazione dell'*h* etimologica o pseudoetimologica (*hebbe*, III 3; *perhò*, IV 4; *havere*, VIII 2; *herbe*, XI 3; *hom*, XV 1; *hor*, XXV 1, ecc.), anche nei digrammi *ph* e *th*, resi rispettivamente con *f* e *t* (*triumphi*, *epitaphi*, *amphiteatri*, XXI 2-4; *theatri*, XXI 2; *thesoro*, XL 4; *Philomena*, XLIV 1; *Phebo*, LI 2; *Orpheo*, LXV 1); e ancora nel nesso *ch* davanti alle vocali *a*, *o*, *u* (*troncha*, I 4; *barcha*, I 4; *alchun*, II 2, ecc.). La *h* è stata invece ripristinata nelle forme del verbo *avere* che la conservano nell'uso moderno, e in alcune esclamazioni (*deh*, *ahi*);
— inserimento di *h* diacritica dopo *g* davanti a vocale per rendere il suono velare (*pregi*, IV 6; *lusinge*, LXXIII 65);
— eliminazione della *i* con valore diacritico per rendere il suono di *c* e *g* palatale davanti a vocale (*ciessa*, IV 4; *escie*, XXXVII 2; *porgie*, LXXIII 65; *quercie*, LXIX 15; LXXIV 61; *orticiel*, LXXIV 62);
— ammodernamento del nesso palatale *lgl* in *gli* (*nelglí*, XVI 1);
— sostituzione di *n* a *m* davanti alla labiodentale *f/ph* (*triumphi*, XXI 2; *amphiteatri*, XXI 4);
— ammodernamento dei nessi latineggianti *bs* (*obscur*, XV 5 e XXIII 7; *obstaculo*, LXXIV 24), *ct* (*suiecta*, ⟨*Ai lettori*⟩, r. 3; *fructi*, V 2; *lucti*, V 6; *specto*, VIII 8, ecc.), *gd* (*Magdalena*, LXVI 2), *mn* (*sommo*, LXXIII 26), *mpt* (*Redemptore*, LXXI 58), *ns* (*monstra*, VIII 4 e LIX 7, ecc.), *pt* (*Egipto*, XIII 5; *ciptade*, LXXII 55), *xc* (*excede*, LXIV 7; *excelso*, LXV 13); riduzione di *x* etimologico o paraetimologico a *s* e, se intervocalico, a *ss* (*exaudisce*, II 6; *expresso*, XXXVIII 7; *exercitio*, XLV 2, ecc.);
— conservazione della finale *ii* nel plurale dei nomi uscenti in *io* (*salsamentarii*, ⟨*Ai lettori*⟩, r. 18; *varii*, LXXII 9; *rii*, LXXV 55; *officii*, LXIX 33; ma non per *ochii*, LXXIII 7);

— modernizzazione della forma *ce* in *ze* (nel titolo *Barcelletta*, LXXV e LXXVIII, uniformando alla più corretta *Barzelletta* di LXXVI e LXXVII), *tj* in *zi* (*patiente*, VII 6; *difitio*, XXII 4; *exercitio*, XLV 2, ecc.);

— riduzione di *y* a *i* (*ahy*, XXXII 1; *martyr*, LIV 7; *Yesù*, LXI 4, ecc.);

— riduzione di *&* a *e* nei pochi casi riscontrati (attenendosi all'uso generalizzato di *e* nel testo);

— adeguamento alla grafia corrente delle consonanti di grado medio-forte (*fuggitte*, XLIII 5; *vitta*, LXXII 96);

— conservazione dei rari fenomeni fonosintattici (*a.llei*, XXIX 4; *e.ll'epitaffio*, LXXIV 121; *e.rricetto*, LXXVIII 16); si è rispettata anche la nasale bilabiale *m* sostitutiva dell'alveolare *n*, sempre per fonosintassi (*im-pianto*, III 5; *com-punti*, IX 6; *'m-pena*, XI 7; *im-petto*, LXXIV 74);

— conservazione di tutti i raddoppiamenti e gli scempiamenti, anche se solo grafici. Le integrazioni sono state segnalate con parentesi aguzze (⟨ ⟩);

— regolarizzazione della grafia di *celo* (IX 1; XXXIX 5; LXXII 23) e *ceco* (XX 1; XLII 4) secondo l'uso moderno;

— sono stati trascritti con grafia unita avverbi e locuzioni del tipo *almanco*, *alquanto*, *benché*, *ingratitudine*, *intorno*, *malasorte*, *orsù*, *purché*; e conservata la grafia analitica solo in casi come *già mai*, *a pena*, *a ciò*, *sol tanto* (giustificato dal contesto di LXX 9);

— sono state divise le parole, sciolte le abbreviazioni, sia di tipo tachigrafico (*p* con l'asta tagliata per *per* o *pre*; *q* con il titolo o seguita da un *3* arabico per *que* (ad es. *q(ue)sto*, LXIX 2; *adonq(ue)*, LIV 7), *q̈* per *qua* (LXXIV 1); la nota *9* per *con*: *(con)cetto*, LXXVIII 10; *(con)cede*, LXXVIII 22; *ö* per *o(m)*, XXVIII 6; *chl* con l'*h* tagliata per *ch(e) 'l*, XLVII 5; «titolo» per *n* o *m*, ma anche per *e*, *is*, *ost*), sia quelle usuali nella tipografia cinquecentesca: S. D. = *Salutem Dicit*; P. P. AR. = *Pietro Pittore Arretino*;

— sono stati emendati alcuni refusi: *novicella* in *navi-*

cella (I 6), *il l ciel* in *il ciel* (XIII 1), *ore* in *ora* (XXXI 6), *ha* in *a* (XXXVI 4), *vol* in *sol* (LIV 14), *piante* in *pianti* (LX 11), *doglia* in *doglie* (LXVII 11), *benigno* in *benigna* (LXX 8), *esmanco* in *esmanca* (LXX 13), *casto* in *casso* (LXXI 3), *cani* in *cavi* (LXXII 34), *porta* in *potra⟨i⟩* (LXXIII 24), *aspestrico* in *alpestrico* (LXXIV 49), *Barzellctta* in *Barzelletta* (LXXVII, tit.), *Preseguendo* in *Perseguendo* (LXXVII 23);
— l'interpunzione, e così l'uso della maiuscola e della minuscola, non di rado sovrabbondante, sono stati sfoltiti e aggiornati per dare una più limpida scorrevolezza al testo. Soprattutto il diffuso «due punti», che spesso apre una proposizione secondaria, oppure segna pause inefficaci e inutili, è stato sostituito qua e là dalla semplice virgola.

— Molto ardua, per non dire impossibile, si è rivelata la riequilibratura dell'assetto metrico di numerosissimi endecasillabi, per lo più ipometri. Intendendo soprattutto conservare l'opera nella sua integrità, e non potendo discernere con certezza la «mano» del tipografo da quella dell'autore, si è preferito perciò limitare gli interventi diretti al minimo indispensabile, sempre in funzione di una moderna e intelligibile fruizione del testo. Si veda, per questi motivi, la seguente tavola metrica (comp. I-LXXVIII):

1. *Barzellette* in forma di ballata tipica. Ripresa *xyyx*. Stanze di due piedi *ab.ab* e volta *bccx* (4) LXXV-LXXVIII.

2. *Capitoli* ternari
ABA.BCB.CDC... XYX.YZY.Z (4) LXIX-LXXI, LXXIII.

3. *Disperate* in capitolo ternario
(1) LXXII.

4. *Egloghe* dialogiche in capitolo ternario con versi sdruccioli
(1) LXXIV.

5. *Sonetti* con quartine a rima incrociata (ABBA.ABBA) e terzine a due rime alternate (CDC.DCD)

(9)   LVII, LIX-LXI, LXIII-LXV, LXVII-LXVIII.

6. *Sonetti caudati* con quartine a rima incrociata (ABBA.ABBA) e terzine a due rime alternate (CDC.DCD), con coda di tre versi (*d*EE)   (3)   LVIII, LXII, LXVI.

7. *Strambotti* in ottava rima
AB.AB.AB.CC.   (56)   I-LVI.

Per la storia dello *strambotto* e della *barzelletta* si rinvia all'ottimo W.TH. ELWERT, *Versificazione italiana dalle origini ai nostri giorni*, Firenze 1973, pp. 148-50, 210; e ai numerosi esempi letterari riportati da R. SPONGANO, *Nozioni ed esempi di metrica italiana*, Bologna 1974[2], pp. 32, 60, 103-4, 339-60. Per quanto riguarda invece l'*egloga* si rimanda soprattutto all'ancora valido saggio di E. CARRARA, *La poesia pastorale (Storia dei generi letterari)*, Milano s.d., pp. 164-225; mentre per il *capitolo* e la *disperata* alle rispettive voci di G. DOLCI e M. PELAEZ nell'*Enciclopedia Italiana* (vol. VIII, p. 863; vol. XIII, p. 26). Sul *sonetto* e, in particolare, sulle forme peculiari della lirica petrarchesca che hanno così profondamente segnato la poesia di Serafino Aquilano e dello stesso Aretino si vedano i capitoli di M. FUBINI, *Metrica e poesia. Lezioni sulle forme metriche italiane. I. Dal Duecento al Petrarca*, Milano, 1975[3], pp. 146-68, 214-98. Ai quali saranno da aggiungere le note di G. GORNI, *Le forme della poesia*, in *Letteratura italiana*, vol. terzo (*Le forme del testo*, I. *Teoria e poesia*), Torino 1984, pp. 472-87.

OPERA NOVA

⟨AI LETTORI⟩

L'autore a li legenti *Salutem Dicit*

⟨1v⟩   Avea fatto concetto, lepidissimo lettore, alquante
cose da noi fatte in uno quasi istante, a fine di qualche nostro o d'alcuno nostro benivolo suietta materia, non divulgarle anze nasconderle, e da li animi
5 de li omini al tutto toglierle, sì cognoscendo il stile
nissuno, sì essere molti perfidi e maligni detrattor,
dai quali non tanto questi rudi, ma li più tersi sonno biasimati.
    Pure, lassate queste cause, fece proposito mandarle
10 fore con dir ad alcuno ingegno pelegrino: «Si non
l'opra almanco l'audacia piacerà». E a uno altro
nostro già comenzato opuscolo preluderemo, come intendo aver fatti alcuni summi autori, bench'io
de' quali non saria degno portar el libro e por bocca
15 al nome lòro; sì che han meritato i più sublimi lo-
chi. Come se sia, infine, sonno toi; lègeli almeno
e, fastidito, si non vole te innopicheno la casa, ven-
deli a li librari per far coverti de li altri o a li salsamentarii per involuparci li pesciculi e né fia tuo
20 troppo danno, e a me non seria tedioso. |

I

⟨2r⟩   Voi ch'ascoltate il lamentabil verso,
fugite amor amaro e sua facella,
che per l'impio seguire ho il tempo perso

201

e tronca la mia barca a buona stella,
ad ogni ritto ho trovato riverso
l'acquietar di tal navicella;
fugite tutti l'amorosa voglia
8 che dona pianti, stenti, afanni e doglia.

II

Sì come vòl fortuna in qualche passo,
da crudel ferro alcun spesso perisce,
e sepulto in la strada il corpo lasso,
ciascun per premio un sasso lo ferisce;
il latro, ch'a le forche ha misso il passo,
pur qualche ben per l'alma essaudisce;
e io, per premio de mie tanta fede,
8 trovo sol foco e mai nulla mercede.

III

Lasso trovossi piata⟨r⟩ nell'inferno
con risonante suon di parva cetra,
ed ebbe tal valor nel cavo averno
che trasse un'alma giù de l'ombra tetra;
e non si pò, per istar im-pianto eterno,
placar un cor anzi diventa pietra
e, quanto più divoto lui adoro,
8 più presto cresce al mio crudel martoro.

IV

Lo stanco pelegrin, dal camin vinto,
spera a l'albergo riposarsi alquanto;
el navigante, dal vento sospinto,
spera bonaccia e però cessa il pianto; |
⟨2v⟩   il fier soldato, dal nimico cinto,
spera la vita con sui preghi al santo;

io che son vinto, in mar, stanco, angoscioso,
8   spero morir, sumerger, mai riposo.

V

Rompesi l'albor da' venti percosso
e tronca i rami per suo' tanti frutti,
l'arido sol talvolta l'ha rimosso
e suo' dolci licor fa perder tutti,
e io, da tanti tormenti percosso,
non trovo fine a mie' gravosi lutti;
né potestà ha il ciel in me né sorte,
8   né tempesta, né sol, né impia morte.

VI

Placcasi il ciel che gran furore ha mosso
di piogia e venti di campane al suono,
el crudel angue ha il venen rimosso
sol per valor di qualche licor buono,
crudel ferita ben sì drento a l'osso
pur se riscalda doppo l'aspro tuono;
solo io al mio gran mal non trovo loco
8   e, più cerco guarir, più cresce il foco.

VII

Si fieri venti in tempestoso mare
percosso han del nochier la debil barca,
fatto la vela e l'albero spezzare,
nelle salse acque ogni merce si scarca,
spera se stesso con preci salvare
e paziente soporta tal carca;
però, si per martìr son quasi in sasso,
8   ispero paziente alzar tal masso. |

⟨3r⟩   Il vilan con la zappa tutto il giorno
tormenta e' membri sui per premio avere,
il capitan per non aver iscorno
contra il nimico mostra il suo potere,
e lo stanco pastor, sotto qualche orno,
guarda gli armenti sui per latte bere;
i' cogli armenti pugno, zappo aperto,
8 spetto doglia, martìr, per premio e merto.

IX

Il dotto mago tanto spetta il cielo
che giugne il ponto desiato e l'ora,
e preso il nome del lucido stelo,
alegro suo' sigilli manda fora;
l'astrologo al futur pur apre il velo
si ben com-punti e segni vi dimora;
ogn'om chi spetta qualche desio trova,
8 e io, più spetto, più foco rinova.

X

Quanto più forte il ciel fulmina e piove
e più Vulcano sforza la fucina,
più alegrerà l'om se 'l viaggio move,
e spera doppo sì crudel roina
quiete tempo a suo orride cove,
però sta lieta lor voglia tapina;
e io contento, donna, al foco cedo,
8 sperando gioglia poi, bench'i' nol credo.

XI

Lasso in terra ogn'animal che vive
pur ha riposo in qualche folto bosco,

e tra fresche erbe e tra l'ombrose rive
consuman l'amor lor senza alcun tosco, |
⟨3v⟩ e son d'ogni martìr lor voglie prive
senza doglia nissun e senza fosco;
solo io in affanni e 'm-pena, sì angoscioso,
8 la notte, il giorno, sto senza riposo.

XII

S'alcun robato nel camin se trova
gridando: «Strada», ogn'om con armi corre,
s'avien che 'l foco gran tempesta mova
con vasi e acqua presto si socorre,
s'alcun summerso nelle onde salse cova
per pietà ogn'om della acqua lo vòl tòrre;
solo io in te non trovo pietà alcuna,
8 nimica ognor d'amor e di fortuna.

XIII

Dimostra il ciel per segni reo destino:
il legno pel delfin impia fortuna,
col canto il cigno il morir vìcino,
el rosignol la suo trista ventura,
l'ucel d'Egitto suo fato meschino,
l'upupa del pecato la brottura;
così il volto mie mostra al colore
8 immensa passion del fido core.

XIV

Il castellan ristretto in la forteza
fa sua diffesa pur alfin si rende;
il fier nimico, benché pata asprezza,
per tanto guerregiar la rocca prende;

205

la Parca ispezo fortuna disprezza
pur a la fin la roba in l'acqua stende;
però convien che le mie ossa tenere
8 per tanto tormentar caschino in cenere. |

XV

⟨4r⟩   Qual om ch'al camin suo manca la luce
del chiaro sole nel più folto bosco,
smarito spetta per su' fido duce
la lucida aurora, timido e fosco,
così privo di te l'oscur m'induce,
né il vero camin più non cognosco;
e teme il fiero mar mia navicella
8 senza il favor di tuo splendente istella.

XVI

Non è Diana su negli alti poli
tanto formosa quanto ognor ti veggio,
non fu simile a te quella ch'a voli
venne ratta ne l'onde per suo peggio;
dispreza crudeltà ch'al cor imboli
se brami in ciel acquistar alto seggio,
discaccia ogni venen che tuo cor serra
8 se vòli unica esser ditta in terra.

XVII

Parla il pittor di gesti e di disegni,
il cacciator di fiere, reti e cani,
l'astrologo del ciel prodisgi e segni,
cerusici di colpi aspri e vilani,
il navigante sol di venti e legni,
di voti e' pelegrin viaggi strani,
di bene e' buoni, e' servi di servire
8 e io d'amor perché mi dà martìre.

XVIII

Sonno anima⟨l⟩ che, più oscur è notte
e più men luce la frigida luna,
più han piacere fuor delle lor grotte,
desiando veder sempre aer bruna; |
⟨4v⟩ e quando il sole ha tal tenebre rotte
s'ascondon per dolor ad una ad una;
e io, per mio destino e fato atroce,
8   seguo quel che più m'arde e più mi noce.

XIX

Non vòle i nati suo' l'aquil nutrire
se le lor luce non fermeno al sole,
enfin non vede pel negro vestire
il corvo e' pulli sui governar vòle,
la mesta in fronde mai s'usa coprire
si la compagna non vede a suo scole;
e io, senza veder null'altro segno,
8   t'offersi il cibo de loco più degno.

XX

Tanto va il cieco cervo al chiaro fonte
che se ritrova pur alfine nel laccio,
tanto veloce la lepretta al monte
corre che l'ha dai cani ultimo ispaccio,
tan⟨to⟩ han le voglie gli ucelletti pronte
al fischio ch'a le gabbie danno impaccio,
tanto si fugge amor a poco a poco
8   che se ritrova l'om in lacci e 'n foco.

XXI
De tempore

Grotesche, spoglie, ludi, strali e armi,
triunfi, archi, teatri e bel scolture,

tropi, sepulcri, epitafi e carmi,
colossi, anfiteatri, gesti, pitture,
vittorie, tronchi, aurati marmi,
arastri, zappe, vomeri e fitture;
quel che non senten le mortal ruine
8 dal tempo in brieve son condutte al fine. |

XXII

⟨5r⟩   Col tempo in mar sumerge il forte legno,
col tempo ogni gran stato cade in basso,
col tempo manca ogni terren disegno,
col tempo ogni difizio va in fracasso,
col tempo torna vil l'om tanto degno,
col tempo si dispiana ogni gran masso,
col tempo il forte fer diven in polve,
8 col tempo el tutto in terra se risolve.

XXIII

Torna ogni tempo a chi il tempo spetta,
ritorna l'om a la patria col tempo,
col tempo vien ogni giusta vendetta,
il fier nimico in carcer s'ha col tempo,
surge de l'acqua la debil barchetta
e vien tranquillo a lei spettato il tempo,
col tempo torna ogni oscuro in luce,
8 e il tempo ogni desio al fin conduce.

XXIV

Si 'l tempo dà catena il tempo scioglie,
si 'l tempo servitù libertà dona,
si 'l tempo dà martìr il tempo gioglie,
si 'l tempo malasorte il tempo bona,
si 'l tempo dona foco il tempo il toglie,

si 'l tempo reo destin fama risona,
si 'l tempo m'ha condutto in lacci e 'n foco,
8 il tempo mi sciorrà a poco a poco.

XXV

Or sia che vòl agli occhi dice il core,
da che vòl la fortuna diance pace,
non per tuo fiume mi cessa l'ardore
né per mio foco tuo acqua si sface; |
⟨5v⟩   andiam la sorte placando e l'amore
e, sopportando quel che più ci spiace,
spettiamo tempo, miglior stella e fato,
8 ch'a pace ogni nimico è destinato.

XXVI
De morte

Offici, decemvir, consul, prefetti,
tribun, patrici, augur, pretori,
presul, patri, censor, Salî, eletti,
patrati, dittator e senatori,
militi, mensar, regi e lor effetti,
tiran, tenenti, Fecial, questori;
tutti gli ha morte privi di lor luce;
8 che 'l tempo in nulla ogni cosa conduce.

XXVII

Donna, dispensa or che pòi tuo beltà,
che semper morte in arco lo stral tiene,
non val a dir abbi di me pietà
quando l'adunca falce e 'l colpo viene;
non ispettar venir a falsità,
che molto invida e mortifer pene
dispensa al tempo tuo formosa coma,
8 che non val il pentir poi l'aspra soma.

Morte ogni odio terren per forza scioglie,
morte ogni ver amor conduce in basso,
morte ogni patrato in terra accoglie,
morte il misero fa de vita casso,
morte ogn'om obedisce suo voglie,
morte ogn'om conduce in picol masso,
morte a chi mal vive è gran desire,
8   morte è sol requie e fin d'ogni martìre. |

XXIX

⟨6r⟩   Donna, non ti fidar esser formosa,
che morte sempre preparato ha 'l telo,
quanto più odor ha la suave rosa
più presto vien a.llei l'orrido velo;
non isperar in stato esser gioiosa,
che 'l destinato presto vien dal cielo,
dispensa tuo beltà con miglior sorte,
8   che semper a lieto stato invida è morte.

Donna remira, quando il coltel prendi,
la iusta morte, poi il colpo gira
al fido peto, l'impio braccio stendi,
e fa de l'alma e 'l cor una sol mira;
che in pace portato qual più m'offende,
e lieta del mi corpo l'alma spira;
però remira la palida morte,
8   poi dà al servo suo ultima sorte.

Morte, per qual cagion retardi tanto?
Deh viene a trarmi del labirinto fora,
pon ormai fin al miserabil pianto,

ch'a forza l'alma nel corpo dimora;
prendi tuo falce a questo ultimo canto,
e gira il colpo e fa' brieve mie ora;
divien pietoso a chi te invoca e chiama,
8 ch'un stato di pietà regno è di fama.

XXXII

— Ahi morte, presto vien!
                              Chi fa tal grido?
— Un che spera d'uscir dal tuo pio strale.
Qual reo destin ti fa bramar tal nido?
— Il fier amor e le sagitte frale; |
però, pietosa, prendi il coltel fido
e cessa l'impio foco e 'l tanto male.
Taci, sopporta l'amorosa face,
8 che sforzato morir al ciel non piace.

⟨6v⟩

XXXIII

Morte qual olocausto sacrificio
fa del mio corpo e delle misere ossa,
che così vòl quello ostinato vicio
de l'impio diva e l'amorosa possa;
sento la tuba al mio stremo iudicio
e vego preparato in terra fossa;
però vien presto a trarmi de tal prole
8 ch'uscir presto di pena assai men dole.

XXXIV

Su presto, morte trarmi di tal carco
che viver più non voglio in tanta doglia;
prendi toi armi che 'l colpo te parco,
che ormai la terra chiama la mia spoglia;
su presto, al petto mio scocca tuo arco

e poni in sepultura questa scoglia,
e tal pigramma pon doppo partita:
8 «Qui sta chi per servir perse la vita».

XXXV

Pur ho placato chi già mai placossi
con tante preci a mio tanto languire;
ahi, che pur morte a gran pietà commossi
e son contento e vo lieto morire;
pur passaron negli amorosi fossi
e moro sol per mi real servire;
però non temo la mia dura sorte,
8 ch'al voluntar morir non noce morte. |

XXXVI

⟨7r⟩ Per forza a duro laccio son ligato,
non di ragione da dispietata donna;
per forza in crudel fiamme tormentato
è questo core a sì aspra colonna;
per forza a servitù son destinato,
per forza servo a tua formosa gonna;
ma spero un giorno oscir di fiamma oscura,
8 ch'un stato retto a forza poco dura.

XXXVII

S'a forza il navicante in dur catena
tiene alcun servo ancor s'esce per forza,
si 'l buon soldato a forza alla catena
il fier nemico il laccio rompe a forza,
s'a forza l'omo sta en la catena
un giorno n'esce ancor per propria forza,
s'a forza cinto so da crudel laccio
8 per forza spero tòrmi ancor dal laccio.

XXXVIII

Tantal nel cavo averno oscur e basso
ha il cibo presso e, per pigliar, s'estende,
e quel più s'alza; onde, il miser lasso,
un'altra parte per tòr sete prende,
e più si cala più gli manca il passo,
e l'una e l'altra parte ognor l'offende;
così a l'amor mie i' veggo espresso
8 che più ti son lontan sendo più presso.

XXXIX

Donna, rimetti ormai drento il fier telo
e cessa il tanto ardor che par ragione;
su presto, amorza il tuo calido velo
e leva al servo tanta passione; |
⟨7v⟩ dapoi tanta beltà t'ha dato il cielo,
abi del foco mie compassione;
deh, non tardar di trarmi di dolore,
8 che un presto pentir copre l'errore.

XL

Donna, per qual cagion è tanto offendere,
è tanta crudeltà, tanto martore?
Ahi lasso, areso son senza contendere
le stanche mura e 'l mie caro tesoro;
però, car diva, usa meglio spendere,
e con più vera fé, l'argento e l'oro;
del regno tuo è donna miglior nido,
8 che mal pò dominar chi non è fido.

XLI

Non credi, donna, tuo formosa coma
nel forte legno mai summerga in fondo;
ahi, spero un giorno tòrmi da tal soma

213

e libro uscir del regno foribondo;
sappi ch'amor, ch'ogni superbo doma,
trarmi dil laccio vòl ove m'ascondo;
però non prezzo tuo feroze artiglio,
8 ché 'l ciel pò più ch'ogni terren consiglio.

XLII

Taccia chi dice che volubil sia
lo stato di fortuna e suo favore,
ch'io servito ho tal regno in gelosia,
credendo tòr da me il cieco amore;
così, vivendo con stolta pazzia,
mi trovo giunto al fin delle mie ore;
sempre trovando qual dur scoglio il fato,
8 che mai volubil fu il destinato. |

XLIII

⟨8r⟩   Voi che in regno d'amor con fé servite,
non isperate mai nulla mercede
da l'impia sorte, e qual nochier foggite
questa fortuna e sua dogliosa sede;
fuggite tutti questa stabil lite
de sì reo fato che in abil speme cede;
fuggite il regno senza pietà alcuna,
8 che nuoce sempre a chi men pò fortuna.

XLIV

Di notte

Ecco la notte, e Filomena in fronde
si posa e dà principio a tersi canti,
manifestando suo destin qual onde
il reo delitto in miserabil pianti;

214

così quel che nel petto mio s'asconde
io vengo a palesar a te davanti;
però non ti sdegnar, soporta in pace,
8   che un moderato ardor raro si tace.

XLV

Ecco la notte preparar sol pace
a l'om defesso e da essercizio stanco;
ecco al pelegrin, che in silva giace,
lucido il cielo al suo afritto fianco;
ecco che al buon nochier Eol già tace
l'onde quiete al suo timido banco;
ecco la luna al suo frigido loco,
8   ecco la notte al mio martìr sol foco.

XLVI

Tu dormi senza isdegno, i' mi lamento
al fredo, a l'acque, a la tempesta, ai sassi;
tu requie in letto, io grave tormento,
in nuda terra posso e' membri lassi;
⟨8v⟩   credo che sogni di dar pena e stento
a quel che perde la fatica e' passi;
deh lassa il sonno, e scolta mie ardore,
8   che chi ode ragion degno è d'onore.

XLVII

O unica mie speranza il sonno lassa,
e odi quel che nulla pietà trova;
remira il tempo suo che indarno passa
e credi il tanto ardor senza altra prova;
si non che 'l miser cor oltra trapassa
e l'impia morte suo armi ritrova;

però movi pietà de l'alma trista
8   che, chi libra un da morte, assai acquista.

XLVIII

Ahi impia, indarno mi lamento e ploro,
e tu pur dormi senza nullo isdegno;
almen sentissi el mio tanto martoro,
e da scoltar un po' mi fessi degno;
ahi celeste signor almo e decoro
non vede l'alma andar al stigio regno;
divien piatosa, concedi tal grazia,
8   che il ciel d'un cor piatoso mai si sazia.

XLIX

Quando ti veggo mi sento morire,
si non ti veggo manco a poco a poco;
non trovo alcun rimedio al mie languire,
e manca il valor mie qual cera al foco;
io sento al miser cuore nuovo martìre,
né mai di riposar trovo alcun loco;
ahi impio amor, perché fa' tu tal guerra
8   a chi sol per servirti è posto in terra? |

L

⟨9r⟩   Donna, qual leve fronde in silva ombrosa
che d'ogni vento cedon son queste ossa;
preparato a la doglia aspra e dogliosa,
purché in terra satisfarti possa;
tengo per te drento al mio petto ascosa
fiamma e a mezo al cor aspra percossa;
e, si pur brami a me mortifer velo,
8   preparato ho in la destra sempre il telo.

216

Tantida illustra apare a l'universo,
e Febo qual più pote e' destrier sprona;
nei verdi rami gli ucelletti al verso,
Eol suave in silva già risona;
el pastor cogli armenti canta terso,
il cultor il terren con l'armi intona;
ogni omo alegro a l'opra s'apresenta,
8 e io al foco che più mi tormenta.

Innanti, donna, che a tuo duro laccio
sie queste membra e queste miser ossa;
voglio con impio telo e col mie braccio
darmi la morte, andar presto in fossa;
amor prima al mie cor non dar ispaccio
che io sia subiugato da tuo possa;
ti lasso volentier, mondo protervo,
8 che meglio è 'l liber morir che viver servo.

Ecco, e' mei martìr ad amor s'affanno? — Fanno.
E' passi persi? Sì e l'ore? — È l'ore.
E si real servir sui cieli sanno? — Sanno.
Che premio arò del mio amore? — Amore. |
⟨9v⟩ Quanto starò in laccio, un anno? — Un anno.
E poi del foco sarò fore? — Fore.
In me il fier ardor tornerà mai? — Mai.
8 Vivarò lieto poco o assai? — Assai.

LIV

Amor, chi mi trarà del foco? — El foco.
Quanto in laccio starò, etterno? — Etterno.
E per amar, arò mortifer loco? — Loco.
Qual requie fia a me averno? — Averno.
Impetrarò pietà nel viver poco? — Poco.
Che fine ha l'alma a l'inferno? — Inferno.
Adonque pel mie amor arò martìr? — Martìre.
8 E impia doglia per servire? — Per servire.

LV

Se da suo clara patria alcun si parte,
rimane il vero amor dentro a le mura;
e, sempre per più longhe e strane parte,
nel fido petto il buon fuoco dura;
dapoi che 'l mie destin mi sforza amarte,
partendo, lasso il cor a tuo figura;
e si parto io, non si parte l'ardore,
8 che non interruppe mai distanzia amore.

LVI

Sforzato, donna, io so por fine al canto,
e far partita dal tuo divo aspetto;
bagnato sento la citra di pianto,
trasformato la voce in vario effetto;
si parte el corpo, si, ma resta infranto
con te la miglior parte del mie petto;
però, si parte il corpo, resta il core,
8 a forza, a servitù d'impio signore. |

⟨10r⟩ Alquante cose de uno adolescente arretino:
Pietro, studioso in questa facultà e in pittura.

218

Sonetto primo

Qual timido nochier nelle salse onde
mette tra scogli il tremolante legno,
sol per l'ocio schifare e il fiero sdegno
4 de l'impio amore a mie voglie feconde,

non isperando laurate fronde
né fare a sacri colli stampa o segno,
che mal si pò di tal don farsi degno
8 chi nanti al volto il bel lume s'asconde;

ma sol per satisfar quel che più deggio:
Francisco de Bontempi perusino,
11 che per altr'occhi al mondo più non veggio.

E lui fia scorta col suo terso latino,
e fida tramontana, al picol seggio
14 del rude socio suo Pietro Arretino.

Sonetto

Quel fido inretra per superchia fede,
dolce nimica? A forza questo indegno
con la timida man a l'impio regno
4 manda, dove pietà non si concede.

Più carte ha scritto nuda di mercede,
sforzando la natura e el poco ingegno
per un sol verso aver e, si pur degno
8 non son di tua beltà, tronca mie sede.

E, si del servo in coma brami lauro,
ecco il ferro, illa destra non sdegnarte,
11 che forsa fia del mio mal restauro.

Il corpo, l'alma, il cor vòl contentarte
fine a la morte, e gir da l'indo al mauro, |
⟨10v⟩ 14 ch'un ver amor per morte sol po' lassarte.
    E questa ultima parte
porrai al sasso, e vil stanza notturna:
17 «Amor non morte l'ha condotto in urna».

LIX

Sonetto

Diva, quel piccol don ch'i' t'ho mandato
solo apalesa tuoi ascosi errori,
ché, come in quello e' sonno vari colori,
4 così tra mille inganni tien tuo stato.

Quel è bel pomo tutto l'aurato,
la scorza è calda e drento ha freddi umori,
al gusto mostra poi aspri sapori,
8 e tu cangi agli effetti un simil fato.

La scorza sol dinota il fido petto
ch'arde nel ghiaggio, e tuo cor è p⟨e⟩r il frutto
11 di giaccio che col mio foco è costretto.

Che, non trovando a suo focoso lutto
il mio aflitto a tuo frigido effetto,
14 s'agiunse perché il caldo suo si' strutto.

LX

Sonetto

In terra equali v'ha il ciel produtti,
d'equali effetti in medesima natura;
tu, pomo immoderato di fredura,
4 e lei di ghiaccio sol produce frutti.

Tu cresci al caldo e lì fai buon costrutti,

e lei inalza sol per grande arsura
e tu dài amaro per l'aurea velura
8 e lei per dolci sguardi gravi lutti,

. tu hai pungenti e viride le foglie
e lei di speme sol ciascun notrisce,
11 congiunta con affanni, pianti e doglie. |

⟨11r⟩   · Così a stato tal non s'impedisce,
anzi fato e destin lodon tal voglie
14 che simigliante a sé ciascun petisce.

LXI

Sonetto

Surgite, *eamus*, non tardate più
prendete l'arme, car principi e re,
che sopportar ormai più non si de'
4 chi tradito ha nello orto il buon Iesù.

Surgite, presto, ogn'om si levi su,
e siamo oniti insieme a buona fé
che 'l suon della gran tuba svegliato è
8 a quel ch'in basso ci vol mandar giù.

Se l'impio gallo già partorito ha
in nostre abitazioni l'uovo so
11 il basalisco ancor drento si sta.

Però il parto suo romper si pò,
andiam se tal venen sentir si fa,
14 cadrà nel basso chi bene alto fo.

LXII

Sonetto

Terrestre inferno ove sol Iuda regna,
e Crasso e Mida possiede oggi il tutto,

e solo e’ tristi ci fan buon costrutto
4 e d’impio Cacco si mantien l’insegna.

Misera patria, già famosa e degna,
come condutta se’ in sì gran lutto,
ch’eri d’ogni virtù radice e frutto,
8 e di perfidie or ti veggo pregna?

Iustizia ha tronco la suo iusta spada,
e le bilance son divenute in basso,
11 e fede ha perso sua dritta strada,

e giti omini veril tutti in fracasso, |
⟨11v⟩ con scherno a torto in l’altrui masnada,
14 da mover a pietà un cor di sasso.

Ma, se vita non casso,
sentirassi in ciel un nuovo grido
17 che mal pò dominar chi non è fido.

LXIII

Sonetto

Diversa stella abiam diverso il fato,
felici i sventurati in un sol loco:
a te il ghiaccio e a me noce il foco,
4 tu ami con desio io servo grato,

tu cangi al freddo il suave tuo stato,
i’ mi disfaccio al caldo a poco a poco,
tu hai quiete nel frigido e gioco,

8 e io qual salamandra ho il caldo a grato,
tu per palpare la candidetta mano
perdi ogni tua virtù, ogni colore,
11 e io per remirar divento insano.

Però il caldo e il frigido umore

in pace soportiam, umil e piano,
14   che male accompagnato ha men dolore.

LXIV

Sonetto

Suave fior più assai di me felice
se è posto in terra sotto miglior stella,
tu solchi l'acque con tuo navicella
4   senza temer di scogli o rie pendice.

Lasso più di te ch'io son infelice,
tu senza amor sentire arco e facella,
palpi quella che eccede ogni altra bella,
8   e sol di risguardarla a me non lice.

A lei dài gioco e a me pianto grave,
tu gli apri di dolceza el divo petto |
⟨12r⟩ 11   e a me chiude il cor con mille chiave,

a lei odore a me calido effetto,
a me dài morte a lei viver suave,
14   ma tal fine ha l'amoroso concetto.

LXV

Sonetto

Resta d'Orfeo la citra rauca e 'l verso
a cantar le tuo lalde e tuo latino,
non basta ingegno uman anzi divino
4   pel vago stile risonante e terso.

Divien per te il Pegaso summerso,
il fonte e l'acque, e 'l monte Caballino,
più non val Dante o il terso Serafino,
8   ch'al parangon di te han lo stil perso.

223

Fronde in coma arai netta di fralde
qual preclaro poeta al divo fonte,
11   che in vita e doppo morte è sempre lalde.

Preparato t'ha su il Parnaso monte
il vaso e l'acqua sì che eccelso galde,
14   poi che tu' opre son qual vate pronte.

LXVI

Sonetto

Dive Magdalene dicatum

Quel acceso desir ch'ogn'altro eccede
che ti costrinse, diva Maddalena,
seguir il Nazaren, pianger suo pena,
4   meritò tòrre a Lazer d'urna il piede.
    Quel caro odor che più non si concede
al van Cupido, ma grato in la pia cena
sparso a' piè divi, car Maria, serena
8   rende la sponsa a quel ch'al litto riede.

O ciechi e stolti in mondan cure involti,
contemplate l'ardente e 'l puro effetto |
⟨12v⟩ 11   che per tetti regal vil masse ha tolti.

Celesti canti ormai son suo diletto,
e divin messi intorno a lei racolti
14   van de locausti sol cibando il petto.

O sumo e divo aspetto,
miserere, ch'i' tolgo agli occhi il velo
17   poi ch'un presto pentir rapisce il cielo.

Finis

Sonetto di Pietro pittore Arretino

Ferma, gentil viator, alquanto el piede,
la mano stende e lieva el picol masso,
vedrai, invido cor di pietà casso,
4   qual fia de' mortal ultima sede.

Giovane fui di forteza, erede
unico di beltà, e Mida, Crasso,
d'or superai, e or putrido e lasso

8   son poca terra né più l'occhio vede.
Ahi miseri mortal, vedi le spoglie
offerte dal vittor, lo scudo e l'arco,
11   poi sol un vetro gli dà morte e doglie,

Però el cielo fie da noi iscarco,
che son qual sol di verno, speme e voglie,
14   che or è chiar e or di nube carco.

Sonetto

L'orrenda tuba el gran iudicio appella,
e quel che in legno invocò Elì
sede *pro tribunal*, onde così
4   temo fuggir la stigial facella.

O unica del ciel notturna stella
che partoristi el ver Adonaì,
presta soccorso a questo estremo dì, |
⟨13r⟩ 8   e tra' del mar la debil navicella.

Dolce mie diva, nanti a poca terra
sien le stanche ossa tomi d'impio scelo,
11   che l'infernal furor sempre mi serra.

Miserere, peccavi io non tel celo,
e 'nvoco penitenzia di tanto erra
14 sol per fruir el trionfante cielo.

Finis

LXIX

Capitulo primo de la notte

Tacita notte, quanto ogni mortale
canton tuo lode in questo mondan giro,
3 e 'l placido riposo al viver frale,

tanto io grave martìr del mio cor tiro
al splendor divo di tuoi scuri rai,
6 tal che bramo sempre tuo velato miro.

Or surge l'artigian da tanti guai,
torna al riposo privando sua face
9 da marmi, dal martel, statue e lai.

Del stanco zappator il braccio tace
e 'l gran sudor, e al suo nido torna
12 al cibo, al fuoco, al riposo, alla pace.

El montanar ormai più non soggiorna,
con triegua lassa il verdegiante bosco,
15 olmi, querce, cipressi, pini e orna.

El capitan al tuo notturno fosco
riede alle tende abandonando il campo,
18 el mur, la pugna, el nemico, el fier tosco.

Trova el defesso animal già lo scampo
dal tuo piatoso sguardo, e schifa el laccio,
21 el cacciator, el vischio, el can, el vampo. |

⟨13v⟩ Al misero staffier togli lo 'mpaccio,
el tanto caminar, el gran sentiero,
24 el freddo, el vento, el nevicar, el ghiaccio.

Or doni requie al buon fido corriero,
e senza affanni ormai più non tocca
27 el piano, el monte, la silva, el destriero.

El navicante or presso al porto scocca,
visto te, pia, lassa in pace e' venti,
30 la barca, el remo, la vel e la cocca.

Ogni cultor del ciel par si contenti
visto te, notte, posar ogni doglia,
33 officii, desceplin, digiuni e stenti.
El timido fanciul per te se spoglia,

dal mastro, dalla scol, a casa riede
36 in canto, in riso, in gaudio, en festa, en gioglia.

El pelegrin el gran camin eccede,
posa a l'albergo assai lieto e contento
39 el carco, el voto, el bastone, el piede.

Dallo essercizio più non ha spavento
la pigra vecchia, e posar par non incresca
42 la tel, la rocca, el fuso, el suo tormento.

El latro al suo voler ormai s'adesca,
con festa prende ei desiati artigli,
45 la scala, el grimaldel, el palo e l'esca.

L'astrologo con gioia par che pigli,
per adempir del futur suo desire,
48 compassi, sguadre, triangol, sigilli.

Ahi notte, e' prisionier più a sentire
non stanno al buco temendo ogni cosa,
51 le forche, el ferro, la taglia, el morire. |

14r⟩ Lievi a l'amante ogni fiamma ascosa,
e tolli al fido petto l'impio ardore,
54 e i passi, el foco, gellosia noiosa.

Lassa el fren il caval e 'l suo furore,

el giogo il bove, il patrone la terra,
57 le mosche né puntur, el gran sudore.

Notte, al tuo sguardo pio ogni om sferra
da sé ogni martìr, ogni gran pianto,
60 labor, doglia, terror che e' cori afferra,

e io pace non ho tanto né quanto.

LXX

Capitulo secondo

Nasce dagli occhi tuoi una tal grazia
e tal splendor, che 'l miser cor isface,
3 e sempre bramo splendor con tal grazia.

Nasce d'un sguardo tuo foco che sface
el fido petto, e par tanto suave
6 che bramo sguardo sol che più m'isface.

Nasce d'un riso tuo doglia suave
al stanco servo, e par tanto benigna
9 che bramo riso sol tanto suave.

Nasce di bocca tua tanto benigna
un vento lieve che mia barca smanca,
12 e bramo vento sol da te benigna.

Nasce d'un sospir tuo orror che esmanca
el mesto core, con sì dolce effetto,
15 che bramo sol sospir che più mi smanca.

Nasce d'un sdegno tuo un tal effetto,
e sface e' membri con sì piano amore,
18 che bramo solo isdegno e tale effetto.

Nasce del ghiaccio tuo un tale amore |
⟨14v⟩ che mi consuma qual amaro tosco,
21 e sempre bramo ghiaccio e tal amore.

228

Nasce del dolce tuo un amar tosco,
e ha tal forza che mi manda a l'urna,
24 e sempre bramo gustar un tal tosco.

Nasce del tuo dur cor una oscur urna
alla mesta alma, con sì grata morte,
27 che bramo all'alma sol una tetra urna.

Nasce di tuo beltà sì cara morte
ch'a forza mi conduce al basso regno,
30 e sempre bramo beltà con tal morte.

Nasce de l'impio tuo focoso regno
pianti, foco, sospir, affanni e doglia,
33 e bramo sol martìr dal crudel regno.

Nasce de tuoi effetti un'aspra doglia
che me disface come cera al foco,
36 e sempre bramo effetti con tal doglia.

Nasce dolor da te con pioggia e foco,
sospir, sguardi, venen, timor e lutto,
39 e sempre bramo tormenti e tal foco,
    e son stanco a' martìr, non sazio in tutto.

Finis

LXXI

Pietro pittore Arretino

Capitulo

Ferma, car viator, alquanto il passo,
e queste miser ossa in urna mira
3 che forse el scelo da tuo cor fie casso.

La morte son, che quanto intorno gira
lo emisperio questa falce e arco

6 in brieve a poca terra ciascun tira. |

⟨15r⟩   Ecco quegli ch'al mondo aureo carco
portorno acolti in tanti piacer vani,
9 che son qual ciechi cervi colti al varco.

    In che tanto sperar, stolti e insani,
in questa debil barca, in questo legno
12 ch'ognor fortuna ci sbatte le mani.

    Ahi, quanto è brieve ogni mondan disegno
al paragon della devin salute,
15 della qual chi ben vive solo è degno.

    Che tante speme e fatiche perdute
in un momento passa ei terren scanni,
18 infanzia, gioventù e senettute.

    Vola la nostra età, passon questi anni
al voltar d'ochio, è sereno e piove,
21 oggi in istato e doman pien d'affanni.

    Qual leve vento ch'ogni fronda move,
e questa nostra vita e membri infermi,
24 e presto in oscur terra faccian cove.

    La desiata carne è pasto ai vermi,
è divorato il corpo a un batter d'ale,
27 e orrido fetor son nostri termi.

    El tanto afaticar, mortal, che vale,
che tutto quel che avete oprato, stolti,
30 portate sol delitto al centro frale?

    O ciechi, stolti, in mondan cure involti,
contemplate, infelici, el viver poco,
33 e le catene, e i lacci ove siàn colti.

    Spezzate le delizie e l'auro foco,

foco, miser mortal, ch'ogni or ci sprona
36 al stigio regno, al tartareo loco. |

⟨15v⟩   Lassate ogni rancor che l'alma intona,
togliete al cor, tollete il grave masso,
39 ch'al gran iudicio già la tuba sona.

Superbi, umiliate il cor di sasso,
troncate a crudeltà l'orrende porte,
42 che 'l ciel un impio cor fa da sé casso.

S'a reo delitto pronti insta morte,
mirate alquanto, cogitate el fine,
45 che chi cogita el fin ha buona sorte.

Quanto s'affannon le membra meschine
in seguir Crasso, Mida, invidi e rei,
48 sol per portar di là carco de spine.

Che val tanti teatri e van trofei
i, nel fetido mondo orrido e brutto,
51 che causa son di far gridar omei?

El tempo dispensate in buon costrutto,
mentre servate a brieve vita il velo,
54 che solo il poco tempo è nostro frutto.
Spogliate il cor d'ogni nefando scelo,
coprite el petto con la diva croce,
57 che chi ben vive sprezza mortal telo.

Odite el Redentore con alta voce
al monte dir: «Venite, figli, a l'acque,
60 che l'ardor spegnerò impio e atroce».

Seguite l'orme non di quel che tacque
la verità inanzi al gran motore,
63 quando al suo fratre dar morte li piacque.

Non crudo, iniusto, Iuda traditore,
ma qual Pietro piange il gran delitto,

66 qual iusto re del bel salter cantore. |

〈16r〉   Non da che el vostro cor miser, aflitto,
commisso ha scel al laccio, impio corrite,
69 ma sol a penitenzia al tronco ritto.

Ponete requie in tante mondan lite,
vedete el pellican, el summo amore
72 che stende el petto, ormai presto pentite,

che il presto pentir copre l'errore.

LXXII

Desperata

Vego già preparar il verde amanto
a primaver, e gli ucelletti in fronde
3 di tronco in tronco far lor terso canto.

Ecco le desiate e liquide onde,
al defesso animal el chiaro fonte,
6 saziando le lor voglie sitibonde.

El timido pastor la gregge al monte
cantando pasce sotto l'ombra d'orno,
9 adornando di fior varii suo fronte.

Ecco illustra auror el chiaro giorno
a' membri stanchi del fido cultore,
12 e gli arbori produre intorno intorno.

La nuda terra allo sparso sudore,
buon seme producendo, gioglia rende,
15 restaurando ogn'om delle perse ore.

Ahi lasso, foco al foco mie s'accende,
sospir, doglia, martìr, pianti e affanni,
18 el ciel, l'aer, la terra, el mar m'offende.

I' veggio invano già spesi mie' anni,
né mai requie trovai al viver poco,
21 tal che non vo' sperar più tanti danni. |

Ma sol invoco per mie canto e gioco,
Pluton e' l centro a trarmi de tal cielo,
24 ch'a chi mal vive è benefizio il foco.

E nanti gionga al petto l'impio telo,
di morte per dispetto e per più doglia,
27 vorrei veder arder il mondo e 'l cielo.

Vorrei veder questa misera scoglia
ligata in mezo a doi rapaci cani,
30 ed esser cibo a lor sfrenata voglia.

Vorrei veder, fuori di paduli e chiani,
saltar draghi, leon, fier, orsi e lupi,
33 divorando per forza e' semi umani.

Vorrei veder e' boschi cavi e cupi,
nel mezo le città latri e spioni,
36 discordie, risse, sempre ogn'om occupi.

Piogge vorrei veder, baleni e toni,
e fulminar dal ciel sagitte e sassi,
39 e templi con teatri spezi e 'ntoni.

In mar vorrei veder gli scogli e' massi
urtar le barche, e mandar presto in fondo
42 le merce coi nochier aflitti e lassi.

Vorrei l'acque veder girar a tondo
a l'universo la secunda volta,
45 en fame, en pesta, en guerra el ciel e 'l mondo.

Vorrei del centro la catena sciolta
fussi, e fuor saltassi mostri e furie,
48 e su del cielo ogni pietà ritolta.

Vorrei tra il figlio e 'l patre inganni e 'ngiurie,
a omicido e' fratri poi insieme,
51 spose e mariti a tosco, a rie penurie. |

Senza pietà vorrei veder né speme,
morir gli omini per terra a lance e spade,
54 el sangue fussi un mar quando più freme.

Vorrei veder ogni clara cittade
a sacco, a fuoco, a tagli, a preda, a morte,
57 e sol per sangue germinar le biade.

Vorrei veder, per mie destin e sorte,
e' mansueti agnel lupi, orsi e draghi,
60 e calcar su del ciel ogni consorte.

Vorrei veder per fiumi, fossi e laghi,
cader gli omini per fame, orridi e brutti,
63 e di mangiar l'un l'altro fussin brami.

Gli albori vorrei veder produr per frutti
crudel serpenti al mie viver fosco,
66 e 'l secul sempre in foco, doglia e lutti.

Vorrei veder la terra e ciascun bosco
render per seme alfin sol fiamma e foco,
69 e germinar le vite amaro tosco.

Vorrei le liquide onde in ogni loco,
e fiummi e fonti, el mar, paludi e rivi,
72 correr per sangue uman con festa e gioco.

Vorrei pesci, animal, facessin privi
gli omini in terra e di vita cassi,
75 e, messi nel sepulcro, ancor sien vivi.

Vorre⟨i⟩ del ciel le stelle in gran fracassi,
veder pugnar insieme sol e luna
78 e 'n terra rovinar fra tronchi e massi.

E i ciel vorrei facessin rea fortuna,
l'un verso l'altro e poi cader in terra,
81 e diventassi polve ciascheduna. |

⟨17v⟩   Gli dèi vorrei veder a trista serra,
rovinar Giove e 'l foribundo Marte,
84 e i bei pianeti tutti a l'armi, a guerra.

L'orrendo cavo inferno e le suo parte
escon del centro e sien dominatori
87 del ciel, e li Caron tenga suo sarte.

E poi al secul mandon presto fuori
un crudel vampo, e sol s'abbi a mortare
90 col sangue degli uman tanti furori.

Dapoi si vegga di terra svegliare
gli albor, le piante, ensiemi far bataglia,
93 pietra con pietra e crudeltà esclamare.

E l'impia morte poi alla schermaglia
esca colla suo falce e fiero strale,
96 e privi ognun di vita e no gli caglia.

Gli dèi, gli omini, le piante a fiero male,
e gli animal vadin in precipizio,
99 e manchi l'emisperio a un batter d'ale,

e vorei ogni giorno el gran iudizio.

Finis

Pietro pittore Arretino vale

235

LXXIII

Capitulo ad dominam

Privo d'ogni piacer, colmo d'affanni,
cum gemi, cum suspir, lacrime e stenti,
3 scrivo bagnando el petto e i tristi panni.

Ma perché hai del mio petto i spirti spenti,
non ti potrò narrar tutta la pena,
6 che chi mort'è non puol far gran lamenti. |

⟨18r⟩   Gli ochi, che dal mio cor un fiume mena,
han fatto a ciò ti scriva, cruda, ingiostro,
9 temo che non vorai lezer qui a pena.

Credo che scesa sei da l'alto chiostro
per far in pianto star mia verde etade,
12 ma moro voluntier per amor vostro.

Usammi pur ognor gran crudeltade,
stracciammi pur se sciai, fammi ogni torto,
15 ch'io ti voglio servir con fideltade.

Mirami un poco ormai, squalido e smorto,
che 'l primo dì ch'io vidi tua figura,
18 me porgesti quel duol qual ancor porto.

Poi che posto serò in la tomba oscura,
alor a pietà invan mover vorai
21 tuo delirante cor, ch'ognor s'indura.

Soccorri adesso a li superflui guai,
non espettar che morte s'avicina,
24 che volendome aitar poi non potra⟨i⟩.

Ascolta el mio lamento, Carandina,
ho perso el cibo, el sonno, el cor e l'alma,
27 e te adoro per dea sera e matina.

Tu sola del mio ben porti la palma,

tu sola me pòi dar or vita, or morte,
30 tu sol letizia e duol al cor m'incalma.

Tu sola sei el mio destino e sorte,
per te languisco e tu, crudel, contenti,
33 onde s'apre per me l'enfernal porte.

Deh s'tu sentissi i mei sospir cocenti,
deh s'tu vedesse el cor che si consuma,
36 acquietaresti alquanto i mei lamenti. |

⟨18v⟩   Quel angelico guardo che mi aluma
non mi celar, mia diva, s'io ti servo,
39 che così vol quel dio de leve piuma.

Non tanto al fonte el sitibundo cervo
corre comm'io ognor corro al ponto estremo,
42 cagion del tuo voler crudo e protervo.

Ahi Carandina cara, forte temo
che tu non pigli el mio scriver a sdegno,
45 certo per gran terror m'arosso e tremo.

Se de servirti tu me stimi indegno,
io te rispondo dandoti un essemplo
48 che tua non è la beltà ma sol pegno.

Fanne de notte a la luna contemplo,
magior de l'altre stelle la vedrai,
51 e questa a te, crudel, ora ti assemplo.

Vedi tra l'altre pur spande soi rai,
ma pur quel suo splendor prende dal sole,
54 mira de giorno lei non splende mai.

Tempo dà la beltà, tempo la tole,
tempo porge piacer, tempo dà pena,
57 el tempo fa indurir, tempo fa mole.

El tempo gioventù seco ne mena,
col tempo n'averai più tanti amanti,

237

60 che 'l tempo sciolge e speza ogni catena.

Però tu cruda che mi tieni in pianti,
se n'hai pietà di me io ti concludo
63 col tempo umilierati s'or te avanti.

Né te fidar de quel fanciulin nudo,
che porge ogni lusinghe e poi disserra
66 con più magior furor quel suo stral crudo. |

⟨19r⟩ Or io vivo per te in doglia e erra,
aggi di me pietà pria ch'io sia in polve,
69 che tosto questa età ne va sotter⟨r⟩a,

e ogni edificio el tempo alfin dissolve.

Finis

LXXIV

Egloga

Interlocutori: Carmilio, Ecco, Incredulo, Amore
e Calicella.

Car. «Ohimè che face, ohimè quàl cera strugomi,
sento mancar gli spirti e' membri cascono,
3 doi fier mordace ch' han el mio cor sugomi.

Qual stella, da che in me tal martìr nascono,
io ardo, tremo, aghiaggio, moro, impalido,
6 che sempre var pensieri el petto pascono.

Ora ero forte, e or timido e pavido,
or libro, e or in servitute e in laccioli,
9 or vento leve, e or focoso e calido.

Ahi quanti laberinti, ahi quanti trappoli
son tesi a questa nostra vita fragile,
12 tal che dal viver mio al tutto islacciomi.

Deh, vedi il mondo quanto egli è volagile,

238

or è sereno, or si vede piovere,
15 or è seco il terren e or erbagile.

Ahi sento l'ossa mia tutte commovere,
che farò, taccio? O ha qualcun de' scropoli
18 tanti martìr? Arò el secreto amovere.

Orsù timido piè frangi gli scropoli
e troviamo Ecco al suo ver abitaculo,
21 che mal tacer si può d'amor e' giocoli. |

⟨19v⟩   Mie fido can, prendi el zainetto, el baculo,
sarai buon duce, a te gli armenti arcovero,
24 e qual pastor soporta el grave ostaculo.

Non più mi coprirà l'ombra del sovero,
né più l'armento mio istimo o aprezzolo,
27 che sol chi odia il ciel è oggi povero.

Ormai del mondo ogni piacer sprezzolo,
requiescite in pace, caro armento,
30 che altro gran pensieri al cor carezzolo.

Ecco, deh dimmi, ispavento? — A vento.
In vento se risolve e' martìr tersi? — Si.
Troverà l'amor mie non sol acento? — Cento.
34 Dimmi, vedrò la diva in questo dì? — Odi.

Un acuto martel el mio cor battime,
ha Calicella tutto me destritolo,
37 o quante nuove fiame il petto sbatime.

Vien meco Calicella in pinguo vitulo,
dentro l'albergo trovarien da edere
40 con festa al fuoco cantando un capitulo.

Gli agni e' castron, le capre porrai vedere
pascere a l'ombra le erbette tenere,
43 el can custodio a chi volessi ledere.

Il fido gregge usar latte di Venere

con festa e gioco nel verde campestrico,
46 deh, lassa il mondo ch'è sol vento e cenere.

Ah che bel viver è in luogo silvestrico:
abeti, fagi, pin, aceri e ulmini
49 circundon le casipol all'alpestrico.

Che val tanti teatri e alti culmini,
e gemme, argento, or, tante delizie, |
⟨20r⟩ 52 che sempre son al cor pungenti fulmini?

Non sai gl'inganni e l'ascose tristizie,
e quanti povarel sempre disgombrano
55 senza ragion per lor tante avarizie.

Però lassa e' pensier ch'al tuo cor piombano,
e fa che 'l senso la ragion non superi,
58 che mal se pò pentir, quando e' mal frombano.

Non tardar che mai più tal or recuperi,
quanto è beato chi tal gioie reputa
61 de tal cipressi, querce e alti sucheri.

Noi piantaren nello orticel la neputa,
pimpinella, latuca e caccialepore,
64 e chi ben pianta più tra noi se reputa.

Carderini, fanelli, frenguegli e lepore
col vischio piglieren, con rete e trapole
67 barzetti, lasche en fiumicelli ed equore.

Con rastri, aratri, vomeri e zappole
cultivarien la terra, e poi en le grottole
70 cogliaren more, tartufi, fraghe e lapole.

Cantando poi terzetti e varie frottele,
renfrescandoci andren per fonti e rivoli,
73 né più ci ca⟨n⟩teran civette e nottele».

Incre. «I' sento, si ben noto o im-petto scrivoli,
far qua tra gli olmi una solenne predica

76 che fia: «Fermite piè, andrò a' rivoli».

Deh si' che vòl se 'l mio Carmilio predica,
vedrai che festa, vedrai cosa da ridere,
79 forse tal piaga questo baston medica.

I' voglio e' membri suoi tutti dividere,
e far col mio falcin suo' membri maceri, |
⟨20v⟩ 82 e tutte l'osse per forza decidere.

Ah ah Carmilio, te riposi agli aceri,
e predicando vai fuor di quaresima,
85 anzi cercando che io tutto ti laceri.

Che pensi a Calicella dar la cresima
con tante tuo menzogne e finte fabule,
88 deh come non ti scaccia lei medesima?».

Car.   «Deh taci, impio vilan, nato in le stabule,
che mal pò iudicar chi el teren arolo
91 la gran passion d'amor con sue parabule».

Incre.   «Odi di vecchio gatto finto miagolo,
che cosa è amor, de chi è questa Venere,
94 è forse la fantasma, o 'l gran diavolo?».

Car.   «Ben di robuste potaresti in tenere
cambiar tuo membra patre a ingratitudine,
97 che sempre ei descredenti vanno in cenere.

Benigno amor per tanta amaritudine,
del fido cor e per mia fé magnanima,
100 fa il fier villano gusti tuo solitudine».

Incre.   «Sento già vacillar el cor e l'anima,
e razolar ispesso un tra le frondole,
103 o che novo pensier sempre me issamina».

Amor   «Salve Carmilio, più in turcasso ascondole
le fier sagitte, or spreza tal vestigio,
106 e mie fortune con temi fecondole».

| Inc. | «Ahimè, Carmilio, ahimè che gran letiggio, socorri». |

Car.	«Amor non vòl perché beffastilo».
In.	«L'alme se parte».
Car.	«A me non dol».
In.	109	«Al Stigio ormai trapasso».

| Car. | «Ah, pur Amor isprezastilo, prendete essemplo voi che stati e regni |
| ⟨21r⟩ 112 | dominate a costui che iace in sasilo. |

O quanti in mar son già summersi legni
per non temer fortuna e suo favore
115 senza aussilio, senza alcun sostegni.

Vedete morto il superbo pastore,
che tanto isprezzò me, miser lasso,
118 e per non creder è giunto a streme ore.

Basti a chi intende questo piccol masso
per mie onor vo' dar ultima sede
121 al spento corpo e.ll'epitafio al sasso:

«Incredulo qui iace, or movi el piede,
el nome suo gli de' questa oscur, tetra,
124 el disprezar d'amor ch'ogni alma eccede».

Tu, Calicella, seguita mie cetra».

| Cali. | «Carmilio, del pastor l'essemplo prendo,
127 andian al gregge, ché l'amor m'aretra,

che ben conosco e facile comprendo
quanto dispiace al ciel un cor villano,
130 però nelle tuo braccia ormai m'estendo,

che, chi del mal non prende essemplo, è insano».

Finis

LXXV

Barzelletta prima

Nuove cose fa e disfà
chi in lei spera la fortuna,
però io sotto tal luna
4 vo' sperar che toglie e dà.

Sì 'l soldato in l'aspra guerra
del nemico prigion resta,
tolto poi da sì rea serra,
di tal sorte a lui molesta, |
a condutta digna e presta
⟨21v⟩ 10 e favor dalla fortuna.

Però io...

Si tempesta e gran furore
al nochier, al debil legno,
e nelle acque con brieve ore,
ha summerso il suo disegno,
doppo tal destin vien degno
16 e per timone ha la fortuna.

Però io...

Se il ciel s'oscura e turba,
e Vulcan con gran rapina,
con suo' stral, ciascun conturba,
cessa poi tanta roina
e quiete s'avicina,
22 e benigna vien fortuna.

Però io...

Si gran tempo in crudo essilio
di suo patria alcun si trova,
e privato d'aussilio,
il destin fato rinova

e ritorna al suo cova
28 con la scorta di fortuna.

Però io...

Si amor in lacci e 'n foco
tien costretto il fido petto;
s'ho tormento in ogni loco
arò un dì qualche diletto,
chi a reo a buono effetto,
34 che volubil è fortuna.

Però io...

Si sumersa è la mi' barca,
rotta e stronca ogni suo sede,
tornerà di nuovo carca |
⟨22r⟩ di più vera e miglior fede,
perché sempre non concede
40 malasorte la fortuna.

Però io...

Se il mèl mio divien fele,
tornerà suave ancora;
si frapate son mi' vele
in bonaccia spero un'ora,
in tempesta saltar fora
46 e sarò grato a fortuna.

Però io...

S'agio pianti per servire
cangerasi cotal stato;
si dò gioia per martìre
deverrà benigno il fato,
e sarò un gi⟨o⟩rno grato
52 a destino e fortuna.

Però io...

Soportar pianti e lamenti
so disposto infine a morte,
foco, affanni e rii tormenti,
drento a queste stanche porte;
forse un giorno fato e sorte
58 arò meco e la fortuna.

Però io sotto tal luna
60 vo' sperar che toglie e dà.

LXXVI

Barzelletta seconda

Voglio uscir presto di pena
nanti senta impio martìre,
che meglio è liber morire
4 che un viver in catena.

Come vòl destin e fato,
sendo liber cade in basso |
⟨22v⟩   uno antiquo e claro stato,
rimanendo sol un sasso,
ha più gloria e divo passo
10 che in piè star a servire.

Che meglio è...

Il nochier, in mar opresso
da corsari con stral e arco,
sendo quasi sottomesso
in lor man a crudel varco,
prima vòl di morte il carco
16 che ischiavo pervenire.

Che me⟨g⟩lio è...

Il soldato armato in campo
col nimico a fronte, a petto,
vinto alfin ogni suo vampo,
naverato, il corpo enfetto,
ha tetra urna prima eletto
22   che prigion vita finire.

Che meglio è...

L'om in carcer, vinto in bello,
condennato a taglia, a oro
prima vòl ogni drapello
dar di sé e suo tesoro,
che suggetto far dimoro
28   sol un giorno con martìre.

Che meglio è...

L'ocellin in gabbia, in laccio,
senza ostacul avendo esca,
cerca tòrsi tal impaccio,
come avien che de lì esca,
soportar par non gl'incresca
34   freddi venti, anzi ha desire.

Che meglio è...

Impio amor, nanti tuo strale
senta al petto e tua arsura, |
⟨23r⟩   tòrmi voglio da tal male
con sagitta aspera e dura,
voglio morte e sepultura
40   per fuggir sol tuoi sospire,

che meglio è libro morire
42   che un viver in catena.

Finis

LXXVII

Barzelletta .III.

Dice il core agli occhi: — El fato
soportiamo e tanta guerra,
ch'ogni gran nimico in terra
4 è a pace destinato.

Si 'l castel con impio assedio,
giorno e notte a preda a morte,
da inimici a buon rimedio
difendendo va suo porte,
tanto alfin con pace e sorte
10 liberato è da tal serra.

Ch'ogni gran...

Tanto in petto uno odio antico
se ritien con gran roine,
che ritorna l'omo amico
doppo l'impie discipline,
tal che s'amon tanto alfine
16 che sol morte gli disferra.

Ch'ogni gran...

L'om protervo, iniquo e rio,
tanto la natura e 'l cielo
ha 'n dispetto il mondo e Dio
che se menda di tal scelo,
e invoca sol con zelo:
22 «*miserere* di tanta erra».

Ch'ogni gran... |

⟨23v⟩ Perseguendo va fortuna
tanto in mar il buon mercante,
senza aver mercede alcuna
di suo vita, che in un stante

gli concede gioie tante
28 che più doglia non l'afferra.

Ch'ogni gran...

Tanto perso un gran tesoro
sta in terra che si trova,
e donando va ristoro
a quel prima lo discova,
tal che gran gioia rinova
34 né più pianto lo diserra.

Ch'ogni gran...

Per mie foco debil luce,
non su essa l'acque o e' rivo,
né per tuo pioggia conduce
gioia, il petto o 'l fuoco è privo,
sì che in foco e 'n fiume vivo;
40 stiamo in pace con tal guerra,

ch'ogni gran nimico in terra
42 è a pace destinato.

LXXVIII

Barzelletta .IIII.

Mai sarò d'amarti stanco,
né mi cur m'abbi in dispetto,
che in reo e in buon effetto
4 è d'ogni omo l'arbitrio franco.

È concesso in questo mondo,
su dal ciel a nostre imprese,
bene, mal, reo e iocondo,
e né mai se fa offese,
pigli pur senza contese |
⟨24r⟩ 10 qual par più miglior concetto.

248

Che in reo...

Se in la destra el crudel ferro
tien alcun per suo suplizio,
mal può il ciel, se io non erro,
vetar questo sacrificio,
revocar se vòl iudicio
16 ancor tòr non pò e.rricetto.

Che in reo...

Non pò il ciel al peccatore,
se si menda, piange e pente,
negar suo devin splendore;
el contrario, se consente
trovar Pluto in foco ardente,
22 gli concede quello ha eletto.

Che in reo...

Se mie luce sempre mira
far lo pò che gli è concesso,
se intorno il cor te gira
per dispetto il laccio adesso,
se mie lingua il tuo interesso
28 manifesta a me è diletto.

Che in reo...

S'hai in odio el tanto amare,
per tuo doglia amare intendo,
non mi puoi questo vetare
per quanto io veggo e comprendo
se col mio languire t'offendo,
34 piangerò per tuo dispetto,

che in reo e 'n buono effetto
36 è d'ogni om l'arbitrio franco.

Finis

NOTE

⟨AI LETTORI⟩. Titolo: «...Dice Salute». ● 1. *Avea fatto concetto*: mi ero persuaso. - *lepidissimo*: assai arguto, piacevole. ● 3. *benivolo*: benevolo, indulgente. - *suietta materia*: «il testo è evidentemente guasto e non rende un significato plausibile» (INNAMORATI, *op. cit.*, p. 105, n. 22). Si potrebbe tuttavia inserire la virgola dopo *benivolo* e leggere *su⟨b⟩ietta materia* (nel senso di 'esposta la materia, dichiarato il soggetto dei miei versi'); oppure intendere *su⟨b⟩iett⟨o e⟩ materia*, cioè 'soggetto e materia dei miei versi', recando a sostegno di questa interpretazione l'esordio del proemio del *Comento ad alcuni sonetti* del Magnifico (in *Scritti scelti*, a cura di E. BIGI, Torino, 1977, p. 297, rr. 11-14: «Pensavo oltr'a questo poter esser da qualcuno facilmente ripreso di poco giudicio, avendo consumato il tempo nel comporre e comentar versi, la materia e subietto de' quali in gran parte fussi una amorosa passione»). Del resto, come si legge avanti nella nota 10-11, la premessa aretiniana vanta più di un semplice e sporadico riferimento laurenziano. ● 5-6. *nissuno*: nel senso di 'scarso, indeterminato', attributo di *stile* (quello dell'Aretino). ● 7. *rudi*: rozzi (i versi). - *tersi*: puri. ● 10-11. «*Si... piacerà*»: la frase riecheggia ancora, sorprendentemente, un brano del proemio del *Comento* del Magnifico (in *Scritti scelti*, *cit.*, p. 313, rr. 2-9: «(...) ma, come dice Ovidio di Fetonte [cfr. *Metamorfosi*, II 327-28], per al presente mi baste aver tentato quello stile che appresso i volgari è più eccellente, e, se non ho potuto aggiungere alla perfezione sua di conducere questo carro solare, almanco mi sia in luogo di laude lo ardire di aver tentato questa via, ancora che con qualche mio mancamento le forze mi sieno mancate a tanta impresa»); v. pure PROPERZIO, *Elegie*, II 10 6: «in magnis et voluisse sat est». ● 11-12. *E... preluderemo*: non si capisce a quale sua opera l'Aretino voglia alludere. Larivaille (*op. cit.*, p. 26) pensa di identificarla nella parte finale dell'*Opera nova*. ● 16. *Come se sia*: cfr. P. ARETINO, *Sei gior-*

nate, a cura di G. AQUILECCHIA, Bari, Laterza, 1969, p. 141. • 17. *innopicheno*: probabilmente, impoveriscano. • 18. *coverti*: rivestimenti, coperture. • 19. *involuparci*: avvolgerci.

I. 1. *Voi... verso*: sintomatica ripresa della classica apertura del *Canz.* di Petrarca (I 1: «Voi ch'ascoltate in rime sparse il suono»), e degli strambotti di Serafino Aquilano (cfr. B. BAUER-FORMICONI, *Die strambotti des Serafino Dall'Aquila*, München 1967 p. 193 (1.1): «Voi che ascoltate mie iuste querele»). V. pure BOIARDO, *Amorum Libri*, II 61 1: «Chi fia che ascolti el mio grave lamento». • 2. *facella*: fuoco amoroso, tormento (v. *Canz.*, CXXXV 63, CCVI 14). • 3. *impio seguire*: vivere empio, scellerato. • 5. *ad... riverso*: 'per ogni buon auspicio ne ho trovato uno cattivo'. • 6-7. *navicella... voglia*: ancora due immagini care al Petrarca (v. *Canz.*, CCVI 39, CCLXX 66).

II. 5. *misso il passo*: per essere impiccato. • 7. *mie*: mia; ricorrente l'uso delle forme del possessivo del toscano parlato (sing. m. e f. *mie*; sing. e pl. f. *tuo*, *suo*). • 8. *foco*: pena, tormento (cfr. sopra, I 2 n.). Ma v. pure «'l gran foco» amoroso di Petrarca (*Canz.*, CLXV 13), e avanti, VI 8, IX 8, X 7, ecc.

III. 1-4. *Lasso... tetra*: allusione alla tragica vicenda amorosa di Orfeo ed Euridice (v. OVIDIO, *Metamorfosi*, X 1-85). • 5. *impianto eterno*: in pianto eterno, con sostituzione della nasale bilabiale *m* all'alveolare *n* per fonosintassi (cfr. avanti, IX 6, XI 7, LXXIV 74). • 8. *martoro*: martirio, tortura.

IV. 1. *dal camin vinto*: v. PETRARCA, *Canz.*, XVI 8: «rotto dagli anni, et dal camin stanco». • 3-4. *el... pianto*: cfr. BOIARDO, *Amorum Libri*, I 37 1-4 («Come più dolce ai navicanti pare, / Poi che fortuna gli ha sbatuti intorno, / Veder le stelle, e più tranquillo il mare, / E la terra vicina, e il novo giorno»), II 76 5-8. - *però*: perciò.

VI. 3. *angue*: serpente. - *venen*: veleno. • 5. *drento*: dentro.

VII. 1-3. *Si... spezzare*: v. PETRARCA, *Canz.*, XLI 11; CCLXXII 11-13: «veggio al mio navigar turbati i venti; / veggio fortuna in porto, et stanco omai / il mio nocchier, et rotte arbore et sarte». - *debil barca*: cfr. ancora *Canz.*, CCXXXV 7: «debile mia barca»; sulla nota metafora della barca è utile segnalare anche un riferimento laurenziano (il v. 1 del son. VIII delle *Rime* in *Scritti scelti*, *cit.*, pp. 224-25: «La debil, piccioletta e fral mia barca»), del quale l'Orvieto ha recentemente indicato le origini classiche e la fortuna nella lirica tre-quattrocentesca (cfr. L. DE' MEDICI, *Canzoniere*, a cura di P. O., Milano 1984, pp. 17-19).

• 4. *nelle salse acque*: in mare (v. *Canz.*, LXIX 7: «et che 'l notai là sopra l'acque salse»). - *scarca*: scarica.

VIII. 1-8. *Il... merto*: l'ottava si riferisce a uno strambotto dell'Aquilano (v. BAUER-FORMICONI, *op. cit.*, p. 299 (352.): «Se 'l zapator el giorno se affatica, / La sera spera el premio e 'l riposare; / Se 'l guerrier fra pericol se nutrica, / Aspetta di far preda e fama alzare; / Se il navigante in mar sempre se intrica, / Spera al fin gran ricchezza riportare. / Ahi lasso! io spero del mio amor sì forte / Tormento, inganno, disonore e morte». Ma cfr. pure Panfilo Sasso cit. in BAUER-FORMICONI, *op. cit.*, p. 299 (352. n.); G. REICHENBACH, *Saggi di poesia popolare fra le carte del Boiardo*, in «Giorn. stor. della letteratura italiana», vol. LXXVII 1921, fasc. 229, p. 48; SPONGANO, *Esempi, cit.*, p. 356. - *orno*: ornello, frassino. - *aperto*: apertamente.

IX. 1. *spetta*: fissa, guarda. • 2. *giugne*: raggiunge. - *ponto*: punto. • 3. *lucido stelo*: il segnale luminoso propiziatorio (riflesso probabilmente sul sestante). • 4. *sigilli*: i simboli grafici, comunemente usati in astrologia per i pronostici e le profezie. • 5. *apre il velo*: ne svela i segreti, le incognite. • 6. *com-punti*: con punti (v. sopra III 5 n.). • 7. *chi*: che.

X. 2. *Vulcano*: il dio del fuoco e della metallurgia. •5 *quiete... cove*: il tempo lenisca la sua terribile sofferenza. • 6. *voglia tapina*: misero desiderio. •8. *gioglia*: gioia.

XI. 1-6. *Lasso... fosco*: i versi riecheggiano alcuni motivi petrarcheschi (*Canz.*, CCXXVI 1-7). - *tosco*: veleno, tossico. - *fosco*: angoscia, tormento. • 7. *'m-pena*: in pena (v. sopra, III 5 n., IX 6 n.).

XII. 5. *cova*: giace. • 6. *tòrre*: togliere.

XIII. Lo struggimento amoroso, particolarmente evidenziato da una serie di richiami mitologici (per il *rosignol* e l'*upupa* cfr. OVIDIO, *Metamorfosi*, VI 667 sgg.), nell'esempio del *cigno* potrebbe riferirsi agli antichi bestiari amorosi medievali (v. ad es., *Li Bestiaires d'Amours di Maistre Richart De Fornival e li Response du Bestiaire*, a cura di C. SEGRE, Milano-Napoli 1957, p. 13, r. 3 sgg., e *Le proprietà degli animali. Bestiario moralizzato di Gubbio*, a cura di A. CARREGA, *Libellus de natura animalium*, a cura di P. NAVONE, presentazione di G. CELLI, Milano 1983, pp. 228-29. • 4. *el... ventura*: cfr. avanti, XLIV 1-4 n. • 5. *l'ucel d'Egitto*: la fenice.

XIV. 1-2. *Il... rende*: v. TEBALDEO (in BAUER-FORMICONI, *op.*

cit., p. 219 (88. n.): «Suole ogni castellan saggio e prudente, / Che l'assedio si vede in su la porta, / Star giorno e notte con la mente acorta»). - *rende*: arrende. - 5. *ispezo*: spesso. • 6. *la roba in l'acqua stende*: difficile l'esatta interpretazione del passo; dal contesto si evince che la Parca, alla fine, compie inesorabilmente il dovere di uccidere.

XV. 3-4. *spetta... aurora*: attende come punto di riferimento e di orientamento le prime luci dell'alba (cfr. DANTE, *Purg.*, XIII 19-21: «Tu scaldi il mondo, tu sovr'esso luci; / s'altra ragione in contrario non ponta, / esser dien sempre li tuoi raggi duci»). • 4. *fosco*: angosciato (v. pure sopra, XI 6). • 5. *l'oscur*: nel testo *l'* è riportato, per evidente errore di composizione, alla fine del verso (*m'inducel'*). • 7-8. *e... istella*: cfr. PETRARCA, *Canz.*, CCCLXVI 67-68: «di questo tempestoso mare stella, / d'ogni fedel nocchier fidata guida». - *navicella*: v. sopra, I 6 n.

XVI. 1. *Diana*: o Artemide, dea della caccia e della luce lunare. - *poli*: emisferi, cieli. • 3-4. *quella... peggio*: oscura l'allusione al personaggio femminile e al relativo mito. Potrebbe trattarsi di Scilla, figlia di Niso re di Mègara, che, gettatasi in mare per inseguire le navi di Minosse, venne tramutata in gazza bianca (v. VIRGILIO, *Georgiche*, I 404 sgg., e PETRARCA, *Triumphus Cupidinis*, II 163-64: «E vidi la crudel figlia di Niso / fuggir volando»). - *a voli*: volando. - *ratta*: veloce. • 5. *imboli*: danneggi, corrompa. • 7. *venen*: v. sopra, VI 3 n. • 8.; *vòli*: vuoi.

XVII. L'ottava ripropone, quasi integralmente, un celebre rispetto di Poliziano (LIX): «Il buon nocchier sempre parla de' venti, / d'arme il soldato, il villan degli aratri, / l'astrologo di stelle e d'elementi, / l'architetto di mole e di teatri, / di spirti il mago, il musico d'accenti, / d'oro gli avar, d'eresia gl'idolatri, / di bene il buon, di fede l'alme fide: / e io d'Amore, perché Amor m'uccide» (*Stanze Orfeo Rime*, a cura di S. MARCONI, Milano 1980, p. 222; cfr. pure INNAMORATI, *op. cit.*, p. 110, e SPONGANO, *Esempi, cit.*, p. 355). - 3. *prodisgi*: prodigi; sul passaggio dall'antico toscano *sci* a *sg* e *g* (ad es. *casgion, malvasgia, asgio*, ecc.) si veda E. MONACI, *Crestomazia italiana dei primi secoli*, a cura di F. ARESE, Roma-Napoli-Città di Castello 1955, p.614 • 5. *il... legni*: cfr. PROPERZIO, *Elegie*, I 1 43-44: «Navita de ventis, de tauris narrat arator, / enumerat miles vulnera, pastor ovis». - *legni*: navi, imbarcazioni.

XVIII. 2. *luce*: risplende. - *frigida*: fredda, bianca. • 4. *aer bruna*: l'oscurarsi del cielo, il tramonto; evidente il richiamo a Dante (*Inf.*, II 1: «Lo giorno se n'andava, e l'aere bruno / toglieva li animai che sono in terra / da le fatiche loro»). • 8. *m'arde*: probabile reminiscenza "acustica" del dantesco: «vedi che non incresce a me, e ardo!» (*Inf.*, XXVII 24), frequente anche in Petrarca (*Canz.*, LXXII 66, CXXV 4, CCLXXXV 9, ecc.).

XIX. 1-2. *Non... sole*: notevole il riferimento all'Aquilano (I 1-4): «L'aquila che col sguardo affisa el sole / Tutti i soi figli ancor prova a la spera, / E qual fissar non può, sdegnata e fiera / Morto lo tra' del nido e non lo vole» (v. MENGHINI, *op. cit.*, p. 39). - *luce*: occhi. • 5. *mesta*: triste, addolorata. - *in... coprire*: usa mostrarsi affranta. • 6. *scole*: disposizione.

XX. 1-2. *Tanto... laccio*: v. FRANCESCO MARIA MOLZA, *La Ninfa Tiberina*, 25 1: «Come cervo talor fra l'acque chiuso» (*Lirici del Cinquecento*, a cura di D. PONCHIROLI, Torino 1976, p. 294). - *laccio*: trappola. • 4. *ultimo ispaccio*: l'ultimo addio prima di essere sbranata, spacciata; cfr. A. PICCOLOMINI, *L'Amor costante* (in *Commedie del Cinquecento*, a cura di N. BORSELLINO, Milano 1962, vol. I, p. 387): «Mi par che, la prima cosa, si debbi dare spaccio a quei prigioni». • 6. *fischio*: sibilo, richiamo dei cacciatori. • 8. *in... foco*: nella passione e nel tormento.

XXI. Titolo: «Sul tempo». L'ottava presenta numerose affinità col sonetto *Grotte, ripe, spelonche, antri e caverne* di Serafino Aquilano, edito dal MENGHINI, *op. cit.*, p. 154 (CXVI). • 1. *Grotesche*: fantasiose decorazioni pittoriche o scultoree nate verso la metà del Quattrocento, con la riscoperta di motivi ornamentali propri dell'arte romana; cfr. ARETINO (cit. in BATTAGLIA, s.v. *grottesca*, 1): «Il fatto sta ne i bambocci, disse Giovanni da Udine ad alcuni che stupivano de le grottesche mirabili di sua mano». • 3. *tropi*: composizioni liturgiche. • 4. *colossi... pitture*: v. il v. 5 («Colossi, archi, teatri, opre divine») del sonetto *Superbi colli, e voi sacre ruine* del Castiglione (*Lirici del Cinquecento*, cit., p. 191). • 5. *vittorie*: raffigurazioni artistiche della *Nike*. - 6. *arastri*: rastrelli. - *fitture*: piantar pali nel terreno.

XXII. Si vedano particolarmente due sonetti (*Col tempo passa gli anni, i mesi e l'ore* e *Col tempo el villanel al giogo mena*) dell'Aquilano; cfr. MENGHINI, *op. cit.*, pp. 175 (XIX), 213 (VII). • 1. *legno*: imbarcazione. • 4. *fracasso*: disfacimento, rovina. • 8. *risolve*: ha fine.

XXIII. 5. *debil barchetta*: cfr. sopra, VII 1-3 n.

XXIV. 1-8. *Si... poco*: cfr. lo strambotto dell'Aquilano (233.): «Se 'l tempo dona molto, el tempo toglie. / Se 'l tempo dà piacer, el tempo attrista. / Se 'l tempo liga stretto, el tempo scioglie. / Se 'l tempo molto perde, el tempo acquista. / Se 'l tempo dà allegrezza, el tempo doglie. / Se 'l tempo inforza, el tempo el sangue pista. / Se 'l tempo t'alza, el tempo te summerge: / El tempo in summa ogni opra converge», in BAUER-FORMICONI, *op. cit.*, p. 261. - *gioglie*: gioie, felicità (v. sopra, X 8). - *in... foco*: cfr. sopra XX 8 n. - *sciorrà*: scioglierà.

XXV.   1. *Or... core*: metafora petrarchesca (v. ad es. *Canz.*, III 10, CCCXVII 5, CCCXXXI 37, ecc.); il v. potrebbe intendersi così: 'Ora ciò che vogliono gli occhi (oppure che risalti, che voli agli occhi) lo esprime il cuore'. • 3. *fiume*: più che nel senso di 'lacrime' o 'pianto' (per cui cfr. *Canz.*, CCLXXIX 11, CCCI 2, e v. pure avanti, LXXIII 7) lo si deve intendere qui genericamente come 'acqua'. • 7. *miglior stella e fato*: cfr. *Canz.*, CCXCVIII 12: «O mia stella, o Fortuna, o Fato, o Morte».

XXVI.   Titolo: «Sulla morte». Si noti l'accostamento con alcuni versi del Sannazaro (*Rime disperse*, V 5-6): «antiqui patri, cavallieri armati, / consul, tribuni, reggi e imperatori», in *Opere volgari*, a cura di A. MAURO, Bari 1961, p. 228. • 2. *patrici*: patrizi. • 3. *Salî*: i Salii, antichi sacerdoti di Marte. • 4. *patrati*: i capi dei Feciali romani, ai quali spettava firmare i trattati. • 5. *mensar*: i tesorieri romani (lat. *mensarius*). • 6. *Fecial*: i Feciali, sacerdoti o araldi del popolo romano. • 7-8. *tutti... conduce*: v. PETRARCA, *Triumphus Temporis*, 112-14: «Passan vostre grandezze e vostre pompe, / passan le signorie, passano i regni: / ogni cosa mortal Tempo interrompe».

XXVII.   6. *molto invida*: molta invidia. • 7. *formosa coma*: bella chioma.

XXVIII.   3. *patrato*: cfr. sopra, XXVI 4 n. • 4. *casso*: privo.

XXIX.   2. *telo*: freccia, dardo. • 4. *a.llei*: raddoppiamento fonosintattico (v. anche avanti, LXXIV 121, LXXVIII 16). • 8. *invida*: invidiosa.

XXX.   3. *fido peto*: cfr. avanti, LV 4, LIX 9, LXIX 53, LXX 5, LXXV 30. • 5. *qual più m'offende*: eco dantesca (*Inf.* V 102: «e 'l modo ancor m'offende». • 6. *mi*: mio. Per l'uso generale del pronome possessivo si veda sopra, II 7 n.

XXXI.   Fino all'ottava XXXIV i versi si rifanno ad alcuni strambotti dell'Aquilano editi dalla BAUER-FORMICONI, *op. cit.*, pp. 240-41 (155.-161.).

XXXII.   2. *strale*: freccia. • 3. *nido*: ultimo ricetto. • 4. *le sa-*

gitte frale: le mortali saette amorose. • 7. *l'amorosa face*: v. sopra, I 2 n.

XXXIII. 3. *vicio*: vizio. • 4. *diva*: dea, divina. - *possa*: potenza, forza. • 5. *sento*... *iudicio*: possibile riferimento ai passi di *Matteo*, 24 31; ma anche alla I *Lettera ai Corinti* (15 52) e I *Lettera ai Tessalonicesi* (4 15) di S. Paolo. - *stremo iudicio*: giudizio finale.

XXXIV. 1. *carco*: peso, carico. • 3. *parco*: risparmio (lat. *parcere*). • 6. *scoglia*: spoglia; cfr. POLIZIANO, *Stanze*, I 15 4: «o ver tra' fiori un giovincel serpente / uscito pur mo' fuor del vecchio scoglio», e v. pure DANTE, *Purg.*, II 122. • 7. *pigramma*: epigramma, epitaffio.

XXXVI. 4. *aspra colonna*: alla quale si legavano le persone (in questo caso il cuore, metaforicamente) sottoposte a tortura; cfr. pure il v. 5 («aspra colonna, il cui bel sasso indura») del sonetto *Vivo mio scoglio e selce alpestra e dura* del Della Casa (in *Lirici del Cinquecento, cit.*, p. 349).

XXXVII. Si vedano particolarmente gli strambotti *Se 'l navigante ha pur qualche tempesta* ed *El navigante, quando ha turbide onde* dell'Aquilano: cfr. BAUER-FORMICONI, *op. cit.*, pp. 298 (351.), 333 (30.). • 7. *so*: sono.

XXXVIII. 1-6. *Tantal*... *l'offende*: Tantalo, re della Frigia: diede a mensa ai convitati divini le membra del figlioletto Pèlope, e fu per questo condannato nell'Ade a non bere l'acqua che gli si porgeva e a non toccare i frutti che gli si offrivano (cfr. OVIDIO, *Metamorfosi*, IV 458-59 e PROPERZIO, *Elegie*, II 17 5-6 e IV 2 24). - *cavo averno oscur*: v. PETRARCA, *Triumphus Cupidinis*, III 42: «onde poi pianga in loco oscuro e cavo»; cfr. pure sopra, III 3. • 7. *espresso*: subito.

XXXIX. 3. *amorza*... *velo*: spegni, diminuisci il tuo caldo fuoco d'amore (*calido velo*); cfr. PETRARCA, *Canz.*, CCCLXI 7: «Subito allor, com'acqua 'l foco amorza».

XLI. 1. *formosa coma*: cfr. sopra, XXVII 7 n. • 4. *libro*: libero. • 5-7. *sappi*... *artiglio*: cfr. PETRARCA, *Canz.*, LXIX 2-4: «Amor, contra di te già mai non valse, / tanti lacciuol, tante impromesse false, / tanto provato avea 'l tuo fiero artiglio». - *prezzo*: apprezzo, considero.

XLII. 1-2. *volubil*... *fortuna*: cfr. PETRARCA, *Canz.*, LXXII 32: «Amor o la volubile Fortuna». • 4. *cieco amore*: metafora petrarchesca (cfr. *Canz.*, CCXC 9, CCCXXXVII 2, e *Triumphus Cupidinis*, III 18). • 8. *destinato*: destino.

XLIII.   2. *non... mercede*: eco dantesca (*Inf.*, III 85: «Non isperate mai veder lo cielo». • 3-4. *e qual... sede*: cfr. sopra, IV 3-4 n.

XLIV.   Per le ottave dedicate alla *notte* si vedano alcuni strambotti dell'Aquilano in BAUER-FORMICONI, *op. cit.* pp. 296-97
(345.-348.) • 1-4. *Ecco... pianti*: è la tragica storia di Filomela,
sorella di Progne, violentata dal cognato Tereo: si vendicò ucci-
dendogli il figlio, e venne per questo trasformata da Giove in
usignolo (v. OVIDIO, *Metamorfosi*, VI 421-674); cfr. pure POLI-
ZIANO, *Stanze, ediz. cit.*, p. 100 (60 1-4): «La notte che le cose
ci nasconde / tornava ombrata di stellato ammanto, / e l'usi-
gnol sotto l'amate fronde / cantando ripetea l'antico pianto»,
L. DE' MEDICI, *Canzoniere, ediz. cit.,* pp. 5-6 (II 8), BOIARDO,
Amorum Libri, I 22 4, PETRARCA, *Canz.*, X 10-11, e VIRGILIO,
Georgiche, IV 511-14: «qualis populea maerens philomela sub
umbra (...) flet noctem».

XLV.   4. *afritto*: afflitto. • 5. *Eol*: Eolo, il dio dei venti. • 6.
banco: barca.

XLVI.   3. *requie*: riposi. • 4. *posso*: poso.

XLVII.   3. *indarno*: vanamente. • 8. *libra*: libera (cfr. sopra, XLI 4).

XLVIII.   1. *mi lamento e ploro*: mi lagno e piango (cfr. PETRAR-
CA, *Triumphus Cupidinis* III 15: «che del vil Tolomeo si lagna
e plora»). • 4. *fessi*: facessi. • 6. *al stigio regno*: all'inferno; v.
PETRARCA, *Triumphus Fame*, Appendice 2 135: «Vidi color
ch'andaro al regno stigio»; e Serafino Aquilano (II 270): «La
seguirei fin giù nel regno stigio» (in MENGHINI, *op. cit.*, p. 255).

XLIX.   4. *qual cera al foco*: cfr. GIUSTO DE' CONTI, *La Bella
Mano*, CXLVIII 124: «Lei si consume come cera al foco» (in *Il
Canzoniere*, a cura di L. VITETTI, Lanciano 1918, vol. II, p. 22)
e POLIZIANO, *Rime* (XCV 4): «irsi struggendo come cera al foco»,
ediz. cit., p. 234: v. pure PETRARCA, *Canz.*, CXXXIII 2: «come
al sol neve, come cera al foco».

L.   1. *leve*: lieve. - *silva ombrosa*: cfr. PETRACA, *Canz.*, CLXXVI
13: «ombrosa selva». • 7. *velo*: cfr. sopra, XXIX 4, XXXIX 3 n.

LI.   1. *Tantida*: altrettanto, allo stesso modo (dal lat. *tanti-
dem*). - *illustra*: rischiara, illumina (forse l'aurora; cfr. avanti,
LXXII 10). • 2. *Febo... sprona*: Apollo (anche Sole) e il suo carro.
• 4. *Eol*: v. sopra, XLV 5 n. • 5. *canta terso*: cfr. sopra, XLIV 2.
• 6. *intona*: rintrona. • 7. *ogni... s'apresenta*: v. Serafino Aqui-

lano (350. 6): «Ogni omo a l'opra sua si vede intorno» (in BAUER-FORMICONI, *op. cit.*, p. 298).

LII.   5. *dar ispaccio*: cfr. sopra, XX 4 n. ● 6. *subiugato*: soggiogato. - *possa*: v. sopra, XXXIII 4 n. ● 7. *protervo:* altero, superbo; cfr. PETRARCA, *Canz.*, CCCXIX 5: «Misero mondo, instabile et protervo».

LIII.   Questa e la successiva ottava si rifanno a un noto rispetto del Poliziano (I 1 sgg.): «Che fai tu, Ecco, mentr'io ti chiamo? - Amo. / Ami tu dua o pur un solo? - Un solo. / E io te sola e non altri amo. - Altri amo. / Dunque non ami tu un solo? - Un solo. / Questo è un dirmi: io non t'amo. - Io non t'amo. / Quel che tu ami amil tu solo? - Solo. / Chi t'ha levata dal mio amore? - Amore. / Che fa quello a chi porti amore? - Ah more!»: (*Rime, cit.*, p. 204); per il genere letterario degli echi, che ebbe molta fortuna fino al Tasso, il Poliziano (*Miscellaneorum centuria prima*, cap. XXII, in *Opera omnia*, a cura di I. MAÏER, Torino 1971, tom. I, p. 244) si era rifatto probabilmente a un epigramma dell'Antologia Planudea, attribuito al poeta alessandrino Garauda (cfr. pure MARZIALE, *Epigrammi*, II 86 3: «nusquam Graecula quod recantet echo»). Si veda ancora una serie di strambotti dell'Aquilano in BAUER-FORMICONI, *op. cit.*, p. 248 (183-185) ● 1. *Ecco*: Eco, la ninfa innamorata e respinta da Narciso, che si spegnerà riducendosi a sola voce (cfr. OVIDIO, *Metamorfosi*, III 356-401, 493-507).

LV.   1. *clara*: famosa.

LVI.   2. *far partita*: allontanarsi. - *divo*: divino. ● 3. *citra*: cetra.

LVII.   L'espressione che indica l'Aretino «studioso in questa facultà e in pittura» potrebbe alludere alla frequenza - del resto mai accertata - dello Studio perugino; ma può avere anche il significato di «studioso di poesia e pittura», identificando «questa facultà» con il più impegnativo esercizio poetico che l'Aretino sembra affrontare proprio da questo sonetto, dopo l'esordio con gli strambotti (cfr. INNAMORATI, *op. cit.*, pp. 99-100). La lirica si configurerebbe infatti come una vera e propria introduzione al successivo poetare: l'autore, simile al timido navigante che si inoltra in mare aperto per combattere l'ozio e dimenticare le delusioni amorose, non spera certo di conquistare con questi versi il lauro poetico o di indirizzare altre poesie alle divine Muse; egli non lo merita perché ha celato malamente la sua passione amorosa. Continuerà comunque a scrivere per accontentare il suo grande amico e sostenitore Francesco Bontempi.

Il sonetto richiama, nei soffusi toni amorosi, una poesia del Petrarca (*Canz.*, CLXXX, soprattutto i vv. 7-11 • 1-2. *Qual... legno*: cfr. PETRARCA, *Triumphus Pudicitie*, 49-51: «che giammai schermidor non fu sì accorto / a schifar colpo, né nocchier sì presto / a volger nave dagli scogli in porto». - *salse onde*: v. ancora *Canz.*, XXVIII 32, e *Triumphus Pudicitie*, 163 (cfr. pure sopra, VII 4 n.). • 3. *ocio:* ozio. - *schifare*: schivare, spregiare. • 5. *laurate fronde*: l'alloro dei poeti. • 6. *a sacri colli*: forse le sedi delle Muse.- *stampa o segno*: immagini o composizioni. • 10. *Francisco de Bontempi perusino*: il perugino Francesco Bontempi, non meglio identificato. Sulla famiglia Bontempi v. INNAMORATI, *op. cit.*, p. 100, n. 14. UGOLINI, *art. cit.*, pp. 159-60. • 14. *socio*: amico.

LVIII. 1. *superchia*: eccessiva. • 2. *dolce nimica*: così pure Serafino Aquilano, XIIII (in MENGHINI, *op. cit.*, p. 51). • 9. *in coma*: sui capelli. • 11. *forsa*: forse. - *restauro*: guarigione. • 13. *da l'indo al mauro*: dall'Oriente all'Occidente (cfr. PETRARCA, *Canz.* CCLIX 4: «dal borrea a l'austro o dal mar indo al mauro».). - *fine*: fino. • 14. *sol*: il testo reca *vol*.

LIX. La lirica presenta notevoli affinità col sonetto dell'Aquilano: *Frigido pomo in le mie man condutto*; cfr. MENGHINI, *op. cit.*, p. 66 (XXVIII) • 2. *apalesa*: esterna, mostra. • 5. *pomo... l'aurato*: pomo d'oro, assunto qui a simbolo nefasto d'amore (con probabile allusione al frutto del «giudizio di Paride»). • 10-11. *ch'arde... costretto*: v. PETRARCA, *Canz.,* CCXX 14: «di que' belli occhi ond'io ò guerra et pace, / che mi cuocono il cor in ghiaccio e 'n foco?». Cfr. pure CLXXXII 1-4, e soprattutto BOIARDO, *Amorum Libri* I 43 5 (vv. 15-16: «Nel foco che t'arde ora vedo un giacio, / Che te farà tremar l'osse e la polpa»), III 147 6 («Ardo nel giazo, e giazo in mezo al foco»). - *p⟨e⟩r il*: il testo reca *pril*; si è preferito inserire la *e* per una migliore interpretazione del passo, anche se ciò rende il verso ipermetro.

LX. 5. *fai buon costrutti*: ne trai buoni vantaggi. • 7. *dài amaro*: rechi amarezza, dolore. - *l'aurea velura*: lo strato d'oro di cui è ricoperto (cfr. sopra LIX 5 n.). • 9. *viride*: verdi •14. *petisce*: richiede.

LXI. 1. *eamus*: andiamo. - *non tardate più*: l'Innamorati (*op. cit.*, p. 121, n. 42) richiama l'attenzione sull'*incipit* di un sonetto del cod. Marc. It. XI 66 (= 6730), c. 45r: *Marco che fai? Su su non tardar più* (per cui si veda anche A. MEDIN, *Sonetti per la lega di Cambrai [Nozze Lazzarini-Sesler]*, Padova 1900, p. 11, e M. CRISTOFARI, *Il Codice Marciano It.*

xi 66, Padova 1937, p. 19, num. 72). • 4. *chi... Iesù*: Giuda Iscariota, che permise la cattura di Gesù al Getsemani; ma qui è possibile che si alluda alla clamorosa rottura della Francia con la Chiesa, avvenuta dopo la battaglia di Agnadello (1509). • 7. *gran tuba*: suonata dagli angeli in occasione del Giudizio Universale (cfr. sopra, xxxiii 5 n.). • 9-11. *Se... sta*: la terzina, come l'intero sonetto, risente particolarmente del clima antifrancese (*l'impio gallo*) creatosi in Italia verso il 1511, in occasione della formazione della *Lega santissima*, voluta da Giulio ii. - *so*: suo. - *basalisco*: rettile favoloso, che uccideva con lo sguardo. • 14. *fo*: fu.

LXII. 1. *Terrestre... regna*: secondo la cosmogonia dantesca (*Inf.*, xxxiv 117: «tu haï i piedi in su picciola spera / che l'altra faccia fa de la Giudecca»); *terrestre inferno*: pure sonetto dell'Aquilano, lxxxix 5 (in MENGHINI, *op. cit.*, p. 127) • 2. *Crasso e Mida*: Marco Licinio Crasso (114-53 a. C.) e il mitico re di Frigia (cfr. OVIDIO, *Metamorfosi*, xi 85-193), noti per la loro insaziabile bramosia, citati da Dante come esempi di avarizia punita (*Purg.*, xx 106, 116-17); cfr. pure PETRARCA, *Triumphus Fame*, i 56: «un Curio ed un Fabrizio assai più belli / con la lor povertà che Mida o Crasso / con l'oro ond'a virtù furon ribelli». • 3. *ci... costrutto*: ci guadagnano, ne traggono vantaggio (cfr. sopra, lx 5). • 4. *Cacco*: il satiro Caco, noto per aver sottratto i buoi a Ercole; è considerato da Dante come esempio di ladro per il suo «furto fradolente» (*Inf.*, xxv 17 sgg.). • 9-10. *Iustizia... basso*: la giustizia è descritta simbolicamente come una donna maestosa munita di spada e bilancia. • 12. *in fracasso*: in rovina (cfr. sopra, xxii 4 n.). • 14. *cor di sasso*: eco petrarchesca (*Canz.*, ccxliii 13: «tu paradiso, i' senza cor un sasso»). • 15. *casso*: v. sopra, xxvii 4 n. • 17. *fido*: fidato, capace.

LXIII. 8. *e... grato*: anticamente si credeva che le Salamandre potessero vivere nel fuoco e spegnere le fiamme; cfr. ad es. GIUSTO DE' CONTI, *La Bella Mano*, cxxxix 1-2: «Qual Salamandra in su l'acceso foco / Lieta si gode nell'amato ardore» (*Il Canzoniere, cit.*, vol. II, p. 9); lo strambotto di Serafino Aquilano (73. 1): «Se Salamandra in fiamma vive e in foco» (in BAUER-FORMICONI, *op. cit.*, p. 214) e PETRARCA, *Canz.*, ccvii 40-41: «Di mia morte mi pasco, et vivo in fiamme: / stranio cibo, et mirabil salamandra»; per i riferimenti ai bestiari medievali v. GARVER-MCKENZIE, *Bestiario Toscano secondo la lezione dei codici di Parigi e di Londra*, in *Studi romanzi*, editi a cura di E. MONACI, Roma 1912, vol. VIII, pp. 1-100 (a p. 39); *Bestiaires d'Amour*, *cit.*, p. 37, r. 2; *Libellus de natura animalium*, *cit.*, pp. 280-81.

LXIV. 2. *miglior stella*: cfr. sopra, I 4, e DANTE, *Par.*, I 40. • 3. *navicella*: cfr. sopra, I 6-7 n. • 4. *pendice*: costa (scogliosa); cfr. PETRARCA, *Canz.*, CCX 2: «ricercando del mar ogni pendice». • 6. *amor*: Cupido. - *facella*: cfr. sopra, I 2 n. • 12. *calido*: v. sopra, XXXIX 3 n. • 14. *concetto*: cfr. sopra, ⟨Ai lettori⟩, r. 1 n.

LXV. 1. *Resta... verso*: si veda il sonetto *Orfeo cantando con l'aurata cetra* dell'Aquilano in MENGHINI, *op. cit.*, p. 141 (CIII 1). - *Orfeo*: cfr. sopra, III 1-4 n. • 2. *lalde*: laude; l'introduzione della - *l* al posto della -*u* nello sviluppo del dittongo -*au* nella lingua letteraria dell'Italia settentrionale si deve essenzialmente a un ipercorrettismo della classe colta (v.G. ROHLFS, *Grammatica storica della lingua italiana e dei suoi dialetti*, trad. it., Torino 1966-1969, paragrafo 42); lo stesso vale per i seguenti *fralde*, fraude (v. 9), *galde*, gaude (v. 13). • 4. *pel... terso*: cfr. PETRARCA, *Canz.*, CCCXXXII 3-4: «e i soavi sospiri e 'l dolce stile / che solea resonare in versi e 'n rime». • 5. *Pegaso*: il cavallo alato nato dal sangue della Medusa uccisa da Perseo (cfr. OVIDIO, *Metamorfosi*, IV 785-86). • 6. *il... Caballino*: la fonte di Ippocrene, detta anche Caballina, scaturita da un colpo di zoccolo di Pegaso sull'Elicona (*monte Caballino*; v. OVIDIO, *Metamorfosi*, V 256-64, 312), e ispiratrice di poesia. • 7. *più... Serafino*: curioso e forse polemico accostamento della poesia dell'Alighieri a quella dell'Aquilano, dalle cui liriche, come è noto, l'Aretino attinge qui copiosamente, e del quale avrà sempre stima (cfr. particolarmente i riferimenti contenuti nelle *Sei giornate*, *cit.*, pp. 212, 224; *Ragionamento delle Corti*, a cura di G. BATTELLI, Lanciano 1923, pp. 36-37); nella lettera a Nicolò Franciotto del luglio 1550, in *Scritti scelti di P.A.*, a cura di G. G. FERRERO, Torino 1976, pp. 958-59, e v. pure sopra, l'*Introduzione*. • 8. *parangon*: paragone. • 9. *in coma*: cfr. sopra, LVIII 9 n. • 10. *preclaro* : illustre. • 12. *Parnaso*: il monte tra la Focide e la Locride, sede di Apollo e delle Muse.

LXVI. Titolo: «Dedicato alla santa Maddalena». • 1. *Quel acceso desir*: cfr. PETRARCA, *Canz.*, CXLIII 2: «l'acceso mio desir». - *eccede*: supera. • 2-3. *che... pena*: Maria Maddalena, liberata dai demoni, seguì Gesù fino alla sua morte e ne annunciò poi la resurrezione (cfr. particolarmente *Luca*, 8 2-3, 24 10, e *Matteo*, 27 5 sgg., 28 1 sgg.); spesso, come in questo caso, era confusa con Maria di Betania (v. avanti, la n. 7). Nelle *Sei giornate*, *cit.*, p. 9, è la patrona delle peccatrici. • 4. *Lazer*: Lazzaro di Betania, resuscitato da Gesù (v. *Giovanni*, 11 1 sgg.). - *urna*: cfr. sopra, LVIII 17 n. • 7. *Maria*: Maria di Betania, sorella di Lazzaro e Marta, simbolo della vita contemplativa (v. DANTE, *Conv.*, IV 17); offrì una cena a Gesù, gli unse i piedi (*piè divi*) e glieli asciugò con i capelli (cfr. *Giovanni*, 12 3). • 8. *sponsa*: sposa (lat.) - *a quel... riede*: allo sposo che torna a coricarsi. • 14. *locausti*: olocausti. • 15. *sumo*: sommo.

LXVII. 1. *Ferma... piede*: per l'Innamorati (*op. cit.*, p. 120, n. 42) il verso riprende l'*incipit* di un sonetto adespoto del cod. Marc. It XI 66 (= 6730), c. 19*v* (*Ferma gentil viator alquanto el passo*), scritto per la morte del condottiero umbro Paolo Vitelli decapitato nel 1499 (cfr. pure M. CRISTOFARI, *op. cit.*, p. 12, num. 5). Un'altra redazione del sonetto marciano è contenuta nel ms. VII 735, c. 22, della Bibl. Naz. Centrale di Firenze (per cui v. gli *Inventari dei manoscritti delle biblioteche d'Italia*, a cura di G. MAZZATINTI, Forlì 1905-1906, vol. XIII, p. 162). Importanti analogie si riscontrano in alcuni versi dell'Aquilano («Fermati alquanto, o tu che movi el passo», in MENGHINI, *op. cit.*, p. 103, LXV 1), del Calmeta (*Sonetto della morte del Serafino*: «Ferma, ti priego o vïator il pede», in L. MAZZELLA, *Per un'edizione delle rime di V. Calmeta*, Lecce 1981, p. 52), del Sannazaro (*Rime disperse*, in *Opere volgari, cit.*, p. 248 [XXVIII 5]: «Vedrai, viator se tu ti fermi alquanto»), di S. TIZIO («O tu che passi, ferma un poco il passo»), in A. LUZIO, rec. a V. ROSSI, *Pasquinate di Pietro Aretino ed anonime per il conclave e l'elezione di Adriano VI*, in «Giorn. stor. della letteratura italiana», vol. XIX 1892, fasc. 55, p. 91. V. pure DANTE, *Inf.*, III 77, e PETRARCA, *Canz.*, XV 7, CVIII 2 (cfr. avanti, LXXI 1). • 3. *casso*: v. sopra, LXII 15 n. • 6. *Mida, Crasso*: cfr. sopra, LXII 2 n. •10. *vittor*: vincitore. • 13. *verno*: inverno.

LXVIII. 1. *L'orrenda... appella*: v. sopra, XXXIII 5 n., e LXI 7 n. • 2. *quel... Elì*: Gesù, prima di morire sulla croce (*in legno*), gridò: «Elì, Elì, lemà sabactani?» («Dio mio, Dio mio, perché mi hai abbandonato?»; per cui cfr. *Matteo*, 27 46, *Salmi*, 21 2, e DANTE, *Purg.*, XXIII 74). • 3. *sede pro tribunal*: siede di fronte al tribunale divino, in qualità di supremo giudice (più esattamente: *pro tribunali*; cfr. *Carte parlanti*, a cura di F. CAMPI, Lanciano 1926, p. 105: «... i sedenti *pro tribunali...*»; cfr. anche BOCCACCIO, *Decameron*, V intr. 5). • 4. *la stigial facella*: il tormento infernale (cfr. sopra, I 2 n., e XLVIII 6 n.). • 5. *O... stella*: Venere, che precede il giorno (cfr. PETRARCA, *Canz.*, XXXIII 1-2). • 6. *Adonaì*: Adone, che in realtà venne amato da Venere; ma forse qui si allude propriamente all'Amore. • 8. *debil navicella*: cfr. sopra, I 6-7 n., VII 1-3 n., e LXIV 3. • 10. *tomi*: più correttamente *tome*, nel senso di 'gettate', 'scaraventate' (cfr. PETRARCA, *Canz.*, XXII 26, DANTE, *Inf.*, XVI 63; frequente anche nella novellistica trecentesca: cfr. *Decameron*, VIII 3 18, e SACCHETTI, *Trecentonovelle*, CLII). - *d'impio scelo*: ('dall'empio crimine') sarà allora la causa. Più difficile è intendere *tomi* come abbreviazione di *tomuli* ('tumuli', 'sepolcri'). • 11. *serra*: chiude, vieta. • 12. *peccavi*: peccai. • 13. *di tanto erra*: cfr. PETRARCA, *Canz.*, CCCLXIV 6: «di tanto error».

LXIX. 1. *Tacita... mortale*: notevole il riferimento a BOIARDO, *Amorum Libri*, II 104 5 (vv. 1-3 sgg.: «Tu dài riposo, notte, a tristi lai / De tutti li animali, / E doni dimenticanza a tutti i guai»), soprattutto per i successivi vv. 3 e 9. • 2. *mondan giro*: per metonimia, mondo terrestre. • 3. *viver frale*: esistenza fragile (cfr. PETRARCA, *Canz.*, CXCI 4: «così me, donna, il voi veder, felice / fa in questo breve et fraile viver mio»). • 5. *divo*: divino. • 6. *miro*: sguardo. • 8. *face*: viso. • 9. *lai*: lamenti. • 10-12. *Del... pace*: cfr. Serafino Aquilano (351. 3-4): «Se 'l zapator el dì mai leva testa, / gusta la notte almen qualche conforto» (in BAUER-FORMICONI, *op. cit.*, p. 298). • 15. *orna*: v. sopra, VIII 5 n. • 20. *schifa*: cfr. sopra, LVII 3 n. • 21. *vampo*: fuoco, vampa. • 22. *staffier*: palafreniere. - *togli lo 'mpaccio*: leva il fastidio, l'impaccio. • 27. *destriero*: cavallo. • 28-30. *El... cocca*: v. sopra, IV 3-4 n. - *scocca*: approda rapidamente. - *cocca*: vela quadrata, tipica degli antichi bastimenti di trasporto medievale. • 37-39. *El... piede*: cfr. sopra, IV 1-2. • 41-42. *la... tormento*: v. Panfilo Sasso (351. n.): «La vecchiarella peregrina e stanca / se 'l dì camina almen posa la sera» (in BAUER-FORMICONI, *op. cit.*, p. 298); v. pure PETRARCA, *Canz.*, L 5-11. • 44. *artigli*: strumenti, arnesi da scasso • 48. *compassi... sigilli*: comunemente usati negli antichi pronostici astrologici (cfr. sopra, IX 4 n.). - *sguadre*: squadre. • 49. *prisionier*: prigionieri. • 51. *la taglia*: il 'tagliare', l'uccisione. • 53. *tolli*: togli. • 55. *el fren*: il morso cui sono collegate le redini. • 58. *sferra*: allontana.

LXX. 1. *Nasce... tuoi*: eco petrarchesca (v. *Canz.*, LXVI 27, CCCXX 2-4; *Triumphus Mortis*, Appendice, I 19). • 2. *isface*: affligge, strugge. • 11. *smanca*: danneggia, rovina. • 13. *esmanca*: lo stesso che *smanca*. • 19. *Nasce... amore*: cfr. sopra, LIX 10-11 n. • 26. *grata*: gradita. • 35. *che... foco*: v. sopra, XLIX 4 n. • 37. *con pioggia e foco*: eco dantesca (cfr. *Inf.*, XIV 48).

LXXI. 1. *Ferma... passo*: v. sopra, LXVII 1 n. • 3. *scelo*: cfr. sopra, LXVIII 10 n. • 4-5. *quanto... emisperio*: tutto ciò che si muove, che vive nel mondo. • 8. *portorno*: portarono. • 9. *ciechi cervi*: cfr. sopra, XX 1 n. • 11. *debil barca*: v. sopra, VII 1-3 n. • 17. *scanni*: gradi, dignità (cfr. DANTE, *Par.*, VI 125). • 21. *in istato*: in una situazione stabile. • 27. *termi*: termini, fine. • 30. *frale*: v. sopra, LXIX 3 n. • 31. *O... involti*: cfr. sopra, LXVI 9. • 33. *siàn*: siamo. • 36. *al stigio regno*: v. sopra, XLVIII 6 n. - *tartareo*: infernale, relativo al Tartaro • 38. *tollete*: togliete (cfr. sopra, LXIX 53 n.). • 39. *ch'al... sona*: v. sopra, LXVIII 1 n. • 40. *cor di sasso*: cfr. sopra, LXII 14. • 47. *Crasso, Mida*: v. sopra, LXII 2 n. • 49. *teatri*: cfr. sopra, XXI 2. • 50. *i*: ivi. - *brutto*: cfr. DANTE, *Inf.*, VIII 35, *Par.*, XXII 84. • 51. *omei*: lamenti (v. I *Cortigiana*, IV 8 2: «Che pure o che ohmei»). • 58-60. *Odite... atroce*: generico riferimento al celebre discorso della montagna di Gesù (cfr. particolarmente *Matteo*, 5 1 sgg.). • 61-63. *quel... piacque*: la tragica storia di Caino che uccise il fratello Abele mentendone poi a Dio (*gran motore*; v. *Genesi*, 4 8 sgg.). • 64. *Iuda*: v. sopra, LXI 4 n. • 65. *ma... delitto*: le negazioni di Pietro e il suo pentimento (cfr. *Matteo*, 26 69 sgg.). • 66. *qual... cantore*: David, che usava cantare i suoi salmi (v. PETRARCA, *Triumphus Fame*, Appendice, I 157: «Vidi Davit cantar celesti versi»). • 69. *al tronco ritto*: legato alla colonna, messo alla gogna (cfr. sopra, XXXVI 4 n.). • 71. *el pellican*: uccello simbolo del sacrificio di Cristo (secondo la credenza, si lacera il petto per nutrire i figli del proprio sangue; v. *Salmi*, 102 7, DANTE, *Par.*, XXV 113; ma cfr. pure GARVER-MCKENZIE, *Bestiario Toscano, cit.*, pp. 51-52, *Bestiaires d'Amours, cit.*, p. 55, *Bestiario moralizzato di Gubbio, cit.*, pp. 115-16, *Libellus de natura animalium, cit.*, pp. 208-10). • 73. *che... errore*: v. sopra, XXXIX 8.

LXXII.   2. *gli ucelletti in fronde*: v. PETRARCA, *Canz.*, CLXXVI 10, CCLXXIX 1. • 3. *terso canto*: cfr. sopra, XLIV 2. • 5. *defesso animal*: v. sopra, LXIX 19. • 8. *orno*: cfr. sopra, VIII 1-8 n. e LXIX 15. • 10. *Ecco... giorno*: v. DANTE, *Purg.*, II 7-9. V. pure sopra, LI 1. • 23. *Pluton*: dio dell'Averno. - *centro*: inferno (v. DANTE, *Inf.*, II 83: «Ma dimmi la cagion che non ti guardi / de lo scender qua giuso in questo centro / de l'ampio loco ove tornar tu ardi»). - *tal cielo*: primaverile. • 25. *nanti*: innanzi. • 27. *vorrei... cielo*: probabile eco del verso di Cecco Angiolieri «S'i' fosse fuoco, arderëi 'l mondo». • 28. *scoglia*: spoglia (cfr. sopra, XXXIV 6 n.). • 32. *saltar... lupi*: cfr. il sonetto dell'Aquilano (v. 13): «Ch'a l'orso, al lupo, al tor, al tigre, a l'angue» (in MENGHINI, *op. cit.*, p. 43) • 37. *toni*: tuoni. • 39. *templi... 'ntoni*:

265

cfr. L. De' Medici, *Altercazione*, I 41 («perché teatri e gran palagi e templi»), *Comento*, XXI 2 («le piazze, i templi e gli edifizi magni», su cui cfr. T. Zanato, *Saggio sul «Comento» di L. de' Medici*, Firenze 1979, p. 288), e Petrarca, *Canz.*, X 5 («qui non palazzi, non theatro o loggia»); v. pure sopra, XXI 2. - *'ntoni*: intuoni, introni. • 43-44. *Vorrei... volta*: un secondo diluvio universale. • 50. *omicido*: omicidio. • 56. *tagli*: taglieggi (oppure: ferite). • 60. *calcar su del ciel*: volare in cielo, morire. • 62. *orridi e brutti*: cfr. sopra, LXXI 50 n. • 63. *brami*: desiderosi. • 69. *germinar*: far germogliare. • 70-72. *Vorrei... gioco*: il tono apocalittico è presente in quasi tutta la disperata, ma qui sembra assai evidente (v. *Apocalisse*, 8 8 sgg.). • 74. *di vita cassi*: cfr. sopra, XXVIII 4. • 82. *serra*: prigione. • 84. *i bei pianeti*: eco dantesca (v. *Purg.*, I 19: «Lo bel pianeto»). • 87. *Caron*: Caronte, l'infernale nocchier (cfr. Dante, *Inf.*, III 82 sgg.). - *sarte*: sartie, vele. • 89. *vampo*: v. sopra, LXIX 21 n. - *mortare*: spegnere, smorzare. • 94. *alla schermaglia*: alla battaglia, alla zuffa. • 95. *falce... strale*: v. sopra, LXXI 5. • 96. *no*: non. - *caglia*: importi. • 99. *l'emisperio*: cfr. sopra, LXXI 4-5 n. • 100. *el gran iudizio*: v. sopra, LXVIII 1 n., LXXI 39.

LXXIII.   Titolo: «Capitolo alla signora». • 2. *gemi*: gemiti. • 3. *bagnando el petto*: v. Petrarca, *Canz.*, XXIII 27: «Lagrima ancor non mi bagnava il petto». • 6. *puol*: può. • 7. *Gli... mena*: cfr. ancora *Canz.*, CCLXXIX 10-11: «a che pur versi / degli occhi tristi un doloroso fiume?»; v. pure sopra, XXV 3 n. • 8. *cruda*: crudele. - *ingiostro*: inchiostro, componimento poetico (cfr. *Canz.*, XXVIII 67: «or con lingua, or co' laudati incostri»; v. pure Dante, *Purg.*, XXVI 114). • 9. *lezer*: leggere. • 14. *sciai*: sai. • 24. *aitar*: aiutare. • 25. *Carandina*: personaggio non identificato. • 27. *sera e matina*: cfr. Petrarca, *Triumphus Fame*, Appendice I 18. • 30. *m'incalma*: mi calma, placa. • 34. *i miei sospir cocenti*: v. Sannazaro, *Rime disperse, cit.*, p. 228 (VI 2): «e se sospiri ai miei sospir cocenti». • 37. *aluma*: illumina. • 39. *quel... piuma*: l'alato Cupido. • 42. *crudo*: crudele. - *protervo*: cfr. sopra, LII 7 n. • 49. *Fanne... contemplo*: rivolgile lo sguardo, ammirala. • 51. *assemplo*: assempro, riproduco (v. Dante, *Inf.*, XXIV 4). • 55. *tole*: priva, toglie (cfr. sopra, LXIX 53 e LXXI 38). • 57. *mole*: molle, tenero. • 60. *che... catena*: v. sopra, XXIV 1. - *sciolge*: 'scioglie' (antica forma dialettale italiana; cfr. pure avanti, *Testamento dell'Elefante*, n. 20). • 63. *avanti*: vanti. • 64. *quel fanciulin nudo*: cfr. qui sopra, 39 n. • 67. *Or... erra*: sulla stampa le ultime due parole (*e erra*) sono impresse alla rovescia, e *Or* è collocato alla fine del verso. - *erra*: v. sopra, LXVIII 13 n. • 70. *e... dissolve*: cfr. sopra, XXII 4.

LXXIV. 1. *face*: cfr. sopra, I 2 n. - *qual cera strugomi*: v. sopra, XLIX 4 n. • 5. *ardo... impalido*: v. PETRARCA, *Canz.*, CLXXXII 5, CCCXXIII 63, CCCXLII 3. • 10. *Ahi*: il testo reca *Ah?*. • 13. *volagile*: volubile, mutevole. • 15. *erbagile*: ricco di erbe, fertile. • 16. *commovere*: scuotersi. • 17. *scropoli*: piccole pietre, selciato. • 18. *Arò*: 'dovrò'. - *amovere*: rimuovere. • 19. *frangi*: rompi, calpesta. • 20. *Ecco*: Eco (cfr. sopra, LIII 1 n.) • 21. *giocoli*: giochi. • 22. *prendi... baculo*: v. il riferimento a un sonetto dell'Aquilano (I 256): «E così butto el zainetto e 'l bacolo» (riprodotto dal MENGHINI, *op. cit.*, p. 243). - *baculo*: bastone pastorale. • 23. *buon duce*: saggio 'conduttore', guida sapiente (cfr. PETRARCA, *Triumphus Fame*, II 137: «poi venia solo il buon duce Goffrido»). V. pure sopra, XV 3-4 n. - *arcovero*: recupera. • 25. *sovero*: sughero. • 29. *requiescite*: riposate. • 31. *A vento*: inutilmente, invano. • 33. *acento*: parola, voce (cfr. PETRARCA, *Canz.*, CCLXXXIII 6). • 35. *martel*: tormento, pena amorosa (cfr. *Talanta*, Prol. 9: «chi arabbia di martello, chi crepa di passione»). • 36. *Calicella*: personaggio non identificato. - *destritolo*: distrutto. • 38. *vitulo*: vitello. • 39. *trovarien*: troveremo. - *edere*: mangiare. • 41. *agni*: agnelli. - *porrai*: potrai. • 43. *custodio*: guardiano. • 46. *cenere*: distruzione, morte. • 48. *abeti... ulmini*: v. PETRARCA, *Canz.*, CXLVIII 5: «non edra, abete, pin, faggio o genebro», Serafino Aquilano (I 162): «Fra querce et ulmi, faggi, abeti e soveri», (II 87): «e faggi, abeti et ulmini» (cit. in MENGHINI, *op. cit.*, p. 238 e p. 248). • 49. *all'alpestrico*: in luogo montagnoso, scosceso e alpestre. • 50. *Che... teatri*: cfr. sopra, LXXI 49 e n. • 54. *disgombrano*: perdono ogni cosa. • 57. *e... superi*: v. PETRARCA, *Canz.*, CCXI 7: «regnano i sensi et la ragion è morta». • 58. *frombano*: sono stati commessi, propriamente: 'lanciati violentemente'. • 61. *sucheri*: sugheri. • 62-63. *Noi... caccialepore:* v. Serafino Aquilano (II 284): «Piantando foglie, lattuchette e neputa» (in MENGHINI, *op. cit.*, p.255). - *neputa*: nepeta. - *latuca*: lattuga. - *piantaren*: pianteremo. - *caccialepore*: caccialepre. • 64. *se reputa*: si ha in stima, in grande considerazione. • 65-66. *Carderini... trapole*: cardellini, fringuelli e lepri; cfr. ancora l'Aquilano (II 281-82): «E usa vischio, o rete, o qualche trappola, / Pigliando cardellin, fanelli e lecore» (in MENGHINI, *op. cit.*, p. 255). • 66. *piglieren*: prenderemo. • 67. *barzetti... equore*: v. Serafino Aquilano (II 278): «in fiume et equore» (in MENGHINI, *op. cit.*, p. 255). - *barzetti*: piccoli barzi. - *equore*: mare. • 68. *Con... zappole*: cfr. l'Aquilano (I 177): «Pale, zappe, zampogne, aratri e vomeri», (cit. dal MENGHINI, *op. cit.*, p.240) e VIRGILIO, *Georgiche*, II 438-39: «iuvat arva videre / non rastris»; vd. pure sopra, XXI 6. • 69. *cultivarien*: coltiveremo. • 70. *cogliaren*: coglieremo. - *fraghe e lapole*: fragole e lappole (cfr. Serafino Aquilano [I 165]: «Fravole, fungi, more, uve e tartufoli», in MEN-GHINI, *op. cit.*, p. 240). • 71-73. *Cantando... nottele*: notevole il riferimento ai vv. 25-30 dell'*Egloga prima de Francisci de Arsochis de Senis*, particolarmente 28-30: «De⟨h⟩, dimmi quella pur 'Come la nottola', / che tu l'altrier cantavi sotto un suvaro. / Dunque m'udisti? O⟨h⟩, egli era una frottola». Il testo dell'egloga è quello stabilito da F. BRAMBILLA AGENO, *La prima egloga di Francesco Arsochi e un'imitazione di Giovan Francesco Suardi*, in «Giorn. stor. della letteratura italiana», vol. CLIII 1976, fasc. 487, pp. 523-48 (il passo è riportato a p. 539); sul quale cfr. le brevi note di C. PERRONE, *Sul testo della prima egloga di Francesco Arzocchi*, in «Filologia e Critica», a. III 1978, fasc. 2-3, pp. 395-99. Per il v. 73 v. pure l'Aquilano (I 45): «Et or civette, gufi, alocchi e nottole» (cit. in MENGHINI, *op. cit.*, p. 235) - *andren*: andremo. • 74. *im-petto*: in petto (cfr. sopra, III 5 n.). • 77. *Carmilio*: personaggio non identificato. • 82. *decidere*: tagliare. • 86. *dar la cresima*: tenere a bada, raggirare (cfr. S. BATTAGLIA, *Grande Dizionario della Lingua Italiana*, Torino 1961 sgg., s. v. *cresima*, 3). • 89. *stabule*: stalle (cfr. SANNAZARO, *Arcadia*, Egloga XII 126: «qualunque altro pastor vi pasce o stabula» (ed. cit., p. 123). • 95. *potaresti*: potresti. • 96. *patre*: patrie, paterne. • 102. *razolar... frondole*: ricercare sciocamente qualcosa tra le foglie. • 104. *turcasso*: faretra. • 109. *Stigio*: paludoso fiume infernale (cfr. DANTE, *Inf.*, VII 106 sgg.); v. pure sopra, XLVIII 6 e LXXI 36. • 112. *a*: da; antica forma d'agente con valore di *da* (cfr. DANTE, *Inf.*, XIX 108: «quando colei che siede sopra l'acque / puttanegiar coi regi a lui fu vista»). • 121. *e.ll'epitaffio*: v. sopra XXIX 4 n. • 125. *mie cetra*: il mio canto, la mia poesia (cfr. PETRARCA, *Canz.*, CCXCII 14: «et la cetera mia rivolta in pianto»). • 127. *andian*: andiamo.

LXXV. 1-4. *Nuove... dà*: v. BOIARDO, *Orlando innamorato*, I 16 1 (vv. 1-3): «Tutte le cose sotto della luna, / L'alta ricchezza, e' regni della terra, / Son sottoposti a voglia di Fortuna». Cfr. pure DANTE, *Inf.*, VII 64, e PETRARCA, *Canz.*, CCXXIX. 13. - *sotto tal luna*: in questo mondo (v. BATTAGLIA, *cit.*, s. v. *luna*, 21). • 6. *prigion*: prigioniero. • 7. *serra*: v. sopra, LXXII 82 n. • 9. *digna e presta*: degna e pronta (cfr. PETRARCA, *Canz.*, CCCLXV 13: «et al morir, degni esser Tua man presta». • 11-12. *Si... legno*: v. sopra, VII 1-3 n. • 14. *disegno*: proposito, intendimento. • 18. *Vulcan*: cfr. sopra, X 2 n. - *con gran rapina*: con impetuosa violenza (v. DANTE, *Inf.*, v 32: «La bufera infernal, che mai non resta, / mena li spirti con la sua rapina»). • 27. *al suo cova*: a casa, nella sua patria. • 29. *in... foco*: ingannato e tormentato (cfr. sopra, II 8 n., XXIV 7). • 34. *che... fortuna*: cfr. sopra, XLII 1-2 n. • 41. *Se... fele*: v. PETRARCA, *Canz.*, CCCLX 24: «O poco mèl, molto aloè con fele!». - *mèl*: miele. • 43. *frapate*: tagliate, strappate. • 54. *so*: sono (v. sopra, XXXVII 7).

LXXVI. 1. *Voglio... pena*: eco petrarchesca (*Canz.*, CXXII 11: «esca del foco, et de sì lunghe pene?»). • 3-4. *che... catena*: cfr. sopra, LII 8, e v. pure CHIARO DAVANZATI (cit. in BATTAGLIA, s. v. *catena*): «Faccio giusta vendetta - più diretta / che s'io morisse, che vivo in catena». • 7. *claro*: cfr. sopra, LV 1 n. • 9. *divo passo*: probabilmente 'morte divina, che non sarà mai dimenticata' (v. PETRARCA, *Triumphus Mortis*, I 105. «e 'l dubbio passo di che 'l mondo trema»). • 19. *vampo*: cfr. sopra, LXIX 21, LXXII 89. • 20. *naverato*: ferito di punta, con spiedo o veruto • 23. *in bello*: in guerra. • 24-25. *a oro... ogni drapello*: tutte le stoffe più preziose, ricamate a oro. • 27. *suggetto far dimoro*: essere prigioniero, versare in cattività. • 31. *tòrsi*: togliersi. • 36. *arsura*: v. PETRARCA, *Canz.*, LXXI 28: «Oh, se questa temenza / non temprasse l'arsura che m'incende»; cfr. pure sopra, LX 6. • 38. *aspera e dura*: eco dantesca (v. *Inf.*, I 4-5). • 41. *libro*: cfr. sopra, XLI 4 n.

LXXVII. 1-4. *Dice... destinato*: v. sopra, XXV. - *tanta guerra*: metafora petrarchesca (cfr. *Canz.*, CCCXVI 2). • 10. *serra*: v. sopra, LXXII 82 n. • 15. *s'amon*: si amano. • 16. *disferra*: separa. • 17. *protervo*: superbo (cfr. sopra, LII 7 n., e LXXIII 42). • 19. *ha 'n dispetto*: in scarsa considerazione, disprezzo (v. DANTE, *Purg.*, XI 64: «ogn'uomo ebbi in despetto tanto avante»). • 20. *scelo*: cfr. sopra, LXVIII 10 n. • 26. *stante*: istante, momento. • 32. *discova*: scopre, ritrova. • 34. *diserra*: rivela. • 39. *fiume*: probabilmente 'pianto' (v. sopra, XXV 3 n., LXXIII 7 n.).

LXXVIII. 2. *m'abbi in dispetto*: v. sopra, LXXVII 19 n. • 4. *l'arbitrio franco*: la libera volontà (cfr. ARIOSTO, *Orlando furioso*, XIX 68 1-4: «E sarà in vostro arbitrio il restar anco, / vogliate o tutti o parte; ma con patto, / che chi vorrà restare, e restar franco, / marito sia per diece femine atto»). • 10. *concetto*: cfr. sopra, ⟨*Ai lettori*⟩, 1 n., e LXIV 14. • 15. *iudicio*: v. sopra, XXXIII 5 n. • 16. *e.rricetto*: rifugio, ricetto (per il raddoppiamento fonosintattico cfr. sopra, XXIX 4 n.). • 19. *devin splendore*: luminosità divina (v. DANTE, *Par.*, XIII 53, XXIX 14. • 21. *Pluto*: cfr. sopra, LXXII 23 n. • 22. *quello ha eletto*: colui che ha scelto. • 23. *luce*: v. sopra, XIX 2 n.

269

PRONOSTICO DELLO ANNO
.MDXXXIIII.
COMPOSTO DA PIETRO ARETINO
FLAGELLO DEI PRENCIPI E
QUINTO EVANGELISTA

INTRODUZIONE

«Gli astrologi solevano al principio d'ogni anno pubblicare i loro pronostici, che redatti in forma più o meno sibillina, con più o meno abile ciurmeria, avevano diffusione grandissima non solo nel volgo, ma tra le classi più elevate e nelle corti. Questi pronostici erano chiamati *judicî*, e per lo più si dividevano in tanti paragrafi o *capitoli*: capitolo del tempo, de' raccolti, degli stati e signori, della guerra...; e così via via davano su tutto delle predizioni con un gergo arruffato, che la credulità generale s'affannava a decifrare. Non mancavano per vero gli scettici e i beffardi, che facevan magari spiritose parodie di questi *judicî*: ma ciò non toglie che se ne stampasse un numero infinito di copie, e che anche i Principi commettessero a' loro ambasciatori di comperare quanti ne uscivano. Orbene l'Aretino (...) comprese per primo il partito che si poteva trarre dall'uso invalso di questi *giudizî*, dove se ne fosse fatto un genere nuovo, lasciate da parte le astruse ciarlatanerie degli astrologi, per arrogarsi invece davvero quel giudizio su tutto e su tutti, che oggi ha elevato la stampa a un potere. I suoi pronostici erano quindi qualche cosa di molto simile alle riviste annuali satiriche de' nostri giornali umoristici: non si fondavano già su vane contemplazioni del cielo e degli astri, ma erano argute e piccanti divinazioni, basate nella sua larga conoscenza degli uomini e della vita contemporanea, nell'abilità di sfruttare il pettegolezzo e lo scandalo, i secreti di anticamera di tutte le corti, nel suo genio infine di libellista. Ond'è che questi *giudizî* dell'Aretino erano cercati più avidamente d'ogni altro da' Principi, desiderosi di esservi nominati con onore, e di vedervi lacerati i loro nemici; e siccome spesso colpivano giusto, ottennero a Pietro — egli fu naturalmente il primo a conferirselo — persino il vanto di profeta».[1]

«Alla fine del 1533 un'aspettazione paurosa di gravi avvenimenti, che avrebbero messo a soqquadro l'Italia, occupava gli animi: nessuno dubitava che nel convegno di Marsiglia tra Clemente VII e Francesco I si fosse decisa un'alzata di scudi contro Carlo V, per vendicare la disfatta di Pavia e il sacco di Roma. La stella di Cesare [Carlo V] pareva declinare per le difficoltà che lo incalzavano da ogni parte, per la penuria di mezzi ond'era travagliato: e la parte francese rialzava ardimentosa il capo, promettendosi la vittoria da una nuova lotta per il riacquisto di Napoli, di Milano, di Genova».[2]

L'Aretino, in quel periodo sostenitore della politica francese in Italia, sperava molto nella generosità di Francesco I. Dal sicuro esilio veneziano non esitava a schernire Carlo V e i suoi seguaci. Il *Pronostico* del 1534, dedicato al re di Francia e ripartito in trentuno capitoli con un mordace proemio iniziale, rispecchia pienamente la sua tendenza filofrancese. Particolarmente derisi risultano pertanto alcuni dei più stretti collaboratori dell'imperatore come Alfonso d'Avalos marchese del Vasto, ma anche papa Clemente VII, il re del Portogallo, Enrico VIII sovrano d'Inghilterra, Ferdinando d'Ungheria, il sultano turco Solimano, Francesco II Sforza duca di Milano, Federico II Gonzaga duca di Mantova, Alfonso d'Este duca di Ferrara, i contestati duchi di Urbino e di Savoia. E do-

---

[1] Cfr. A. LUZIO, *Pietro Aretino nei suoi primi anni a Venezia e la Corte dei Gonzaga*, Torino 1888, pp. 5-6.
[2] V. *Un pronostico satirico di P. A. (MDXXXIIII)*, edito e illustrato da A. LUZIO, Bergamo 1900, p. XVI.

po avere passato in rassegna quasi tutti i principi e i regnanti di mezza Europa, l'Aretino si sofferma su alcune celebri città italiane: Venezia (l'unica a essere elogiata per la sua liberalità), Firenze, Bologna, Siena, Lucca, Roma, Napoli e Genova; dedica ancora qualche attenzione al collegio dei cardinali, al concilio (di cui tanto si parlava in quegli anni e che solo Paolo III, come è noto, riuscirà ad aprire definitivamente a Trento nel 1545), e, per concludere, tratteggia di se stesso un polemico ritratto («Del flagello dei prencipi»). Ai vari personaggi egli predice onori e ricchezze, umiliazioni e sconfitte, ma gran parte delle sue arrischiate previsioni vennero clamorosamente smentite dai fatti. Gli scherni e le invettive non gli causarono comunque ritorsioni o persecuzioni, anzi sortirono l'effetto contrario: gli fruttarono l'attenzione e la cortesia dei principi, non ultimo Carlo V, che gli assegnò successivamente una pensione annua di duecento scudi.

NOTA AL TESTO

L'unica copia che ci sia pervenuta del *Pronostico* è data da un apografo secentesco ora custodito nella Österreichische Nationalbibliothek di Vienna, il cod. Vindobon. 15.115 (già 2383).

Il ms., cart., del sec. XVII, mm. 192 × 150, legato in pergamena, di complessive cc. 134, reca una cartolazione antica a penna in alto a destra (1-134). Miscellaneo di prose italiane, latine, francesi e spagnole, scritto da una mano del sec. XVII (bianche le cc. 26*v* , 30, 38*v* , 64-66, 78, 86, 100-101), tramanda in gran parte copie di testi già pubblicati di Marquardus Freher (*De numismate census...*, *De tributo...*, *Sapphirus Constantini...*, *Excerpta quaedam capita...*), di Johannes Bapt. Visconti (*De capitatione libellus),* di Alonso Carrillo (*De las antiguas minas de España*). Il *Pronostico* del 1534 è contenuto alle cc. 112*r*-118*v* (cartolazione antica, sempre a penna, in alto a destra, 1-16). Il cod. è descritto nelle *Tabulae codicum manuscriptorum praeter Graecos et orientales in Bibliotheca Palatina Vindobonensi asservatorum*, Wien 1893, vol. 8, p. 128 (dove però il *Pronostico* è indicato erroneamente sotto la dicitura *Pietro Bruno Aretino, Pronostico dell'anno 1524*); e sommariamente dal Luzio, che pubblicò l'opera in edizione diplomatico-interpretativa nel volume *Un pronostico satirico di P.A. (MDXXXIIII)*, *cit.*, pp. XIV-XV.

Il testo del *Pronostico* è basato interamente sul manoscritto viennese, pur tenendo conto dell'edizione Luzio, accompagnata da un ricco commento esplicativo. Dalla collazione del codice austriaco e del testo del Luzio sono infatti emerse alcune divergenze di cui si dà qui l'elenco (a destra la lezione del Luzio):

(TITOLO)		DEI PRENCIPI	DE PRINCIPI
Proemio	1	averebbeno	averebbero
= = =	3	iroina	rovina
= = =	4	'mbellettarsi	imbellettarsi
II	1	ranuvelaranno	ranuvoleranno
III	3	giuriditione	giurisditione
IV	1	insegnaranno	insegneranno
VI	1	lummari	luminari
=	=	a canto	accanto
=	=	muoino	morino
VII	4	ribaldarie	ribalderie
=	4	giottoneria	giotoneria
		Lutreche...essercito	Lutrech...esercito
=	=	partire	patire
=	=	Margarita	Margherita
VIII	1	i nominandolo	nominandolo
=	=	pontifici... dei suo'	pontefici... dei suoi
=	2	guidareschi	guidaleschi
=	3	Dicano	Dicono
=	=	vegghiare	vegliare
	4	cartello allo imperadore con	cartello con
IX	1	maninconia	malinconia
=	2	fume	fumo
=	=	cocina	cucina
=	4	in roinarlo... piaceri	per rovinarlo... piacer
=	5	della	dalla
X	1	e Francia	con Francia
=	3	fu	fa
=	=	in ⟨non⟩ cedere	in non cedere
XI	1	vol	vuol
=	3	essortandolo	esortandolo
XII	1	rimaso	rimasto

=	6	risplendeno	risplendono
XVI	1	ribaldarie	ribalderie
=	2	Piero	Pietro
=	3	sieno	siano
XVII	4	femmenino	femminino
=	6	il ramescolarsi	el remescolarsi
XVIII	1	iuglio	luglio
=	3	dicano	dicono
=	4	Rane... consumarà	Renea... consumerà
XIX	2	capitainato	capitaneato
=	4	prefato	p.ta
XX	2	nuove	nove
XXI	1	propia	propria
=	2	conietturano	coniecturano
=	3	imperadore	imperatore
XXII	4	pede	piede
XXIII	1	pizzicaruoli	pizzicaroli
XXIV	1	reggano	reggono
=	2	divantare	diventare
=	=	d'arme	d'armi
=	=	dar	da
XXV	1	imperadore	imperatore
=	=	Bounvisi	Bonvisi
XXVI	4	centomillia	centomila
XXVII	1	quintarie	giuntarie
=	=	angarie	angherie
XXVIII	1	prencipi	principi
=	2	de'	di
XXIX	3	eglieno	eglino
XXX	1	podere	potere
=	=	fume	fumo
=	2	Langravio	Landgravio
=	=	la Magna	Lamagna
=	4	ribaldarie	ribalderie
XXXI	1	Vinegia	Vinezia
=	=	constringano...	constringono...
		vertuosi	virtuosi
=	5	lui... sendognene	lei... sendogliene
=	8	i'	io

A queste correzioni particolari sono naturalmente da aggiungere quelle relative alle norme generali di trascrizione adottate; e cioè:

— distinzione di *u* e *v* secondo l'uso moderno;

— eliminazione dell'*h* etimologica o pseudoetimologica (*haverebbeno*, *heresia, Hercole*, ecc.), anche nei digrammi *ph* e *th*, resi rispettivamente con *f* e *t* (*propheti, Melphi, nimpha, triomphi, Pharaone, Luthero, catholica*, ecc.); e ancora nel nesso *ch* (*Christo, christianissimo*, ecc.). La *h* è stata invece ripristinata nelle forme del verbo *avere* che la conservano ancor oggi.

— eliminazione dell'*i* con valore diacritico per rendere il suono di *c* e *gn* palatali davanti a vocale (*mulaccie, freccie, lascierà, vergognia*, ecc.);

— sostituzione di *n* a *m* davanti alla labiodentale *f* / *ph* (*nimpha, triomphi, triomphato*, ecc.); di *m* a *n* dinanzi a *b* e *p* (*inbellettata, inpaccino*);

— ammodernamento dei nessi latineggianti *ct* (*puncti*), *dv* (*advenimento*), *ns* (*transformare, constringano, Constantinopoli*, ecc.), *ps* (*eclipse, eclipseranno*); riduzione di *x* etimologico o paraetimologico a *s* e, se intervocalico, a *ss* (*exclamando, excluso, inexpugnabili, Alexandro, Maximiano*, ecc.); conservazione di alcune rare forme dittongate (*caesarea, caesare*: Proemio 4, II 2);

— eliminazione della finale *ii* del plurale dei nomi in *io* (*berrettaii, Iulii, renuntii, essercitii, vizii*);

— modernizzazione della forma *tj* e *ttj* in *zi* (*amicitia, annuntiando, attioni, divitia*, ecc.);

— riduzione di *y* a *i* (*sybille, tyrannia, Ibraym, Ippolyto, Solyman*);

— riduzione di *et*, reso alfabeticamente o con la nota tironiana, a *e*; la *d* eufonica è stata inserita solo quando la parola seguente inizi con *e*;

— conservazione di alcuni fenomeni fonosintattici (*a .Ddio*, XXXI 8; a .llaude, I 2; *né .lla*, XXVI 1; *im-mezzo*, I 1, VII 3; *im-pegno*, XXIII 1; *im-preda*, XXVIII 2);

— regolarizzazione della grafia di *forze* su *forse*, *dissensione* su *dissenzione*;

— sono stati trascritti con grafia unita avverbi e locuzioni avverbiali del tipo *benché, cioè, infine, invano, ormai, tuttavia, tuttodì*; il legamento è stato effettuato anche in casi come *ai, cogli, dei, degli, maltalento, veceré, sottocuoco, sottoposta*, ma è stata conservata la grafia analitica in *a dosso, a pena, a canto, acciò che, sopra dette*. Alcuni termini latini sono stati legittimati nel contesto volgare (*corampopoli, idest, olim, plusquam, quondam, solum*);

— circa lo scempiamento e la geminazione delle consonanti, l'apografo secentesco, copiato probabilmente da un tedesco, presenta fenomeni scarsamente attribuibili all'*usus scribendi* dell'Aretino e alla fonologia toscana dello stesso. Ho perciò uniformato sulla scempia le oscillazioni *Sardanapallo / Sardanapalo, riccami / ricami, pianetti / pianeti, orrechie / orecchie, sferra / sfera, ecclissato / eclissato, callunia / calunnia, diffensione / difensione, secretti / secreti, arretine / aretine, tella / tela, correrrà / correrà*; è stata rispettata invece l'oscillazione in *roba / robba*, e ancora *diffettoso, Narcisso, genaro, ecc.*

Senza conforto di alternativa precisa ho trascritto con il raddoppiamento normale le seguenti grafie: *chimerizato / chimerizzato, abbocamento / abboccamento, mociccone / moccicone, done / donne, catolico / cattolico, ranuvelaranno, rannuvelaranno / Giamattea / Giammattea, colane / collane, atribuite / attribuite, trare / trarre, maranno / marrano, Tomasino / Tommasino, capelo / cappello, atendendo / attendendo, sarano / saranno, Tacuino / Taccuino, comenta / commenta, trascorerà / trascorrerà, mumia / mummia, lebrosa / lebbrosa, seraglio / serraglio, Viena / Vienna, Tomaso / Tommaso, parasito / parassito, avezzato / avvezzato, bestemiano / bestemmiano, amazzando / ammazzando, cocodrilesche / coccodrillesche / ebro / ebbro, Palavicino / Pallavicino, obligato /*

obbligato, abondanza / abbondanza, matina / mattina, soma / somma, vasalli / vassalli, bizzaria / bizzarria, raveduto / ravveduto, dapocaggine / dappocaggine, ianizzeri / iannizzeri, papagalli / pappagalli, scimie / scimmie, republica / repubblica, aprobato / approbato, publichi / pubblichi, publico / pubblico, saeta / saetta, acostatosi / accostatosi, cavaleria / cavalleria, crivelata / crivellata, quatro / quattro, radoppiare / raddoppiare, ubidiente / ubbidiente, aviarà / avviarà, atraversate / attraversate, obligo / obbligo, scelerato / scellerato, inanzi / innanzi, Rabina / Rabbina, acenna / accenna, radoppiarà / raddoppiarà, richezza / ricchezza, afratellandosi / affratellandosi, aboccamenti / abboccamenti, otterà / otterrà, atacca / attacca, apiccare / appiccare, fabrica / fabbrica.
Si è livellata inoltre la forma *Marsilia* (XXI 4) sulla più corretta e usata *Marsiglia* (Proemio 1, VIII 3), *Svizzari* invece di *Svvizzari* (VII 8), *poco* invece di *poca* (VI 2), *solenne* invece di *solenni* (IX 5), *quello* invece di *quelle* (X 3), *moscovito* invece di *moscoviti* (XIII 1), *impresa* invece di *imprese* (XV 1), *vanno* invece di *venno* (XXII 2), *approbato* invece di *approbata* (XXIII 2), *dal* invece di *dar* (XXIV 2), *Buonvisi* invece di *Bounvisi* (XXV 1); si è infine espunta la forma scorretta *amaz* (XIII 4);

— sono state divise le parole, sciolte le abbreviazioni, sia di tipo tachigrafico (*q* con il titolo per *quam*), sia quelle comunemente in uso nella copiatura cinque-seicentesca: s. M.ta = *sua Maestà*; v. M. = *vostra Maestà*; s. Signoria = *sua Signoria*; ecc.tia = *eccellentia*; m. = *messer*; r.mo = *reverendissimo*.

— l'interpunzione, e così l'uso della maiuscola e della minuscola, sono stati regolati e aggiornati in funzione di una moderna e scorrevole lettura del testo;

— le integrazioni sono state indicate tra parentesi aguzze (⟨ ⟩).

NOTA BIBLIOGRAFICA

Il *Pronostico* del 1534 venne edito integralmente per la prima volta dal Luzio all'inizio di questo secolo (cfr. *Un pronostico satirico di P. A. [MDXXXIIII]*, cit., soprattutto le pp. 3-35), e solo di recente alcuni paragrafi (il VII, IX, XXI, XXIX, XXXI), sempre estratti dall'edizione Luzio, sono stati pubblicati dal Ferrero (*Scritti scelti di P. A.*, a cura di G.G FERRERO, Torino 1970 [rist. 1976], pp. 66-76).

In generale, sui pronostici dell'Aretino (oltre che per il 1534, si ritiene che ne abbia scritti ancora per gli anni 1527, 1528, 1529, 1531-1532), si rinvia alle preziose notizie fornite da A. LUZIO, *Pietro Aretino nei suoi primi anni a Venezia e la Corte dei Gonzaga*, cit., pp. 5-6, 8-9 (dove è riportato un frammento del *Pronostico* del 1527 dal ms. Marciano Italiano XI 66, c. 200v: cfr. M. CRISTOFARI, *Il codice Marciano It. XI, 66*, Padova 1937, p. 36; *Scritti di Pietro Aretino nel Codice Marciano It. XI 66* (= 6730), a cura di D. ROMEI, Firenze 1987, pp. 54-57), 62-64, 77, 79-80, 85, 105. Cfr. pure G. INNAMORATI, *Pietro Aretino. Studi e note critiche*, Firenze 1957, pp. 206-8; F. AGENO, *Un pronostico dell'Aretino in un manoscritto Hoepli*, in «Lettere Italiane», XIII, n. 4, ott.-dic. 1961, pp. 449-51 (la breve segnalazione riguarda il raro *Pronostico* del 1529, rinvenuto dall'Ageno in un manoscritto depositato presso la Libreria Antiquaria Hoepli; non è dato saperne di più, poiché la Libreria è chiusa da tempo, e il codice, collocato dai proprietari in un'altra Libreria per essere venduto, non è stato concesso in visione); J. HÖSLE, *Pietro Aretinos Werk*, Berlin 1969, pp. 57-65.

ALLA SACRA MAESTÀ CRISTIANISSIMA[1]
PROEMIO DI PIETRO ARETINO

1 Se Domenedio non digrandinava[2] della sua grazia nella castroneria dei profeti e delle sibille, i profeti e le sibille averebbeno chimerizzato il suo avvenimento, come chimerizzano i satrapi la conclusione dello abboccamento di Marsiglia,[3] ma indivinaro fino del suo nascere nel fieno, perché lo spirito santo gli entrò a dosso nella maniera che a dosso a papa Clemente è entrata la amicizia francese, 2 per la qual cosa di pecora *homo fattus est*;[4] ma quello che io voglio inferire è che il Gaurico[5] bufalo, cogli altri erranti astronomi buoi, non essendo in loro piovuto dal cielo se non pecoraggine giudicano tutte le cose al contrario, e annunziando pace a Milano gli vien la guerra, a Genova pronosticano libertà ed ella tornerà serva, e quanto più affermano la morte al pontefice tanto più si vede ringiovanire, e così avendo chiarito la carestia e la divizia con 3 la loro magra astrologia. Spinto da quel furore che mi fece profetizzare la iroina di Roma coda *mundi,*[6] con pace di quel coglione di Tolomeo e di quel moccicone di Albumasare,[7] ho calculato nella venerabile vita dei principi il giudizio dello anno presente, e perché vostra Maestà col senno suo ha miso il giogo al collo delle stelle traditrici, dei pianeti ladri, e degli influssi briachi, onde ognuno comincia a tremare di quel valore, a vostra Maestà lo mando, e son certo che Cancer, Scorpio, Libra e Gemini,[8] con lo avanzo degli scribi e farisei del Zodiaco,[9] infonderanno in me i segreti del cielo sì come hanno infuso nella

mandra dei signori la miseria, la poltroneria, la ingratitudine, la ignoranzia, la villania, la malignità solum per farе voi magnanimo, valente, grato, virtuoso, gentile, buono e cristianissimo. E poi che il cielo gli ha fatti asini, plebei e ribaldi, a che proposito mi vol male Ferrara, Milano e Mantova, Fiorenza e Savoia, duchi solamente nel nome? Che colpa ho io della taciturna avarizia caesarea?[10] Ho io inclinato Inghilterra a mutar letto?[11] Se Venere sforza a 'mbellettarsi il marchese del Vasto[12] che ne posso far io? Se Marte refuta la milizia di Federico Gonzaga,[13] perché attribuirlo a me? Se Pisces incita Alfonso da Este[14] a salare le anguille, scorruccisi seco e non con lo Aretino. Se Gemini congiunge il cardinal Cibo con la cognata, perché mi brava lo strenuo signor Lorenzo?[15] Se Libra move Savoia[16] a pesare la carne e lo olio ch'egli vende, a che effetto averla meco? Se il Capricorno infonde il cimiere a questo conte, a quel marchese, a quel duca e a quel prencipe, sono io però il roffiano? E se 'l Cancro mangia le ossa ad Antonio da Leva,[17] suo danno. Eccoti il Vaivoda ha detto *abrenuntio* a Cristo[18] e son certo che egli dirà a chi lo domanda che *sic erat in fatis*.[19] Ferdinando[20] sta per aluteranarsi, e se alcuno gli chiede la cagione dirà *sic fata volunt*.[21] Il papa ha chiarito[22] lo imperadore, e dicendosegli perché, risponderà *fatis agimur*.[23] E hanno un gran torto i gran maestri a esser gaglioffi *a nativitate* e dar la colpa a me che dico corampopoli[24] quello che essi corampopoli fanno. E se il re di Francia fosse diffettoso del male della avarizia e della gaglioffferia, come son diffettosi gli altri nel suo avermi indorata la lingua, nel suo avermi legato con le catene d'oro,[25] porrieno far sì che io non dicessi di sua Maestà (alla quale bascio le spalancate mani) quello che ho detto, dico e dirò di tutti i signori e di tutti i monsignori, caso che imitano la stitichezza cattolica e apostolica, e non la prodigalità di Lorena e di Medici,[26] vituperio dei cardinali porci, per essere troppo da bene in questo manigoldo secolo degno del duca di Ferrara come lo aureo di Saturno.[27]

I

IL SIGNORE DELLO ASCENDENTE

1 Il presente anno .MDXXXIIII. essendo signore dello ascendente[1] il marchese del Vasto e sedendo nel centro del Zodiaco im-mezzo di Fabrizio Maramaldo e di Tommaso Tucca,[2] uno quondam buffone e l'altro *olim* strozziere[3] del duca di Mantova, molti militi gloriosi (come sarebbe a dire il duca di Malfi[4] stallone generale delle donne sanesi) si inclineranno a' profumi e a' ricami; e per avere Marte quadrato[5] pisciato nello orinale di Venere retrograda,[6] Vittoria marchesa di Pescara sibilla averà per mano del vescovo Iovio parassito apostolico la laurea corona in Ischia.[7] E perché il prefato signore dello ascendente il primo di gennaro alla aurora piglierà la figura del Tauro, a terza quella di Sagittario, a nona si trasformerà in Acquario, e a vespro in Virgo, consumando tutto il giorno consacrato alle sue trasfigurazioni, come consumava in Bologna (dove depose il bastone del capitainato) in vestirsi ora da Cupido, ora da ninfa, ora da Narcisso e ora da Ganimede,[8] indurrà a impiccarsi idest osti, pizzecaruoli e fornari in Bologna, mastri di calze e di giubboni fatti ad ago in Mantova, ricamatori, berrettai e sartori in Milano, mercanti di drappi in Fiorenza, in Roma e in Napoli, i quali sono falliti insieme con sua

Eccellenzia per grazia e per bontà dei suoi banchetti, del suo vestire e del suo dare fino alla camiscia ai buffoni esclamanti viva viva il marchese del Vasto distruggitore di belletto, di storace, di muschio e di ambracane,[9] a.llaude e gloria della milizia e dello ordine del Tosone che acquistò in Ungaria per le prove che egli fece contra il Turco,[10] remunerate dallo imperadore col disgradarlo del generalato, *et cetera*.

II

DELLA ECLISSE

1 Tra lo aprile e il maggio sarà la eclisse del sole fatta in gradi .XVIII. di Ariete,[1] onde eclisseranno e rannuvelaranno i cervelli e gli animi di molti seguaci della non più buona fortuna imperiale, e tosto che si vederanno eclissati per virtù di Tauro oroscopo volteranno le spalle a la mascellata Maestà[2] nel modo che le ha voltato San Pietro, non si potendo scordare gli scherzi che fece alla moglie di Cri-
2 sto il sacco cattolico.[3] E per tale eclisse apparirà una tanta moltitudine di Galli in sul milanese e in sul genovese, loro antico nido, che farà sudare di bel gennaro fino allo ortolano estense, che ha voluto furare le grazie caesaree infin col mandare alla impresa ongara .XXXVII. sbirri alla leggiera, ai quali assegnò la paga nel dazio degli orti carpigiani.[4]

III

DELLA PRIMAVERA

1 Nello spuntare della primavera per essere Virgo colta da Capricorno in adulterio con Saturno, molti signori e molti gentiluomini repudieranno la consorte e molte valenti don-

ne partoriranno sanza la coniunzione matrimoniale, e la signora Giulia dal Maino[1] sarà accusata a Diana da Este e dei Contrari[2] per meretrice, onde ella purgarà la infamia sua col portare dal Tesino al tempio del menchion San-
2 to Ambruogio[3] acqua col secchio. E per la impotenzia genitale che ha il duca di Bari si stima che egli refuti la sposa novella,[4] allegando d'esser troppo putto, benché secondo la calculazione de mastro Pasquino astrologo romano,[5] Massimiano Stampa,[6] suo collega nel dominio ducale, sarà suo luogotenente nello sponsalizio; e farà ciò con il sentimento delle leggi sforzesche, che vogliono che chi sposa una donna in vece d'altri ci abbia suso la mede-
3 sima giuridizione che ci ha il marito. E perché nello ascendente della rivoluzione trascorrerà Pisces,[7] i cervelli fioriranno e scapperanno nel capo di molti, e sopra tutti i reverendissimi cardinali inclinaranno alle pazzie: Pucci il quale perdette già il senno sendo già interprete agli svizzeri e dietro a Lena dallo Olio in Bologna canonizzata per santa e per puttana;[8] Matera,[9] buffone del collegio, il quale dalla finestra allettava una sua amorosa con lo uccello della brachetta; e Ravenna, che si condusse spada e cappa nella piazza di San Pietro, col suo maestro di casa[10] saranno legati per apostolica commessione.

IV

DELLA STATE

1 A mezza state sarà un caldo indiavolato, onde i prelati i quali hanno in ascendente Cerere e Bacco, senza lo aiuto di cui *friget Venus,*[1] ogni dì dopo desinare si serreranno in conclavi *utriusque sexus,* e trastullandosi per il letto impararanno e insegnaranno ad impalare e ad essere impalati, acciò che facendosi la crociata aspettino i Turchi
2 con animo pretesco. E perché il sole dominerà il Leone,

nella maniera che domina *omnia vincit amor* colui che donò il cardinale suo fratello allo imperadore in un piatto d'argento, il quale gode indegnamente delle entrate che gli diede il re di Francia,[2] il vescovo di Chieti sarà tradito dalla sua ipocrita e trista setta, e a lei, che lo lascierà solo sfratandosi lo abito che egli vestì sul monte di Te-
3 staccio in Roma,[3] dirà *amice ad quid venisti?*[4] E disperatosi di non potersi più far tenere santo confesserà la legge di fra Martino[5] alla quale convertirà Verona,[6] sì come Verona convertì alla sua la contessa di Vastalla[7] *non sine libidine.*

V

DELLO AUTUNNO

1 Nello autunno romperà la cavezza, secondo scrive il vescovo di Lodi[1] nigromante e alchimista, il Tauro, secondo la oppinione del Taccuino[2] la capra celeste, e con le loro corna urteranno e atterreranno parte della gente disutile:[3] idest quel pidocchioso di Trani,[4] quel furfantino di Gaddi,[5] quel villano di Cesis,[6] quel castrone di Spinola,[7] quel traforello di Bari,[8] quel pancion Della Valle,[9] quella bestiaccia di Santi Quattro,[10] quel matto di Accolti,[11] quello disgraziato di Palmiere,[12] quel imbriaco di
2 Trincaforte,[13] quel fottivento di Mantova.[14] E perché i signori temporali hanno la miseria *per lineam rectam* del loro merito facchino, nel fine dello autunno saranno tagliati a pezzi tutti coloro che per avanzare un soldo stanno senza guardia, nella guisa che il conte della Concordia
3 ha tagliato il signore della Mirandola benemerito.[15] E Dio tenga le mani in capo al padre di donno Ercole, il quale tien la favella al suo primogenito solo perché egli ha donato un saio frusto ad un che lo ha servito .VII. anni;[16] e si tien certo che se Mercurio non è di settembre occupato

nei fottisteri di Giove, che annunziarà a Roma e intorno al suo territorio lo avvenimento del mio abbate di Farfa,[17] la furia del quale rinchiude i papi in Castello e piglia prigioni i Santa Croce marrani, che con sopportazione di sua Maestà strascinata a Genova con il favore del Doria corsaro, malandrino e sbirro di mare, menò legato in Bracciano.[18]

VI

DEL VERNO

1 Perché la direzion del sole, per il quadrato della Luna[1] accenderà tutti i lummari[2] del cielo, il verno sarà più freddo che la primavera fiorita e lo autunno mostoso; onde tutti i signori di Lombardia si colcheranno a canto alle loro cugine, alle loro cognate e alle loro sorelle secondo lo uso del paese, acciò che non si muoino di freddo, allegando a chi gli imputasse *legem imperium*, la quale facea gli amori in Bologna con la duchessa di Savoia sua co-
2 gnata col consenso pontificio.[3] E poi si fa tanto romore di Inghilterra che *amore Dei et bonae voluntatis* ha consacrata al monasterio una donna sì da poco che in .XVI.
3 ⟨anni⟩ non gli ha saputo fare un uovo.[4] Bene abbiano le nostre che ne fanno cinque e sei per anno, alla similitudine delle Ferrarese, delle Milanesi, delle Mantovane e del-
4 le Napolitane. Tutti i segni, tutti i cieli e tutti i pianeti calculati dal quadrante affermano che la mostruosa marchesana di Mantova,[5] la quale ha i denti de ebano e le ciglia di avorio,[6] disonestamente brutta e arcidisonestamente imbellettata, partorirà in senettute sua senza copula maritale; e un simile miracolo farà la signora Veronica Gambara[7] meretrice laureata.

DEL RE FRANCESCO DIO DELLA LIBERTÀ

1 O nato nel segno di Gemini o di Giove o di qual si sia influsso benigno, più che non è maligna la Eccellenzia milanese,¹ sendo congiunto lo animo papale con il reale,²
caso che non voglia avere le lumache e le testudini in ascendente come ha avuto per il passato, nello scaldar della aria
cacciate le cerimonie spagnuole a zappare la terra,³ per
ristorare gli afflitti il re farà cuocere lesso il reame di Napoli e posto nella larga tavola della sua bontà dirà *vocem
magnam,*⁴ *venite omnes qui laborati estis et ego reficiam
2 vos.*⁵ Onde gli affamati foruscì saziaranno quella rabbia loro invidiosa, la quale hanno dimostrata l'uno con
l'altro, onde sua Maestà ha fatto il debito suo a fargli
3 vivere sobri. E fra la coda di maggio e il capo di giugno
dapoi che messere Francesco Sforza si sarà consumato nel
matrimonio, per essere il senno regio avvezzato a non isti-
mare la fortuna racquisterà Milano, e preso vivo il morto
duca da beffe⁶ lo donarà al popolo, il quale gridando
*crucifige, crucifige eum*⁷ lo disgradarà solennemente in
un palco im-mezzo la porta del duomo, poi menato dove
assassinò il Maraviglia⁸ martire e non confessore, si sa-
4 crificherà alle ribaldarie paterne.⁹ Dopo questa opra pia
senza molta fatica entrarà in Genova con sopportazione
del Doria, il quale confessando le vittuaglie mandate in
Napoli servendo il re, per la cui giottoneria Lutreche si
destrusse con tutto lo essercito, privato del prencipato di
Melfi, del quale è degno come il duca d'Atri di partire (ancora che 'l buon signore credesse alle stitiche promesse di
madama Margarita)¹⁰ e campato per bontà cristianissima,
si condurrà a gire per scrivano d'una galea veneziana, con-
fortandosi con lo essempio di Annibale cartaginese che
5 si condusse a stregghiare i cavalli di Antioco.¹¹ Fatte le
sopra dette cose secondo la calculazione di Domenedio

astrologo da vero, monna Fortuna pentita, confessa e contrita corampopoli, dicendo alla Maestà di Francia *parce mihi quia malum feci*, gli porrà in mano Italia come il papa le ha posto Roma, Toscana *et se ipsum*. E allora i doni, le feste, lo amore e i trionfi reali pioveranno sopra i devoti servi del buon sire. Talché il signor Renzo, Melfi, Somma, Stigliano, il signor Stefano, Farfa, i Treulzi, il conte Annibale[12] con l'altra fedeltà sequace dei Francesi diranno *adoramus te, laudamus te et benedicimus te*,[13] e cotale letizia sarà notata dagli inchiostri Budei, Baiffi, Teucreni, Allamanni e Iuli Camilli,[14] e messa in musica dal mio Alberto.[15] È ben vero che sendo Venere nel mezzo delle delizie celesti infonderà nella sua spensierata corte tutte le forze del suo figliuolo Cupido, di modo che le dame regie, non potendo resistere alle lussuriose preghiere cortigiane, *inclinato capite*[16] si daranno il medesimo piacere con gli amanti che si dà non vo' dire Verona[17] con le ipocresie, ma i Reverendissimi con le loro cognate.[18] Porria disturbare i piaceri sopra detti il pensiero di sua Maestà rivolto non più ai capri, ai cervi, ma a quelle imprese con le quali ha saputo domare la superba alterezza della sorte come domò a Marignano quella de' Svizzari.[19]

VIII

DI CLEMENTE .VII.

Papa Chimento, i[1] nominandolo cortigianamente, il quale di pecora è fatto pastore per avergli bastato lo animo di distaccarsi dallo dio del silenzio,[2] avendo per avanguarda del suo manto la bontà del re Francesco come hanno avuto tredici pontifici, falliti e dismetriati,[3] quella dei suo' predecessori, questo anno stabilirà la sua casa in Fiorenza *per infinita secula seculorum*, onde i banditi recorsi

alla misericordia cristianissima impetraranno di far levare di sopra le porte fiorentine il motto sculpito per mano
della rabbia d'essi, il quale dice:

Levate ogni speranza voi che uscite.[4]

2 E perché la pompa del vestire e del mangiare e del cavalcare francese ha fatto vergognare gli accotonati,[5] il digiuno e le mulacce più secche che non sono le mantovane,
i guidareschi[6] delle quali ricopre la discrezione della coperta, comincierà a banchettare e a sfoggiare come Medici,[7] che solo è tanto liberale quanto sono tutti insieme mi-
3 seri i cardinali. Dicano le profezie di Pasquino, interpre-
tate dal Iovio pescatore,[8] che al dispetto di *Non videbitis dies Petri* e del Corte[9] suo medico, che fino a qui gli
ha dato peso il cibo, il sonno, il riposo, la fatica, il dormire, il vegghiare, il parlare, il tacere e anche il coito, che
se il papa fa fare un lattovaro[10] di quelle buone cere, e
di quelli buoni effetti, che egli ha ritratti in Marsiglia,[11]
sono stato per dire indegnamente poiché egli ha indugiato tanto a infranciosarsi, e sera e mattina ne piglia un poco meno che non pigliò di quelli tristi fatti e di quelli maninconici visi che ritrassi in Bologna,[12] viverà più tempo
che non farà la asinaria dei signori temporali e spirituali,
la quale finirà quando Lorena[13] comincierà a incassare le
sue entrate, attendendo alla annua[14] con quel fervore che
attende allo amore divino quel vescovo poltrone che renunziò due mitere per avere un cappello,[15] per la qual tri-
stizia che tenne di pazzia è forza che egli viva da santo
4 essendo un diavolo, se non saria lapidato. C'è una bestiale oppenione di lui fra gli squadranti, trovando la loro
astronomia Marte retrogrado[16] con la podestà pontificia,
per la quale opposizione nostro Signore, domatore di cavalli turchi, sarà incitato alle arme duellarie, onde mandarà per mano di Tommasino da Prato,[17] datario senza
proposito, un cartello allo imperadore con dire che fa male

e tristamente a dire che egli concorra di stabilità con le don-
5 ne. E invero il padre santo averà ragione a fare ciò, perché i portamenti cesarei son tali che fariено volubile lo spo-
6 salizio inglese.[18] Il Sagittario, inclinante la turba imperiale a trarre le frecce a sua Beatitudine, cavandogli con la
sua sfacciata e naturale prosunzione cardinalati, vescovadi
e badie del core, rivolto il bersaglio altrove, farà sì ⟨che⟩
il papa discappellarà e dismetriarà quasi tutto il marrano, todesco ed ebraico clero.

IX

DI CARLO SEMPRE AUGUSTO

1 Colui che ha trionfato dei Turchi che non vide mai,[1] per
aver avuto in ascendente la maninconia,[2] che, corsa nello ultimo grado della miseria, ha saziato della amicizia sua
le genti in modo che se lo mangeriено come i Milanesi il
figliuolo di quello solenne ribaldo del Moro,[3] questo anno, piantato dalla fortuna nella maniera che il Vaivoda
ha piantato il *Credo*[4] e nostro Signore il concilio,[5] doven-
terà furioso ne l'udire la perdita di Genova, di Milano e
del reame di Napoli, onde per il consiglio di Covos, asino
di broccato riccio,[6] muterà il rovescio alla sua medaglia,
e ponendosi in cambio alle colonne d'Ercole due stufe to-
desche farà dire al motto *non plus ultra*,[7] e piantatosi in
una osteria, imitando Massimiano[8] suo predecessore, il
quale nacque, visse e morì nella taverna, accetterà le leggi
di fra Martino[9] e con il favore d'esse armarà il concilio
tanto temuto da noi quanto Ferdinando del re Giovan-
2 ni.[10] E volendosi inviare inverso quella Italia, nella quale è alloggiato senza discrezione, e con le forbici della avarizia imperiale, con il rasoio della ladreria cattolica, e con
il coltello della inumanità cesarea ha raso, teso e scortica-
to amici e nimici, sarà ritenuto dallo amore muliebre,[11] e

risoluto il suo disegno in fume, come sono risoluti quelli
che faceano giudizio che il papa fosse sempre *servus ser-
vorum* degli Spagnuoli, consagrarà i carri (sopra i quali
ha trionfato senza sua colpa) nel foco della cocina di Venere, e con essi si scalderà la acqua per lavare i piedi a
Marte poltrone, il quale ha giurato di forbirsi il sesso[12]
con quelle carte dove sono le istorie delle vittorie imperiali, attribuite a Carlo con quel merito che si attribuiva
la beatitudine e la santità al pontefice innanzi che gli ri-
3 tornasse francese. E Pasquino nella figura fatta il primo
di gennaro[13] sopra i futuri avvenimenti di sua Maestà afferma che tutti gli influssi gli minacciano morte per non
4 gli avere ditto pur gran mercé dei benefici ricevuti. E la
fortuna, conoscendo di avere avuto il torto a essere stata
imbertonata delle sue mascelle,[14] farà ogni suo sforzo in
roinarlo, poi che per tanti piaceri che ella gli ha fatti non
ebbe pure una sottana, non che un tempio dalla sua stiti-
ca Altezza, che fece scomunicare tutta Bologna per il saio
d'oro, che gli fu tolto in San Petronio[15] mentre cantò il
5 Vangelo, volli dire il *Miserere*; il qual saio, come ognuno
sa, fu un piviale di papa Adriano[16] rubato della sagrestia
di San Pietro da Gian d'Urbino,[17] e della sua arcibusata
memoria a Spello a sua Maestà donato, e da quella trasformato nel prefato saio, che solo nei dì solenni si met-
teva per commemorazione del Sacco di Roma, dove Cristo si crocifisse la seconda volta.[18]

X

DELLO AMOROSO RE D'INGHILTERRA

1 Quel re che ha ceduto ad *omnia vincit amor*,[1] come ce-
dono non pure i duchi di Mantova ma con *utriusque sexus* i preti e i frati, per essere congiunta la Chiesa e Francia più stretto che non è Gemini nel Zodiaco, con aposto-

lica benedizione finirà di consumare il matrimonio con la
2 novella sposa.[2] E perché lo odio dei suoi popoli è unito
con la donna ripudiata[3] porta pericolo di non essere miso in un pasticcio dal furor plebeo, benché questa non è
3 opinione di mastro Pasquino. Anzi dice Pasquino archi-
vangelista e bisprofeta che l'opra che egli usò in disgradare il suo cardinale[4] asinone superbo fu tanto più che
Dio e che la madre con tutti i santi gli permettano vita
lunga, felicità perpetua e figli maschi, caso che sua Signoria ristituisca al padre santo tutto quello che gli ha fatto
tòrre lo sdegno regio per vedere il papa ostinato in ⟨non⟩
4 cedere alla volontà sua.[5] Che se lo dicessi dio, sua Santità ha il torto, come ho detto più volte, a non dar licenzia
a un re che rifuti una moglie vecchia, avendola data a un
5 duca che non renunzi due giovani in Mantova.[6] E se non
che ho fatto voto di non dir più niente di sua Beatitudine,
darei lo essempio del papa propio che ha refutata madonna Giammattea sua consorte, ed è in un monistero in
6 Verona.[7] E così Inghilterra difenderia le sue ragioni, benché bastarebbe allegare una delle mille donne che rifuta-
no i mariti, come già si stimò che la figlia dello imperadore refutata da donno Ercoli refutassi il duca Alessandro,[8]
che diventato parente di Francia si arà di grazia che egli
la voglia.

XI

DE FERDINANDO MEZZO RE DE UNGHERIA

1 Ferdinando[1] *Dei gratia Romanorum rex nulla tenensis*,
che pur dianzi il Gritti[2] con i Turchi *super regnum suum
miserunt sortem*,[3] e dando venti palmi di terreno a sua
Maestà e venti a quella di messer Vaivoda, terminati fra
i dui letiganti i confini del regno Onghero, al quale il detto Aluigi Gritti aspira come Saluzzo, Savoia e Mantova

allo stato di Monferrato,[4] prometterà il dominio pacifico a Ferdinando se egli vol dare orecchie al Turco come
2 dà a fra Martino. Per cui si dubita che, avendo la carestia pecuniaria per lo opposito della sua liberalità, dirà a Lu-
3 tero *ecce homo, fiat voluntas tua*.[5] È ben vero che se il cardenale di Trento[6] non si congiunge col volere regio, i luterani predicheranno nel diserto, nella maniera che predica il vescovo di Chieti a Gian Matteo,[7] essortandolo a
4 lasciare il vescovado veronese. È l'opinione degli squadranti che per esser Marte ebbro dello amore di Venere più del solito,[8] che la sua Altezza dedicherà le armi a *templum pacis* da⟨n⟩dosi a sultanone, come si è dato al
5 re Giovanni,[9] schiavo del Gritti. Secondo il calculo che fanno i cotidiani andamenti, vogliono alcuni astrologhi che egli ripigli guerra con i Turchi, e che, perduta la giornata, diventi camariere del fratello; ma questo porria essere quando Cesare, io nol vo' dire, acciò che il re Francesco non dicessi poi *lingua eius loquetur mendacium*,[10] parlando del suo cognato[11] liberale come un papa e come uno imperadore.

XII

DEI FIGLI CRISTIANISSIMI

1 Ha concluso Domenedio con il consenso di tutte le stelle, di tutti i pianeti, di tutti i segni e di tutti i cieli che questo anno i figliuoli del re Francesco, sopra dei quali son piovute tante grazie divine che il paradiso ne è rimaso scarso, stieno sani, allegri e consolati, e il delfino,[1] per non uscire dei vestigi paterni né in bontà né in cortesia né in valore, non volendo uscirne anche in amore, si assicura-
2 rà negli intertenimenti muliebri. Intanto si accenderanno sì della sua gentilezza le genti che con sommo contento del suo gran padre gli porgeranno i voti, e farannoli gli

3 onori celesti. Mentre Orliens[2] (a cui gli dèi e la fortuna
 daranno la corona dei Toscani) nello acerbo terreno spar-
 gendo il seme immaturo, vederà prima nascere di sé i frutti
4 che i fiori della sua età sieno finiti di aprire. Dicano gli
 interpreti di fisonomia,[3] di astrologia e di cose future che
 lo ultimo nato della cristianissima Maestà sarà il primo
5 fra i laudati. Afferma la setta degli espositori delle profezie che il cielo, subito che mancò Carlo Magno,[4] tolse
 tutto il suo senno, tutto il suo ardire e tutte le sue virtù,
 che furo tante che a volerle annoverare saria un tòrre a
 far prodigo, buono, casto e sobrio ogni principe e ogni
 prelato; e serbatele in se stesso, le infuse largamente in
 Angolem[5] il dì che al mondo venne per consolare gli uo-
6 mini di bona volontà. E perché le sfere superne non sono
 partigiane nel sangue de⟨l⟩ re ottimo di Francia, farà ri-
 splendere le figlie sue[6] nel sesso loro, come risplendeno
 e risplenderanno i maschi nel suo; e uscira⟨nno⟩ della loro bella, pudica e graziosa carne, giunta la età che gli ha
 prescritta Dio, felici e gloriosi dominatori del mondo.

XIII

DI PORTOGALLO

1 La Maestà portogallense,[1] inclinato dalla signorile avarizia al guadagno, questo millesimo del .XXXIIII. farà una
 bestiale incetta insieme con il Moscovia;[2] e caricando
 molte navi di zibellini, di pappagalli, di scimmie, di spe-
 zierie e di zibetto, in abito mercantesco egli e il moscovito
 andranno a farne bazzaro con il Prete Ianni,[3] investen-
 do le robbe loro in *aurum sitisti et aurum bibe*,[4] se gli
2 porria dire se dessero nelle mani ai pali turcheschi. Alcune stelle vacanti in cielo come vaca ora la milizia in terra,
 per la qual causa i capitani fanno diversi essercizi (il signor Camillo da Lamentana ha preso in Vicenza l'ordine

chietino[5] e *suntibus suis et manu propia* [6] dà il legno ai
cavalieri del male amoroso,[7] e mangia⟨n⟩do carne di
vacca a tutto pasto dice ai suoi eroi *prandite commilito-
nes tanquam apud Deum nobiscum cenaturi*;[8] il conte
Ludovico Rangone, pazzo incatenabile, commenta la vita del signor Orlando Pallavicino, suo suocero strozzato
in Roccabianca[9] *causa causarum*; il conte di San Secondo cerca rimedi da cavarsi dal core la paura non dico che
gli fecero i cartelli del conte Guido, ma quella che gli fu
fatta in Ungheria, sendo preso a furore di popolo todesco
3 e spagnuolo.[10] Cesare Fregoso ode in Verona San Giovan
Grisostemo dal vescovo;[11] il signor Luigi da Castel
Giuffré[12] presta ad usura a cento per cento, credo per ri-
scattarsi dalle spese fatte servando sua Maestà; i Colon-
nesi, cioè Marzio e gli altri seguaci di *arma virumque*, bestemmiano la anima del loro cardinale[13] che gli ha lasciati
senza stato e senza credito; il Castaldo commenta la vita
del già suo marchese del Vasto;[14] Lorenzo Salviati *armorum* è occupato in asciugare i paduli di Ravenna;[15] Ottavio Ursino[16] è diventato strozziere dei gufi del padre; il
conte Filippo Torniello[17] cerca di repudiare la milizia per
averla colta in adulterio, e Gian Iacopo recita le leggi della
4 Signoria di Musso ai Grigioni.[18] Fabrizio Maramaldo or-
dina il trionfo che meritò ammazzando la moglie e il Fer-
5 ruccio sendo legato.[19] Antonio da Leva, sfera di Cupido,
piglia lattovari per potere usare il coito con la Rabbina;[20]
Paolo Luciasco corteggia le carrette mantovane;[21] il
Zucchero[22] è diventato buffone di Milano; il conte Guido Rangone, imperiale fin che Dio vole, si sta spassando
6 il martello[23] che egli ⟨ha⟩ del re di Francia. Donno Ercole essercita la arte oratoria[24] ed ⟨è⟩ per tornare a casa, come è tornato il papa dopo aver aggirato la Spagna).
7 Dico che alcune stelle vacanti accennano che Portogallo
imiterà il Vaivoda per impiastrarsi con Soliman,[25] onde
il suo parente verrà seco in dissensione. *Tamen Dominus
providebit*.[26]

XIV

DI GIOVANNI VAIVODA

1 Giovanni Vaivoda,[1] che sta nel regno de Ungheria con una natica come il protomartire Sforza nel ducato milanese, secondo i suoi astronomi, discordanti dalla oppenione del signore Girolamo Destemondo,[2] porta pericolo di disgradazione, tuttavia *sapiens dominabitur astris,*[3] e può vincere la malignità del suo influsso, come ha vinto quella della fortuna il re Francesco solamente con dire *ab⟨r⟩enuntio*[4] al *Credo* e al Vangelo, massimamente essendo la circoncisione carattero della fede, voglia o no il 2 Testamento Nuovo. E perché dirà al Gritti[5] nel porre i termini tra lui e Ferdinando[6] *memento mei,* gli serà risposto *regnum tuum non est de hoc mundo,*[7] ed egli per non potere vincere il suo avversario non vole ostinarsi in vincere i fati: col tulipante[8] in capo, con l'arco in mano e con la scimitarra al fianco comparirà in Costantinopoli, 3 dove sarà trasformato di re in bascià.[9] E se non che fece un poco di errore causando lo affogarsi del fratello,[10] direi che Dominedio avesse il torto a non redurlo in pace, perché è veramente gentilissimo e liberale prencipe; e se non lo meritasse per altro, lo merita per esser devoto del re cristianissimo.

XV

DEL GRAN TURCO

1 Il sultanone, idest il signor grande dei Turchi,[1] per avere anche trionfato di chi non ha visto mai, di case abrusciate e di anime mal nate, parendogli aver fatto assai come è parso ancora al nemico, inclinato da Venere alla pace di marcone,[2] farà la guerra nel suo serraglio con le amazzone; e posto il suo fine negli specchi, negli elmi, nelle

trombe, negli scacchieri, nelle cassette, nelle selle, nelle briglie e nelle mazze, e nei baldacchini d'oro gioiellati che con la impresa del re di Francia gli porta Venezia, impa-
2 lato Marte, lascerà Vienna senza sospetto; e Coron[3] si viverà *stantibus terminis*, e finita la peste che ha concio il suo paese come gli Spagnuoli il nostro, ritornerà in Costantinopoli consumando il tempo nei piaceri preteschi insieme con Ibraim[4] e con il Gritti, che, per avere trovato più discrezione in Macometto che nel paternostro, fa un gran che a non confessare le moschee che gli dànno altre entrate che non hanno dato le chiese, dove con mille messe lo anno e centomillia orazioni a pena ho fatto tanto che Cristo abbi spirato vostra Maestà a darmi una collana in tre anni,[5] la quale sono obbligato di pagare con le
3 fatiche della mia virtù fino che io vivo; e questo faccio più volentiere che non faria il prefatto sultanon servigio al re Francesco, in somma venerazione a presso alla sua arcialtissima Altezza.

XVI

DEL REVERENDO DUCA DI MILANO

1 La somma del volere dei troni e delle dominazioni e la conclusione degli dèi è che Francesco Sforza il presente anno vada a spasso, caso che le stelle erranti e fisse gli sieno sì propizie che sua Paternità scappi delle unghie galliche; e perché le sue ipocrite ribaldarie hanno occupato la pietà celeste, avendo perduto il corpo per salvare l'anima entra in un romitorio, e con vita chietina[1] orando per le anime dei defunti, bontà della sua maligna natura, gli apparirà la ombra del Morone,[2] tenendo in mano el libro dove vi-
2 vendo notò le ladre opere di sua Eccellenzia. E facendognine leggere, desperato della perdonanza di sì traditore colpe, lascierà lo ermo, e, impetrato dal papa una peni-

tenzia di San Piero di Roma, si darà a ingannare il mondo con le sue coccodrillesche lagrime, recreandosi talora con il priore de' menchioni, con lo strenuo Gaspari del Marino[3] debellatore di galline, e col suo ganimede Stampa,[4] la gentilezza del quale intertene il popolo che non lo crocifigge, sì come la sbracata liberalità del cardinale de' Medici[5] intertene i cortigiani che non lapidino il collegio
5 ladrone dei monsignori asini. E perché Marte francese è per linea retta di Milano, innanzi le calende di giugno il castello suo muterà insegne e castellano, e, converse le aquile in gigli,[6] tre dive Faustine[7] diventeranno moniche osservantine: la Rabbina,[8] la Iulia Maina[9] e quella che ha fatto tornare la dolcezza amorosa amara al fedele Maraviglia e al concorrente suo,[10] per il cui assassinamento la giustizia divina lascierà cadere la ira gallica sopra il duca di mummia, il cadavero del quale insieme con quello di Antonio da Leva[11] si mostrarà forse ai posteri per reliquia, onde le future genti stupiranno che nelle stroppiate ossa coperte di lebbrosa pelle, sieno albergati cotanti inganni.

XVII

DEL DUCA DI MANTOVA

1 Sardanapalo,[1] volle dire Federico, per virtù di un cesareo privilegio trasformato dì marchese in duca, escluso del Monferrato,[2] si appellerà al re di Francia dimandando perdono sì di aver donato il suo Reverendissimo allo imperadore,[3] sì di mille altre coglionerie che egli ha fatto; e, perché gli onori suoi hanno avuto in ascendente le vergogne, corampopoli creerà dello ordine senatorio Abram, Isac e Iacob nel mezzo della sinagoga,[4] l'utile della quale gli
2 è caro come Carlo da Bologna.[5] Dopo questo farà cento branchi di porci cittadini[6] e, offerta la spada al tempio di

Venere goditrice, chiamarà il sommo bene la gola, il sonno
3 e le oziose piume.[7] Intanto scorticando i sudditi alla
usanza sforzesca tra pelle e pelle, dei suoi vassalli cavarà
tutta la spesa che fece in banchettare colui che maritò la
reina olim di Napoli al venerabile padre Giorgio di Mon-
4 ferrato, acciò che la sua diva non ereditassi lo stato.[8] Mastro Abram ebreo, suo medico,[9] trova nella costellazione ducale che sta in pericolo di non andare agli antipodi
per opra di non so che renella,[10] che gli ingrossa la cra-
5 pula e il continuo coito mascolino e femmenino. Le calculazione di messer Paris Ceresara[11] vogliono che in Mantova questo .XXXIIII. nascano parti mostruosi idest cen-
tauri, pulicani,[12] satiri, fauni e silvani, e in grande abbon-
6 danzia. E questo causarà il ramescolarsi insieme dei cogna-
7 ti e delle cognate, e dei cugini e delle cugine. Oltra di ciò
Orione, stella indiavolata, accenna la morte del sacrosan-
to abate Gonzaga,[13] il quale si ha pappato il passato,
8 chiavato il presente e giocato il futuro. Dicano gli auri-
spici che sua Eccellenza al fine di maggio trionfarà del gioco della inquintana,[14] la qual festa è consacrata alla ossedione dalla quale gli parse liberare Pavia,[15] e in cotal
giorno mandarà in processione tutti i bastoni che egli ha
avuti di generale, renunziati per paura dei disagi militari
per i quali non uscì mai in campo.

XVIII

DEL DUCA DI FERRARA

1 Alfonso, che merita il cognome di Pio come Antonino per
avere sepolti vivi i fratelli,[1] nelle calende di iuglio[2] consacrato il tempio alla dea avarizia e alla dea carestia, spo-
sarà la sua concubina[3] per iscarcare la anima; che si fosse vero la oppenione pitagorica che elleno si trasferissero
di corpo in corpo,[4] come dice che fece la sua che ora lo

fece femmina, ora re e ora gallo, si porria credere che egli fosse stato magnano,[5] oste, beccaro, mercante ebreo, or-

2 tolano e principe. E perché il detto Alfonso ha la ostinazione papale allo incontra della sentenza datagli in favore per le migliaia sborsati al gran cancelliere, a ser Covos e a messer Carlo, entrerà nel perdere e di Modena e di Reggio negli umori maninconici;[6] per la qual cosa, pentito delle spese minute che egli fece a sua Maestà in Bologna,[7] si condurrà in persona propia a vendere la carne, l'olio, il pane e il vino, e così ricompenserà il danno dello aver

3 perduto Nuove[8] per non salariare dieci sbirri. Minacciano i pianeti sua Eccellenzia di flusso[9] e di podagre acute; e gli oracoli dicano che gli pioverà sopra la stizza divina per il torto che fece a quella somma di crocifissi,[10] che, per pagare la gabella di loro stessi, vendetteno i chiodi, le piaghe, le corone di spine, i diademi, le croci, i titoli e fino

4 a quelli stracci che portano intorno al culo. E per placare gli dèi ch'hanno cura del lago di Comacchio insieme con Priapo dio degli orti suoi, i quali deliberano dargli cattiva ricolta nel sequente anno, farà canonizzare beato Alfonso Trotti,[11] per la cui morte sua Eccellenzia istessa fa lo officio di fattore, e causa ciò uno astrologo ferrarese che antivede nelle sfere, nei luminari orospichi e retrogradi, che il figlio nato di madama Rane,[12] tenendo di lega regale, consumarà più in un giorno che non hanno avanzato in un anno le usure dello avo.

XIX

DI URBINO

1 Francesco Maria, che ottenne il ducato di Sora per gli strenui giochi che fece d'ogni sorte di arme equestre e pedestre dinanzi allo imperatore in Mantova,[1] la quale scrima imitò Alfonso d'Avalos in Bologna pur dinanzi a Cesa-

re,[2] per avere opposita la mala volontà ecclesiastica allo stato suo, per essere a detto stato inclinati tutti i nipoti suoi per confarsi anche al figlio di sua Maestà cotal dominio,[3] vedendosi mirare in torto da Marte apostolico e cristianissimo, sputando e masticando le sue salate oppenioni, [4] crearà le legioni e i centurioni nel suo imperio acciò che, sendo destinato che se gli levi romore a dosso, possa scremire meglio che non fece in *illo tempore* che il

2 duca Lorenzo gli tolse fino a San Leo.[5] Benché avendo i capitoli veneziani congiunti col suo capitainato,[6] si è risoluto alla diffensione, la quale tiene sicura sendo lo amore dei sudditi unito con il senno e con il valore che gli ha o

3 pargli avere. Giove, stella benigna, gli promette bene pur che egli speri nel re[7] e al re ricorra, il quale è più facile

4 a donare stati che a tòrgli. Accennano tutti gli astri nobili, mobili e immobili, di infondere in Ippolito de' Medici tutti gli obblighi che ebbe Giuliano[8] suo padre con il prefato duca di Urbino, di maniera che la bontà reverendissima porria distorre sua Santità[9] da ogni disegno che avesse

5 fatto contra di lui. E Pasquino, padre della verità, dice che per avere il duca tagliato a pezzi il quondam Pa-

6 via[10] Iddio è seco. Ed essendo seco chi pò contrastare con esso? Egli merita per cotale opra arcipia (osservata dal re inglese nel suo cardinale)[11] di essere posto nel catalogo dei liberatori del mondo, avendo tolto del mondo un così scellerato ribaldo, che, mentre meritamente moriva, non dicea se non *peccata mea*, *peccata mea*.

XX

DI SAVOIA

1 Ancora che 'l nostro giudicio perda di riputazione a mentovare Savoia,[1] sendo così basso subietto, non posso mancare di dirne due parole sì bene è parente di sua Mae-

2 stà.² Sua Eccellenzia, per una veste e un saio che si fece
di nuovo andando a far riverenza al vittore dei Turchi in
Bologna,³ metterà il secondo taglione ai suoi vassalli, e,
crescendo il sale e la macina, scemerà la famiglia come
scemano tuttodì i signori e i monsignori; e con nuove angarie, scorticando e crocifiggendo la gente, non pure arà
Monferrato,⁴ ma perderà Turino e forse lo avanzo delle
terre sue, le quali chiamano il re di Francia come i giudei
il messia e come i luterani il concilio che si farà il giorno
di San Bindo,⁵ la festività del quale è tre dì dopo il giu-
3 dicio. Alcuni sofisti che vogliono sapere i secreti delle stelle
e dei pianeti, che gli sa a pena Domen⟨e⟩dio (Dio mel
perdoni), mettano pegni che sua Signoria morrà alla
foggia che morì il marchese Giorgio in Casale maggio-
4 re,⁶ come si dice e si crede mantovanamente. E moia pure ed egli e i suoi pari, inutile peso della terra, che si vergogna di essere calpestata dai loro piedi, come si vergo-
gnano i Mantovani, i Milanesi, i Savoini, e i Ferraresi di
ubbidire ai suoi prencipi; e la dappocaggine della peste e
della guerra è cagione che impaccino il mondo, però che
elleno non ci levano dinanzi se non i più buoni.

XXI

DI VENEZIA ALIAS IL PARADISO TERRESTRE

1 La alma e buona robba Venezia,¹ il modello della cui
fabbrica tolse Giove da quello del paradiso e di sua propia mano, presenti tutti gli altri dèi e tutte le ottime stelle,
la fondò, aitandogli a cavare i canali pianeti, segni e cieli,² per essere il seggio di Domenedio, nel quale siede tredici mesi dello anno, infondendoci divizia, sanità, allegrezza, giuochi, feste e denari, questo presente millesimo raddoppiarà la letizia, la ricchezza, la grandezza e la spensie-
2 raggine sua. Onde le monarchie dei potentati affratellan-

dosi con San Marco, come si è affratellato il Turco,[3] adempiranno i voti loro: che per avere alla sua repubblica fatte le mura la natura e per essere la città e le terre sue inespugnabili come il cielo e per trovarsi lo erario di essa pieno di innumerabili ducati può dire (secondo che coniettturano coloro che non parlano a passione) *sic volo, sic iubeo*;[4] e sempre gli amici suoi la trovaranno utile
3 come la trova lo imperadore. È vero che per essere ella sotto il segno di Venere questo anno più degli altri sarà dominata da Cupido, per la quale inclinazione si crescerà e multiplicherà bestialmente empiendo la sede vacanti di
4 parti incogniti. E il prossimo carnevale si consumeranno infiniti matrimoni e patrimoni in nozze e in feste, le pompe delle quali son tenute dalle parti che ci si fanno sopra più difficilmente che non tene il secreto della conclusione di Marsiglia[5] il suo fine, il riuscire del quale dà che pensare a ciascheduno che ha da perdere.

XXII

DI FIORENZA

1 Poi che la speranza rabbiosa fiorentina si è disperata nel consumato matrimonio di Orliens e della duchessina,[1] sendo tutti i cieli congiurati a fargli servi come erano congiurati tutti gli ambasciatori contra allo Aretino, per la qual cosa Spagna corse accusarmi alla Signoria di Venezia esclamando *usque ad sideram* che io era caduto in *crimen la⟨e⟩sis maestatis* per aver mentovate invano le mascelle cattoliche,[2] fra tre mesi vedendo refutare da Marte angulare disgiunto da Scorpio la valentigia mostra nello assedio,[3] perché chiamaranno il secondo figlio di sua Maestà per signore caderà sopra di loro la ira del duca Alessandro,[4] come è caduto sopra la macina del frumen-
2 to quella di messer Francesco Sforza.[5] Onde saranno

p⟨r⟩oscritti molti che vanno mordendo il parentato fatto
3 contra il credere loro. E per esser Filippo Strozzi invecchia-
to dietro alla aspettativa di un cappello per il figliuolo che
non sarà mai cardinale, non potendo simulare il suo maltalento porta pericolo di essiglio e di vomito di borsa.[6]
4 È di parere di alcuni sofisti che, stabilite le cose dello stato, si oda un gran digradare di casati in Fiorenza, onde
tal che siede *pro tribunali*[7] nei magistrati sarà conculca-
to dal pede crociato, come fu il Barbarossa da quel papa
che stette tanti anni per sottocuoco dei frati della Carità
di Venezia.[8]

XXIII

DI BOLOGNA

1 Avendo Bologna avuti gli abboccamenti nel superno grado della sua genitura il giorno di San Petronio,[1] quei
Quaranta[2] che menata la contessa di Massa, moglie del
legato,[3] in veste eburna a far riverenza allo imperadore
dissero *ecce ancilla Domini*[4] (spiegheranno gli accotonati),[5] spoglie e trofei ispani che la corte cesaria im-pegno[6]
agli osti, ai pizzicaruoli, ai fornari e alle beccarie, e mo-
strandoli al popolo diranno queste reliquie si debbeno ser-
bare ai posteri acciò che resti memoria eterna di Carlo
d'Austria, che ornò la sua coronazione e la nostra terra con
2 questi abiti suntuosi di tela di San Gallo;[7] e poi commemorando i fastidi, le superchiarie e le ladrarie che patiro
la prima e la seconda volta che sua Maestà stette nella patria loro,[8] chiamaranno beata Marsiglia[9] che vide la pompa regia con suo utile ed eterna gloria, e, ricordandosi dello
abboccarsi di Leone e del re Francesco,[10] confessaranno
essere solo uno Dio e solo un re di Francia; e confermato
in senato e approvato dal Guicciardino,[11] staranno aspet-
tando le arme francesche, che, sparse per Italia, dai Bolognesi saranno chiamate dentro alla loro città e ai loro cori.

XXIV

DI SIENA

1 Siena pazza e cattiva per avere il natale suo sotto il segno
di Mercurio, onde la plebe, preso il governo della repubblica con foco e con ferro, ha spogliati della vita, della
patria e dei beni paterni la nobiltà,[1] nelle calende di giugno cominciarà a conoscere che cosa sia il fare a' papi e
ai re di carta per schermigli,[2] e finito di dare la anima, il
core e i denari a Cesare,[3] che tanto ama loro quanto Fiorenza i Medici, rientreranno i foroisciti, tal che i calzola-
ri, i sartori e i villani che reggano al dispetto del cielo e
dei pianeti saranno preda di Francesco Petrucci,[4] che fat-
tone impiccare, squartare e decapitare la maggior parte,
mandarà lo avanzo alle mandre di Maremma a guardare
2 le vacche. C'è chi trova nel Taccuino[5] che i Sanesi imperiali hanno a divantare schiavi dei fiorentini, e riportan-
do i chiodi, le finestre e gli usci che rubaro nello assedio
di Fiorenza,[6] insieme con gli stendardi che *ab antico* gua-
dagnaro nei fatti d'arme di cui vanno alteri come gli Spagnuoli dello avere preso il Turco, udirà la lupa dire dal
marzocco[7] o Siena *a quid venisti*?[8] e disperati della tiran-
nia populare tagliaranno a pezzi il duca di Malfi,[9] loro
capitano generale indegnamente.

XXV

DI LUCCA

1 Lucca, che per essere edificata nel segno di Acquario ci
piove sempre, per la qual cosa fra Mariano la chiamava
orinale dei nuvo,[1] avendo per insegna una viva chi vince,[2] comparendo il furor gallico in Italia che lo aspetta
come lo Aretino le grazie del gran re cristianissimo, aven-

do placato lo imperadore con drappi, danari e sete, correrà con simili doni a Francia, che, risguardando alla gentilezza di Vincenzo Buonvisi,[3] il quale ebbe la liberalità
in dote dalle stelle e in ascendente la fazione francese, ri-
2 ceverà la prefata Lucca per figliuola adottiva. C'è qualche dubbio che ella, che ha Fiorenza opposita alla sua libertà, non dia nelle unghia ecclesiastiche, pure la sua santa
croce, che fa miracoli con le scarpe, la può difendere dalle mani di Faraone non che dalle Palle.[4]

XXVI

DI ROMA CODA MUNDI[1]

1 Roma, i peccati della quale non ha pagati il sacco né il
diluvio, né.lla peste, né.lla carestia,[2] per avere per superiore gli andari suoi Venere e Bacco, e per essere sottoposta alla avarizia e al resto dei vizi mortali, gettàtasi la
vergogna dietro alle spalle, otterrà una scomunica papale
che interdirà *aquam et ignem* a tutte le donne che non con-
durranno in senato i figliuoli che acquistaro de marrani,
2 di luterani e di giudei[3] nella Roma sua. E poi S.P.Q.R.
vorrà che per decreto si pubblichi per padre della patria
il quondam Colonna e dopo questo lo faranno canonizzare per santo, come fu canonizzato il protomartire
Borbone[4] non dissimile al Colonna nel tradire *santa san-*
3 *torum*. È ben vero che, per aversi già scordato il papa della
poltroneria che i suoi mostraro nel traditore .XXVII., co-
4 minciarà a rifarla più bella che mai. E perché il signore
Napolione Ursino, il quale ebbe la valentia nelle fasce, ha
fatto sborsare centomillia ducati in più volte a sua Santità e fattola riserrare in Castello come sa Dio e il diavolo,
essortato Clemente dal re di Francia, renderà Bracciano
allo abate e gli altri suoi castelli,[5] ricevendolo per figliuo-
5 lo diletto. Arturo,[6] stella bizzarra, questo anno ci levarà

dinanzi gran copia di prelati disutili; e la volontà del papato farà una postema nel petto di Farnese,[7] che andata-
6 gli al core emetterà lo spirito. E dapoi lui, la Valle bona limosina, che nella presa di Roma decimò tutte le robbe che altri avea mise in salvaguardo in casa sua.[8]

XXVII

DI NAPOLI

1 Il parabolano[1] Napoli, il quale è ornata di quintarie,[2] di truffe e di inganni come la Spagna di store[3] e di olive, per non avere altra virtù che lo essere francese, nel fine dello anno uscirà di servitù spagnuola, e perché la potenzia regia è diretta al suo reame, e perché la comunità celeste, non potendo più sopportare le angarie cesariane vole che Napoli adempisca i voti fatti al re per la ritornata dei suoi forosciti, che ritornati con più grandezza che mai vendicheranno i capi che fece mozzare il principe di Oranges a torto e a peccato, per la qual crudeltà Cristo cel tolse
2 dagli occhi archibusevolmente:[4] e il presente veceré che hà riformato le pompe napolitane come il Chieti le barbe pretesche,[5] non per altro che per potere meglio robbare nel volere onestare i ricami, per la qual riforma il marchese del Vasto ha fatto alle coltellate col prefatto veceré,[6] sarà lapidato dal Seggio Capuano,[7] onde Alfonso d'Avolo, per avere salvata la pompa del vestire, otterrà per pubblico decreto lo arco e la statua, ricoprendo con questa vittoria la vergogna che egli ebbe nella ritirata di Manopoli e di Volterra e la sua prigionia navale.[8]

XXVIII

DI GENOVA

1 Genova bona memoria, che per avergli la Spagna chiava-
te le donne, saccheggiate le case e roinata la città è diven-
tata imperiale per consiglio del suo corsaro, che portarà
tosto la pena degli assassinamenti fatti al buon re,[1] dopo molti discorsi si risolverà a dire alla Maestà sua *peccavi Domine, miserere mei*;[2] e il re, non guardando ai suoi
demeriti delle sue teste aguzze,[3] concessole perdono le fe-
rà più buona cera[4] che prima, non per altra cagione che
per essere sempre costume dei prencipi di far bene a chi
2 peggio gli tratta. E questa natura ebbe, ha e arà in⟨e⟩terno
la casa de' Medici, massimamente nostro Signore,[5] che
fino a qui ha dato la anima a don Diego, a don Odrigo
e a don Sancio, cioè alla Spagna, che lo ha crocifisso
.xxv. volte non che una, e se così avesse fatto il cristianissimo sua Beatitudine non avrebbe indugiato fino ora
a darseli im-preda.[6]

XXIX

DEI REVERENDISSIMI CARDINALI

1 I cardinali viso, *verbo et opere*[1] sono più sicuri da ogni
sinistro, che si può incorrere per inclinazione del cielo, che
non è la virtù dalla povertà mercé del re Francesco, perché non è stella sì furfantina che si degni di pensare ai cardinali, non parlo solo di quelli che sono stati osti, ortolani, pedanti, frati, mercanti e roffiani, come si dice che fu
Spinola, Cesis, Gaddi, Santa Croce e Palmiere, ma di
Mantova ancora, dotto como la Sapienza Capranica;[2] e
quando i punti[3] dessero cura delle loro Signorie reveren-
dissime meritarebbero di essere balzati in cielo, sì come si

2 balzarà tosto la fazione ispana in terra. Ma il collegio porria allegarmi contra Lorena e Medici,[4] come allegano le
donne la Vergine Maria, quando se gli gitta in occhio la
3 viltà del sesso loro. Porci, non sanno eglieno che Lorena
e Medici si sono liberati dal morbo che attacca il cappello
rosso per due vie: una, col non andare mai vestiti da cardinali, per la qual cosa il maligno e traditore abito non
gli ha mai potuto appiccare la sua vigliaccaria, e caso che
avessero qualche volta un pochetto del prete nelle loro
azioni ne sono cagione quelle due o tre volte che sono ap-
parsi in pontificale in vita sua; la altra, per tenere sempre
4 le mani larghe[5] si sono liberati del nome di cardinale. Io
parlo dei cardinali che stanno a Roma e non dei Francesi,
5 che chi ne dice male ne mente per la gola.[6] Dicano i buoni astrologhi che a mezzo agosto, mese dedicato a legare
i Sanesi,[7] che verrà grandine e pioggia orribile, onde il
naso del Reverendissimo Piccolomini[8] sarà tocco da saetta celeste, e starà molto bene, perché è tanto sterminato
che levandosene una spanna non parrà che gli manchi niente, e Salviati e Ridolfi portano pericolo di perdere nella
bruma la grazia dei loro occhi angelici.[9]

XXX

DEL CONCILIO

1 Il coglion concilio,[1] che per credersi che questi venerabi-
li tempi sieno quelli di Sergio, Lino, Cleto e Cilestino, che
per dappocaggine renunziò il papato,[2] si è dato ad intendere di disgradare Clemente, avendo per riverso del lute-
ranissimo podere suo la possanza cristianissima andarà in
fume nel modo che è gito lo sperar di coloro ostinati in
credere che 'l papa moia tosto, sendo ormai certi che viverà
2 più di Pietro e di Paolo.[3] Nel principio della state Langravio alemanno ubbidiente allo imperadore come io alla
menzogna insieme con Sassonia e il duca Guglielmo di Ba-

viera (il quale si mangia vivo Ferdinando) con Brandiburgo,[4] disperati del concilio, preso fra Martino arden-
dolo sacrificheranno alle anime di quei santi e di quelle
sante che la Magna[5] ha arso per le sue esortazioni, e poi
accostatosi al duca di Vittimberga, anche egli chiarito dal
concilio sì come è chiaro il suo figliuolo di Cesare,[6] dalla qual corte è fuggito nel modo che fuggono i buoni quella
di Roma, si daranno in carne e in ossa alla Maestà francio-
3 sa. E mosso da sì ottimo essempio il conte Palatino[7] muterà mantello, e perché gli animi dei cardinali son compo-
sti di argento vivo, Colonia, Magunzia e Trevere unitisi
col duca Federico Bavero, al quale fu promessa la reina
Maria e il viceré de Napoli,[8] dandogli poi in cotal cambio la cavalleria del Tosone,[9] fatto della necessità virtù[10]
doventeranno fautori della Chiesa, condotta a mali par-
4 titi, se voi, sire, non gli ponavate le mani in capo. E pò ben
dire il concilio: *maledittus homo qui non confidit*[11] nel
plusquam perfetto[12] Francesco, perché bisognarà compari-
re in disputa, e crivellata la vita ecclesiastica dar ragione
di esser papi e cardinali canonicamente, e confessare le si-
monie e le altre familiari e naturali ribaldarie dei preti, che
si non fosse lo essersi ravveduto con vestra Maestà di sua
Santità direi quattro parole di quella gentil creatura di Costantino, al quale dovea Cristo raddoppiare la lebbra nel
dotare che egli fece la Chiesa,[13] della cui dote godano ci-
nedi, meretrici, roffiani, parassiti e ogni spezie de uomini
infami e gaglioffi, che di così fatta turba si dovria ornare
le galee portanti le vertuose ed egregie persone nella impresa della crociata, della quale si parlerà *in diebus illis*.[14]

XXXI

DEL FLAGELLO DEI PRENCIPI[1]

1 Pietro Aretino, il quale ebbe in ascendente Luca, Giovanni, Marco e Matteo, onde le stelle artiche e le antartiche

gli diedero la medesima libertà nel parlare che hanno i fo-
restieri in questa sacrosanta Vinegia,[2] sendo chiaro dei signori chiericati e degli schiericati, nel fine di dicembre ap-
parsagli la liberalità del grande Aluigi Gritti nel supremo
grado del Zodiaco, a onta delle loro eccellentissime e reve-
rendissime Signorie si avviarà verso Costantinopoli,[3] predicando di passo in passo la carità dei prencipi cristiani,
che per essaltare i sette peccati mortali costringano i poveri vertuosi andare in Turchia, ove trovano più cortesia e
2 più pietà che non trovano fra loro crudeltà e asinaria. E
così i Pietri Aretini sono sforzati ad adorare i bascià e i
3 iannizzeri. È ben vero che, per essersi attraversate le catene
reali[4] nel mezzo dei piedi del proposito suo, lusingato
dalla speranza che si debbe avere in sì gran re, porrebbe
stare a vedere se qualcuno imitassi la cortesia francesca,
e se pure il re perseverasse in consolarlo; ché, sendo altrimenti, la tromba sua che si fa udire per tutto il mondo,
predicherà per tutto il levante la vita della mandra dei no-
4 stri spettabili prencipi. Alcuni chiromanti e nigromanti
hanno da non so che spirito folletto che, inteso il re come
Pietro Aretino è stato famigliare di Leon e di Clemente,
dal quale partì per lo scellerato assassinamento che sua
Santità tollerò che gli fosse fatto,[5] per lo cui sdegno si è
vendicato con le arme della lingua, delle penne e degli inchiostri, lo riconciliarà col papa, e una sua parola lo pò
5 fare. Della quale opera il nostro Signore lo arà obbligo,
però che non lo paga della sua servitù per rispetto che teme che non si dica che ha dato allo Aretino acciò che non
dica male di lui; che, sendognene mosso parola da sua
Maestà, parendogli poterlo fare senza incarico, accomo-
date le necessità aretine, non si udirà più lacerare i nomi
6 e le opre dei preti. Onde, sire, non meno gloria acquista-
rete voi di liberare dalla eterna e verace calunnia il clero,
fatto ormai favola del volgo, bontà degli sdegni miei giu-
stissimi, che si abbino acquistati i predecessori vostri da
7 averlo liberato dalle mane dei suoi nimici. E ottenendo

314

cotal grazia, non pure tacerò di ogni signore e monsignore, ma rivolto il mio naturale stilo in dir bene, lasciarò memoria di secolo in secolo come il re Francesco, avendo compassione allo onore dei prencipi del suo tempo meritamente vituperato dalle carte di Pietro Aretino flagello d'essi, armò la sua sola liberalità, con la quale preso e legato detto Aretino lo costrinse a laudargli e a riverirgli sempre. E perché la Maestà vostra si certifichi che non meno so laudare che biasimare altrui, mandovi il principio di quattromillia stanze[6] dedicate al cristianissimo, le quali avrete, piacendo a.Dio,[7] finite in .XVIII. mesi, caso che non sopportiate a che questo picciolo spazio i' muoia di fame, ovvero che io mi occupi in cercare il vivere altrove.

NOTE

PROEMIO

1. *Alla... cristianissima*: Francesco I di Valois, re di Francia.

2. *digrandinava*: 'grandinava', distribuiva con grande abbondanza.

3. *come... Marsiglia*: l'incontro tra Clemente VII e Francesco I avvenuto a Marsiglia tra l'ottobre e il novembre 1533 (cfr. L. von Pastor, *Storia dei Papi dalla fine del Medio Evo*, versione italiana a cura di A. Mercati, Roma 1958-1964, vol. IV 2, pp. 449-52); *satrapi*: politicanti, saccenti (v. I *Cortigiana*, Prol. 5).

4. *homo fattus est*: cfr. *Genesi*, 2 7, 9 6.

5. *Gaurico*: l'astrologo napoletano Luca Gaurico (1476-1558), famoso nel '500 (pronosticò a Paolo III la tiara pontificia e per questo venne colmato d'onori e nominato vescovo), fu particolarmente deriso dall'Aretino (cfr. *Lettere*, I 40, 254; *Sei giornate*, a cura di G. Aquilecchia, Bari 1969, p. 291; *Ragionamento delle Corti*, a cura di G. Battelli, Lanciano 1923, p. 26).

6. *Roma coda mundi*: cfr. *Cortigiana*, I 1 1: «In fine Roma è coda *mundi*»; *Sei giornate*, *cit.*, p. 221.

7. *Tolomeo... Albumasare*: Tolomeo Claudio, astronomo, matematico e geografo dell'antichità (100 d. C.-178 d. C.) e Abū Mà Shar, astrologo musulmano, conosciuto in occidente come *Albumasar*. I due venivano spesso accostati nelle comuni citazioni sugli astrologi (v. *Marescalco* V 3 1: «Dico che ho stoppati dietro Albumasar e Tolomeo e tutti gli astrologi che sono e saranno»); per *moccicone* ('scioccone') cfr. *Sei giornate*, *cit.*, p. 134; I *Cortigiana*, II 11 1.

8. *Cancer... Gemini*: le costellazioni zodiacali del Cancro, dello Scorpione, della Bilancia e dei Gemelli.

9. *Zodiaco*: l'insieme delle costellazioni lungo le quali procede il sole durante il suo apparente corso dell'anno.

10. *taciturna... caesarea*: Carlo V era considerato notoriamente un avaro, scontroso e taciturno.

11. *Inghilterra... letto*: si allude ironicamente alle brame sessuali di Enrico VIII, re di Inghilterra, che aveva ripudiato la prima moglie Caterina d'Aragona e si era unito in seconde nozze con Anna Bolena (cfr. avanti, VI 2, n. 4).

12. *il marchese del Vasto*: Alfonso d'Avalos, condottiero al servizio di Carlo V (1502-1546; cugino di Ferrante d'Avalos, il marito di Vittoria Colonna, fu marchese del Vasto, di Pescara [1525] e governatore di Milano nel 1538); per le sue tendenze effeminate e per le sconfitte riportate contro i francesi, venne ripetutamente punto dall'Aretino: cfr. *Marescalco*, V 3 3, *Cortigiana*, Prol. 5, *Sei giornate*, *cit.*, pp. 5, 145; *Lettere*, I 27, 32, 82, ecc.; cfr. pure A. LUZIO, *Pietro Aretino*, *cit.*, pp. 53-54; G. SASSI, *Figure e figuri del Cinquecento: Pietro Aretino, Vittoria Colonna e il Marchese del Vasto*, in «Nuova Rivista Storica», XII, sett.-dic. 1928, fasc. V-VI, pp. 554-88; la voce di G. DE CARO nel *Dizionario Biografico degli Italiani*, Roma 1962, vol. IV, pp. 612-15.

13. *Federico Gonzaga*: Federico II Gonzaga, duca di Mantova e marchese di Monferrato (1500-1540), amico e protettore dell'Aretino. Sui loro rapporti si veda lo studio di A. LUZIO, *Pietro Aretino*, *cit.*, *passim*.

14. *Alfonso da Este*: Alfonso I d'Este, duca di Ferrara, Modena e Reggio (1476-1534). Si dedicò con grande perizia alla tecnica militare; fu ottimo fonditore di cannoni, artificiere e artigliere; seppe anche ristrutturare e potenziare la pesca delle anguille nelle valli di Comacchio. Nel 1501 sposò Lucrezia Borgia (cfr. I *Cortigiana*, III 7 5; e la voce di R. QUAZZA nel *Dizionario Biografico degli Italiani*, Roma 1960, vol. II, pp. 332-37).

15. *Se... Lorenzo*: si allude al cardinale Innocenzo Cybo (1491-1550), protonotario apostolico, creato da Leone X cardinale del titolo dei SS. Cosma e Damiano il 23 settembre 1513; fu anche reggente della città di Firenze (cfr. L. STAFFETTI, *Il cardinale Innocenzo Cybo*, Firenze 1894), ed è qui tacciato di incesto con la cognata Ricciarda Malaspina, contessa di Massa (m. 1553), moglie del fratello Lorenzo (per il quale cfr. I *Cortigiana*, V 20 1).

16. *Savoia*: Carlo III il Buono, duca di Savoia (1486-1553).

17. *Antonio da Leva*: lo spagnolo Antonio De Leyva, uomo d'arme al soldo di Carlo V (1480 ca.-1536), nominato dall'imperatore capitano generale della Lega degli Stati italiani nel 1533 e governatore di Milano; ricordato anche altrove dall'Aretino (ad es. *Cortigiana*, Prol. 1, *Lettere*, I 41, 47, 54, ecc., *Sei giornate*, *cit.*, pp. 5, 145, 147).

18. *Eccoti... Cristo*: Giovanni Szapolyai (o Zàpolya), voivoda di Transilvania (1487-1540). Re di Ungheria dal 1526 al 1527, fu osteggiato dagli Asburgo e costretto a rifugiarsi in Polonia. Ritornò in Ungheria grazie all'aiuto del sultano turco Solimano I (1528), e per questo venne scomunicato nel 1529; *abrenuntio*: 'rinuncio', formula latina con cui il battezzando o il padrino dichiara di rinunciare a Satana.

19. *sic erat in fatis*: cfr. OVIDIO, *Fasti*, I 481.

20. *Ferdinando*: Ferdinando I d'Asburgo, fratello di Carlo V (1503-1564). Fu re d'Ungheria nel 1526, re dei Romani nel 1531, imperatore nel 1558 (dopo l'abdicazione del fratello).

21. *sic fata volunt*: cfr. *Cortigiana*, I 3 1; ma è probabile il collegamento a PROPERZIO, *Elegie*, I 6 30: «hanc me militiam fata subire volunt».

22. *ha chiarito*: ha informato, reso edotto dei suoi errori.

23. *fatis agimur*: per questo e per gli altri due riferimenti latini di cui alle note 19 e 21 cfr. *Marescalco*, V 3 1: «Dico che i savi dominano gli astri, cioè le stelle; però è di necessità che tu la tolga. Leggi Tolomeo, Albumasar e gli altri astronomi circa il *fatis agimur*, il *sic fata volunt*, il *sic erat in fatis*».

24. *corampopoli*: pubblicamente (cfr. *Sei giornate*, *cit.*, p. 199).

25. *nel suo... d'oro*: allusione al dono fattogli da Francesco I nel 1533 della collana d'oro con lingue «smaltate di vermiglio» e il motto di cui più avanti, XI, n. 10.

26. *Lorena... Medici*: i cardinali Giovanni di Lorena (figlio di Renato II di Lorena, fu creato da Leone X cardinale del titolo di S. Onofrio il 28 maggio 1518; favorito di Francesco I, ebbe grandi onori e morì arcivescovo di Lione nel 1550: cfr. *Marescalco*, Prol. 2, *Sei giornate*, *cit.*, p. 145) e Ippolito de' Medici (figlio naturale di Giuliano duca di Nemours e favorito di Leone X (1511-1535); arcivescovo di Avignone, fu eletto da Clemente VII cardinale del titolo di S. Prassede nel 1529: cfr. *Marescalco* Prol. 1, IV 3 2, *Cortigiana,* Prol. 2 e 5, III 7 4 e 23, *Lettere*, I

35, 39, *Ragionamento delle Corti*, cit., p. 18, *Le carte parlanti*, a cura di F. CAMPI, Lanciano 1926, p. 167), noti per la prodigalità e il lusso favoloso.

27. *come... Saturno*: Saturno o Crono regnò sul mondo nella mitica età dell'oro.

I

1. *ascendente*: in astrologia è il segno dello zodiaco che in un dato momento sale all'orizzonte.

2. *im-mezzo di Fabrizio Maramaldo... Tommaso Tucca*: il noto capitano di ventura d'origine calabrese (sec. XVI); spietato sanguinario, si rese protagonista a Gavinana dell'assassinio del Ferrucci (per cui cfr. avanti, XIII 4). Dopo l'assedio di Firenze, fu mandato da Carlo V a combattere in Ungheria (v. F. GUICCIARDINI, *Storia d'Italia*, a c. di F. CATALANO, Milano 1975, vol. III, pp. 954-57; cfr. pure A. LUZIO, *Fabrizio Maramaldo. Nuovi documenti*, Ancona 1893); e Giovanni Tommaso Tucca, gentiluomo napoletano, amico di Vittoria Colonna, di Alfonso d'Avalos e del Gonzaga di Mantova. L'Aretino nel 1538 gli scriverà una lettera di ringraziamento (v. *Lettere*, II 13; *Ragionamento delle corti*, cit., p. 95; M. BANDELLO, *Novelle*, in *Tutte le opere*, a cura di F. FLORA, Milano 1972, nov. VI, parte prima, vol. I, p. 88). Per *im-mezzo* cfr. sopra *Opera nova,* III 5 n.

3. *strozziere*: falconiere, ammaestratore di uccelli.

4. *duca di Malfi*: Alfonso Piccolomini, nipote di Antonio duca di Amalfi; uomo politico senese, fu eletto da Carlo V generale e giustiziere del regno di Napoli e poi capitano del popolo a Siena nel 1528. Sospettato di connivenza con Francesco I, fu più volte allontanato da Siena (1531, 1545); morì nell'isola di Nisida, presso Pozzuoli, dove si era ritirato, verso la metà del secolo.

5. *Marte quadrato*: in posizione quadrata, in quadratura astronomica (in astrologia è considerata un *aspetto planetario* di influenza maligna nell'oroscopo).

6. *Venere retrograda*: in moto retrogrado (con doppio senso pornografico), in senso contrario rispetto all'ordine dei segni zodiacali.

7. *Vittoria... Ischia*: si riferisce a Vittoria Colonna, poetessa e moglie di Ferrante d'Avalos marchese di Pescara (1490/1492-1547; spirito inquieto e naturalmente teso alla meditazione religiosa, dopo la morte del marito [1525] si ritirò nel monastero

romano di S. Silvestro. Per i suoi rapporti con l'Aretino si vedano *Lettere*, I 218; II 4, 7, 79; G. SASSI *art. cit.* pp. 554-88 e
a Paolo Giovio, storiografo e vescovo di Nocera (1483-1552; su
cui cfr., particolarmente, F. CHABOD, *Scritti sul Rinascimento*,
Torino 1967, pp. 241-67; E. ROTA, *Paolo Giovio*, in *Letteratura Italiana*, *I Minori*, 2, Milano 1961, pp. 927-49), che era spesso ospite della Colonna nell'isola di Ischia.

8. *come... Ganimede*: sugli sfarzi e i lussi sfoggiati dal d'Avalos, in occasione dell'incoronazione bolognese di Carlo V (22
e 24 febbraio 1530) v. G. GIORDANI, *Della venuta e dimora in
Bologna del Sommo Pontefice Clemente VII per la coronazione di Carlo V*, Bologna 1842, p. 59, e K. BRANDI, *Carlo V*, tra-
duz. ital., introd. di F. CHABOD, Torino 1961, pp. 272 sgg.

9. *distruggitore... ambracane*: sulla mania che il Vasto aveva per
i profumi e le acconciature in genere cfr. LUZIO, *Pronostico*, pp.
55-56.

10. *a.llaude... Turco*: l'alta onorificenza militare del Toson d'oro
gli venne conferita da Carlo V a Barcellona il 5 dicembre 1531
(cfr. BRANDI, *op. cit.*, pp. 310-11). Ma l'Aretino evidenzia di
contro le alterne prove offerte dal marchese nel fronteggiare in
Ungheria i turchi invasori (1532). Per il raddoppiamento fonosintattico *a.llaude* cfr. anche sopra *Opera nova*, XXIX 4 n.

II

1. *Tra... Ariete*: il sole entra e rimane in Ariete dal 17 aprile al
13 maggio; il sole (18° in Ariete) avrà superato di 38° il punto
in cui si trova la decima casa zodiacale (dei Gemelli), ossia sarà
circa mezzogiorno (cfr. HARAM, *Manuale laico di Astrologia*,
Milano 1979, p. 70).

2. *mascellata Maestà*: come è noto, Carlo V aveva la mascella
inferiore e il mento deformi e sproporzionati.

3. *il sacco cattolico*: il sacco di Roma del 1527, a opera delle
truppe imperiali.

4. *che... carpigiani*: «all'impresa di Ungheria nel 1532 il Duca
di Ferrara concorse realmente con soli cento cavalleggeri, arruo-
lati a Carpi» (LUZIO, *Pronostico*, p. 57).

III

1. *Giulia dal Maino*: la colta e nobile milanese Giulia del Maino
nata Sanseverino, lodata dal Bandello (*Novelle*, *cit.*, proemio

alla nov. LII, parte terza, vol. II, p. 506; proemio alla nov. LIV, parte terza, vol. II, p. 522; proemio alla nov. XXI, parte quarta, vol. II, p. 764), da Gian Ambrogio degli Eusebi e dall'Aretino (*Lettere*, I 118).

2. *Diana... Contrari*: «Diana d'Este contessa dei Contrari fu intima amica d'Isabella d'Este, con la quale era in assidua corrispondenza» (Luzio, *Pronostico*, p. 57; *a*: da (cfr. *Opera nova*, LXXIV 112 n.).

3. *dal... Santo Ambruogio*: dal fiume Ticino alla chiesa milanese di Sant'Ambrogio.

4. *E per... novella*: si allude al chiacchierato matrimonio celebrato nel 1534 tra Francesco II Sforza (1495-1535), secondogenito di Ludovico il Moro, duca di Milano e Bari (quest'ultimo titolo gli veniva attribuito perché a Bari aveva governato fino al 1525 la moglie di Gian Galeazzo Sforza, Isabella d'Aragona e poi la figlia Bona Sforza; per tutto questo v. F. GREGOROVIUS, *Lucrezia Borgia*, a cura di A. ROMANO, Roma 1978, p. 315), e la dodicenne Cristina, figlia di Cristiano II di Danimarca e nipote di Carlo V.

5. *Pasquino... romano*: per la sua curiosa origine cfr. I *Cortigiana*, Prol. 12.

6. *Massimiano Stampa*: Massimiliano Stampa (m. 1552), amico e consigliere personale dello Sforza, nel 1533 ne aveva celebrato per procura il matrimonio con Cristina. Alla morte del duca reggerà per un breve periodo le sorti di Milano, cedendola poi a Carlo V, che per questo lo ricompensò generosamente (cfr. la lettera che l'Aretino gli inviò il 25 novembre 1535: *Lettere*, I 57; v. pure *Sei giornáte*, cit., p. 5, *Ipocrito*, V 108).

7. *E perché... Pisces*: quando il sole entrerà nella costellazione dei Pesci tra il 21 marzo e il 16 aprile, in primavera.

8. *Pucci... puttana*: si riferisce ad Antonio Pucci, vescovo di Pistoia (m. 1544; fu creato da Clemente VII cardinale del titolo dei SS. IV dei Coronati il 22 settembre 1534), che era stato nunzio apostolico in Svizzera nel 1537 (cfr. PASTOR, *op. cit.*, vol. IV 1, pp. 101, 145) e che si adoperò per la beatificazione della nobildonna bolognese Elena Duglioli (1472-1520, figlia di Silverio e Pantasilea Boccaferri, morta in odore di santità e beatificata nel 1828; derisa dall'Aretino [*Marescalco*, V 2 4, *Lettere*, I 15, *Sei giornate*, cit., p. 87]. Cfr. pure C. BONAFEDE, *Cenni biografici e ritratti d'insigni Donne bolognesi*, Bologna 1845, pp. 81-93

e G.G. Ferrero, *Il «Tarascuro di Santa Marta» e la sua «Santa Beata Lena da l'olio»*, in «Giorn. stor. della letteratura italiana», CXXVIII [1951], fasc. 384, p. 496).

9. *Matera*: Andrea Matteo Palmieri, vescovo di Acerenza e Matera (m. 1537); fu ordinato da Clemente VII cardinale del titolo di S. Clemente il 21 novembre 1527.

10. *Ravenna... casa*: si tratta del cardinale Benedetto Accolti, di indole fiera e rissosa. Grande scalpore destò l'accesa disputa con Ippolito de' Medici (per l'Accolti cfr. pure I *Cortigiana*, III 7 2-3 e n.).

IV

1. *friget Venus*: il riferimento è proverbiale: cfr. Terenzio, *L'Eunuco*, IV 5 (v. 732): «È proprio vero quel detto: Senza Cerere e Bacco, Venere resta fredda» (*Sine Cerere et Libero friget Venus*), già proverbio greco; ripreso anche da Cicerone, *De natura deorum*, II 60. Ma l'Aretino riutilizzerà la trama della commedia terenziana per la *Talanta* (cfr. pure *Marescalco* V 10 2).

2. *nella maniera... Francia*: Federico Gonzaga convinse il fratello Ercole (1505-1563; fu creato da Clemente VII cardinale del titolo di S. Maria Nuova il 3 maggio 1527) a passare nelle file di Carlo V, anche se lo stesso duca riceveva prebende dal re di Francia (per questo cfr. la ricca spiegazione che ne dà il Luzio, *Pronostico*, pp. 87-88); per *omnia vincit amor* v. Virgilio, *Bucoliche*, X 69: «omnia vincit amor, et nos cedamus Amori»; e *Marescalco* V 6 2; *Filosofo*, II 9 1.

3. *il vescovo... Roma*: Giovanni Pietro Carafa, vescovo di Chieti, fondatore dell'ordine dei Teatini (3 maggio 1524) sul monte Pincio a Roma (il riferimento al monte Testaccio è forse volutamente ironico perché, come è noto, vi si svolgevano le feste e le sfilate di carnevale), poi Paolo IV (cfr. I *Cortigiana*, Arg. 7).

4. *amice... venisti?*: le parole rivolte da Gesù a Giuda nell'orto di Getsemani (v. *Matteo*, 26 50; ma cfr. pure Pulci, *Morgante*, XXIV 166 6-7: «O Carlo, a questa volta o Carlo, io temo, / che: *Amice*, non sia detto *ad quid venisti?*», e XXV 114 1).

5. *fra Martino*: Martin Lutero.

6. *Verona*: Giovanni Matteo Giberti, datario e vescovo di Verona (cfr. I *Cortigiana*, V 7 1; *Sei giornate*, *cit.*, p. 219).

7. *contessa di Vastalla*: Ludovica Torelli, contessa di Guastalla;

rimasta vedova, dopo una vita scellerata si diede a opere di carità (v. *Sei giornate, cit.*, p. 87; *Ipocrito*, V 17 1).

V

1. *vescovo di Lodi*: Ottaviano Sforza, figlio naturale del duca Galeazzo Maria (1477-1541 ca.). Favorito dello zio Ludovico il Moro, venne creato vescovo di Lodi (1497) e di Arezzo (1519).

2. *Taccuino*: dall'arabo, almanacco dove erano annotati i pronostici (cfr. PULCI, *Morgante*, XXV 137 3-5: «Sappi che tutto questo aire è denso / di spiriti, ognun con l'astrolabio in mano / e 'l calcul tratto e il taccuïn remenso»).

3. *disutile*: vana, sciocca.

4. *Trani*: Giovanni Domenico Cupis, vescovo di Trani (m. 1553); fu ordinato da Leone X cardinale del titolo di S. Giovanni ante Portam Latinam il 1° luglio 1517.

5. *Gaddi*: Niccolò Gaddi, vescovo di Fermo e legato in Francia (m. 1552); fu nominato da Clemente VII cardinale del titolo di S. Teodoro il 3 maggio 1527.

6. *Cesis*: Paolo Emilio Cesi, protonotario apostolico (1481-1537); fu creato da Leone X cardinale del titolo di S. Nicola inter Imagines il 1° luglio 1517.

7. *Spinola*: Agostino Spinola, vescovo di Perugia (m. 1537); fu eletto da Clemente VII cardinale del titolo di S. Ciriaco il 3 maggio 1527. Camerlengo nel 1528.

8. *Bari*: Girolamo Grimaldi, arcivescovo di Bari (m. 1543); fu ordinato da Clemente VII cardinale del titolo di S. Giorgio ad Velum Aureum il 21 novembre 1527; *traforello*: imbroglione.

9. *Della Valle*: Andrea Della Valle, vescovo di Melito (1463-1534); fu eletto da Leone X cardinale del titolo di S. Agnese in Agone il 1° luglio 1517.

10. *Santi Quatro*: Antonio Pucci (v. sopra, III 3, n. 8).

11. *Accolti*: Benedetto Accolti (cfr. sopra, III 3, n. 10).

12. *Palmiere*: Andrea Matteo Palmieri (v. sopra III 3, n. 9).

13. *Trincaforte*: Guglielmo Enckvoirt, vescovo di Tortosa (m. 1534); fu nominato da Adriano VI cardinale del titolo dei SS. Giovanni e Paolo il 10 settembre 1523.

14. *Mantova*: Ercole Gonzaga (v. sopra, IV 2, n. 2); *fottivento*: vanitoso.

15. *nella guisa… benemerito*: si allude a Giovanni Francesco II Pico della Mirandola (1469-1533; signore della Mirandola e cultore degli studi letterari, fu seguace del Savonarola, osteggiò l'astrologia, e compose tra l'altro un curioso trattato letterario: *La Strega*), assassinato dal nipote Galeotto, conte di Concordia.

16. *al suo… anni*: si riferisce al futuro Ercole II d'Este, quarto duca di Ferrara, Modena e Reggio (1508-1559), «che l'Aretino vuol far credere tenuto a stecchetto dal suo padre il duca Alfonso» (LUZIO, *Pronostico*, p. 66).

17. *abbate di Farfa*: Napoleone Orsini, condottiero e uomo d'armi, abate commendatario di Farfa (sec. XVI).

18. *la furia… Bracciano*: l'Orsini aveva partecipato al sacco romano del 1527 (*Castello*: Castel Sant'Angelo), ma qui si allude a un episodio accaduto nell'estate del 1529, quando il cardinale spagnolo Francesco Quiñones (1492-1542; fu creato da Clemente VII cardinale del titolo di S. Croce in Gerusalemme il 27 dicembre 1527), che si recava a Genova per incontrare Carlo V (*Doria*: Andrea Doria [1466-1560], condottiero e principe di Melfi dal 1532), fu assalito dall'Orsini e condotto prigioniero a Bracciano. Venne rilasciato solo dietro il pagamento di un forte riscatto (v. F. GREGOROVIUS, *Storia della città di Roma nel Medioevo*, introduzione di W. KAMPF, traduzione di A. CASALEGNO, Torino 1973, vol. III, p. 2556).

VI

1. *per… Luna*: la luna è in quadratura quando è al primo o all'ultimo quarto.

2. *lummari*: astri, pianeti.

3. *allegando… pontificio*: si allude alla visita, avvenuta a Bologna nel marzo 1530 per l'incoronazione di Carlo V, di Beatrice di Portogallo (m. 1538). Figlia di Emanuele di Portogallo, moglie di Carlo III il Buono duca di Savoia, e sorella di Isabella moglie di Carlo V, fu sospettata di avere una relazione incestuosa con l'imperatore, con grande scandalo dei contemporanei. Benedetto Agnello, ambasciatore mantovano a Venezia, così scrive in una lettera del 14 ottobre 1536 a Gian Giacomo Calandra: «L'imperator ha donato a l'Aretino duecento scuti (…) e si tiene che l'abbi fatto solo per tema che sua Maestà ha ch'esso Aretino non scriva mal di lui, maxime de la cosa de la cognata» (ARCHIVIO DI STATO DI MANTOVA, *Archivio Gonzaga*, Busta 1470;

per questo dispaccio e per gli altri giudizi del tempo v. Luzio, *Pronostico*, pp. 66-67; Id., *Pietro Aretino, cit.,* pp. 53-54).

4. *E... uovo*: come è noto, Enrico VIII ripudiò la prima moglie Caterina d'Aragona (1485-1536; figlia di Ferdinando il Cattolico e Isabella di Castiglia, nel 1509 divenne regina d'Inghilterra) e nel 1526, dopo quasi sedici anni di matrimonio — a causa della salute precaria che le impediva di avere figli — la relegò nel castello di Kimbolton. Nel 1529 sposò Anna Bolena.

5. *marchesana di Mantova*: Isabella d'Este Gonzaga, marchesa di Mantova (1474-1539). Figlia del duca Ercole d'Este e di Eleonora d'Aragona, sposò nel 1490 Francesco Gonzaga, duca di Mantova. Rimasta vedova nel 1519, governò Mantova insieme con il figlio Federico (per il quale cfr. sopra, Proemio 4, n. 13). Per la sua educazione umanistica, Isabella offrì ospitalità agli artisti più famosi del tempo, dal Castiglione all'Ariosto, da Leonardo a Tiziano, compreso l'Aretino. Ma i rapporti con quest'ultimo non furono mai cordiali, e l'Aretino non dimentica di beccare la non più giovane marchesa.

6. *denti... avorio*: evidente il richiamo al celebre *Sonetto alla sua donna* del Berni (v. 10: «denti d'ebeno rari e pellegrini»).

7. *Veronica Gambara*: poetessa (1485-1550), nel 1509 sposò Gilberto, signore di Correggio, morto nel 1518. Rimasta sola al governo dello stato, si distinse per l'amministrazione saggia e oculata. Fu in corrispondenza con i letterati più illustri, e per le sue poesie venne lodata dal Bembo e dall'Ariosto. Anche l'Aretino, nonostante l'insulto di «meretrice laureata», la elogiò più volte nel suo epistolario (*Lettere*, I 78, 129, 180, 189, 233, 241; II 376; *Cortigiana*, prol. 1).

VII

1. *Eccellenzia milanese*: Francesco II Sforza, duca di Milano (v. sopra, III 2, n. 4); nel 1534 era sotto la protezione di Carlo V.

2. *congiunto... reale*: Clemente VII e Francesco I, come è noto, si erano incontrati a Marsiglia qualche tempo prima (cfr. sopra, Proemio 1, n. 3).

3. *nello... terra*: con il sopraggiungere della buona stagione, privati dei loro averi e allontanati dai loro uffici i funzionari spagnoli.

4. *dirà vocem magnam*: cfr. *Marescalco* II 11 3: «(...) e poi exclamerò *vocem magnam*».

5. *venite... vos*: parodia di alcune note parole del Vangelo (v. *Matteo*, 11 28: «Venite ad me omnes qui laboratis et onerati estis, et ego reficiam vos»).

6. *il... beffe*: il duca per scherzo, inetto e sbeffeggiato.

7. *crucifige... eum*: le parole gridate dai sacerdoti e dalle guardie a Gesù davanti a Pilato (cfr. *Giovanni*, 19 6; v. pure Pulci, *Morgante*, XXVII 267 2; XXVIII 13 7).

8. *il Maraviglia*: Giovanni Alberto Maraviglia, di origine milanese, scudiero e spia del re di Francia. Singolare figura di agente segreto, uomo di dubbia moralità, giunse a Milano in missione ufficiosa nell'ottobre 1531 per proporre al duca Francesco di sposare Elisabetta d'Albret, sorella del re di Navarra Enrico II, e legarlo così alla Francia, in realtà per fomentare intrighi e complotti. La morte di un gentiluomo milanese, Giovanni Battista Castiglioni, assassinato dai suoi servi a causa di una donna (cfr. avanti, XVI 3, n. 10), fornì allo Sforza il pretesto per eliminarlo. Reo confesso, il Maraviglia venne giustiziato a Milano all'alba del 7 luglio 1533, provocando le violente proteste di Francesco I (v. *Le carte parlanti, cit.*, p. 122; sulle trame milanesi del Maraviglia cfr. ancora C.Romussi, *La morte di Alberto Maraviglia*, in «Arch. Stor. Lombardo», I 1874, pp. 249 sgg.; F. Chabod, *Lo stato e la vita religiosa a Milano nell'epoca di Carlo V*, Torino 1971, pp. 29-32). Per *im-mezzo* cfr. sopra, *Opera nova*, III 5 n.

9. *si... paterne*: pagherà le colpe commesse dal padre, Ludovico il Moro.

10. *entrarà... Margarita*: il re di Francia occuperà Genova, senza che Andrea Doria (cfr. sopra, V 3, n. 18) faccia opposizione; la sua avidità (*giottoneria*), che lo costrinse a passare nelle file imperiali durante l'assedio di Napoli (1528), contribuendo alla disfatta della flotta francese e alla morte del comandante, Odet de Foix, visconte di Lautrec (1485-1528; maresciallo di Francia, servì Luigi XII e Francesco I. Si comportò valorosamente a Ravenna nel 1512 e a Brescia nel 1516, fu fatto governatore di Milano e sconfitto alla Bicocca nel 1522. Partecipò alla battaglia di Pavia del 1525, e morì di peste a Napoli durante l'assedio), gli farà perdere il ducato di Melfi, come capitò a Giovanni Girolamo Acquaviva (v. *Lettere*, I 143, 227; II 129; *Le carte parlanti, cit.*, p. 137) di perdere quello d'Atri, nonostante l'aiuto datogli da Margherita d'Asburgo (1522-1586; figlia naturale di Carlo V e governatrice dei Paesi Bassi, sposò Alessandro de' Medici e, alla morte di questi, Ottavio Farnese).

11. *Annibale... Antioco*: il generale cartaginese Annibale Barca (forse 247 a.C.-183 a.C.); sconfitto da Scipione l'Africano nella decisiva battaglia di Naraggara (202), si rifugiò presso il re Antioco III il Grande di Siria (242 a.C.-dopo il 188).

12. *Renzo... Annibale*: alcuni condottieri al servizio della Francia, che parteciparono in gran parte all'assedio di Napoli del 1528: Lorenzo Orsini, detto Renzo da Ceri (m. 1536); Giovanni Caracciolo, già principe di Melfi (1480-1550; su cui v. la voce di R. SCHEURER nel *Dizionario Biografico degli Italiani*, Roma 1976, vol. XIX, pp. 380-84); Alfonso Sanseverino, duca di Somma (cfr. GUICCIARDINI, *Storia d'Italia, cit.,* vol. III, p. 916); Antonio Caraffa, principe di Stigliano; Stefano Colonna, dei duchi di Paliano (m. 1548; v. *Lettere*, II 411); Napoleone Orsini, abate di Farfa (per cui v. sopra, V 3, n. 17); Gian Francesco (1504-1573), Paolo Camillo (v. GUICCIARDINI, *Storia d'Italia, cit.*, vol. III, p. 916) e Teodoro Trivulzio (1474-1551); Annibale Gonzaga, conte di Novellara, al quale il Bandello dedicò due novelle (cfr. *Novelle, cit.,* nov. XVI, parte seconda, vol. I, p. 820; nov. XXIV, parte quarta, vol. II, p. 779).

13. *adoramus... benedicimus te*: probabile rielaborazione di alcune parole del *Te Deum* (cfr. pure PULCI, *Morgante*, X 1 1).

14. *Budei... Camilli*: tutti letterati filofrancesi: l'umanista Guillaume Budé (it. Budeo, 1467-1540), importante ellenista; Lazare de Baïf (1496 circa-1547), ambasciatore francese a Venezia, umanista e poeta (cfr. *Cortigiana*, III 7 21; *Lettere*, II 132); Benedetto Tagliacarne (nome umanistico *Theocrenus*, 1480-1536), segretario della Repubblica genovese, fu precettore di Francesco I e dal 1533 vescovo di Grasse; Luigi Alamanni (1495-1556; v. *Marescalco*, V 3 5; *Cortigiana*, Prol. 1; *Lettere* I 144, 185 e II 370); Giulio Camillo Delminio (1485 ca.-1544; cfr. *Marescalco*, V 3 6; *Cortigiana*, Prol. 3; *Lettere*, I 40).

15. *Alberto*: Alberto de Ripa, musicista mantovano (m. 1551), fiorì alla corte di Francesco I cóme liutista e compositore di musiche per liuto (v. *Marescalco*, V 3 9; *Lettere*, I 40 e II 18, 101).

16. *inclinato capite*: cfr. *Giovanni*, 19 30.

17. *Verona*: Giovanni Matteo Giberti (cfr. sopra, IV 3, n. 6).

18. *ma... cognate*: si allude alla relazione tra il cardinale Innocenzo Cybo e la cognata Ricciarda Malaspina (v. sopra, Proemio 4, n. 15).

19. *come... Svizzari*: nella battaglia di Marignano (o Melegna-

no) del 13-14 settembre 1515, detta anche la «battaglia dei giganti», dove l'esercito franco-veneziano ebbe ragione delle truppe svizzere e imperiali.

VIII

1. *i*: qui.

2. *dio del silenzio*: Carlo V.

3. *dismetriati*: privati della mitria.

4. *onde... uscite*: delle scritte apposte sulle porte di Firenze contro i fuoriusciti se ne parla in una lettera che Leonardo Bartolini (esule fiorentino, per il quale v. *Lettere*, I 324, 332) indirizza da Ferrara il 5 aprile 1537 all'Aretino: «(...) mi ha fatto ridere non altrimenti che il tuo chiacchierare a noi ribelli che le porte de Firenze sono il rovescio de gli usci de lo inferno, poiché sopra gli uni è scritto: *Levate ogni speranza voi che uscite*; e sopra l'altre: *Lasciate ogni speranza voi che entrate*, cosa, che così mentissi tu, come parli il vero; benché fratellin mio buono, inquanto a me, solo mi basta il mezo tuo, il quale mi farà tornare a casa quando vorrò» (*Lettere scritte a P. A.*, per cura di G. Vanzolini, Bologna 1874, I 2, pp. 235-36; cfr. pure Luzio, *Pronostico*, p. 78).

5. *accotonati*: propriamente panni di pelo lunghi e arricciati; qui i personaggi che li indossano.

6. *guidareschi*: guidaleschi, piaghe (cfr. *Marescalco*, II 5 16: «Che di' tu di quelli che, per mandare i cavalli onorevoli a la carretta de la moglie, cavalcano alcune mule secche, che, se non fosse la discrezione de la coperta che cela i suoi guidareschi, gli si gridaria dietro: dalle, dalle, dal popolo?»).

7. *Medici*: Ippolito de' Medici (v. sopra, Proemio 6, n. 26).

8. *Iovio pescatore*: Paolo Giovio, storiografo (cfr. sopra, I 1, n. 7), «chiamato pescatore forse perché autore del trattato *De piscibus romanis*» (Luzio, *Pronostico*, p. 79).

9. *di... Corte*: nel 1532, prima di recarsi a Bologna per incontrare Carlo V, molti astrologi pronosticarono a papa Clemente la morte (v. sopra, Proemio, 2; avanti, XXX 1, n. 3). Si intuisce allora perché l'Aretino abbia ripreso il motto *non videbitis dies Petri* (o meglio *non videbis annos Petri*, 'non toccherai gli anni di Pietro', cioè non supererai i venticinque anni di pontificato, a indicare appunto la straordinaria lunghezza del papato

di S. Pietro: cfr. *Chi l'ha detto?* Tesoro di citazioni italiane e
straniere, di origine letteraria e storica, ordinate e annotate da
G. FUMAGALLI, Milano 1968[10], p. 408). Il Corte è Matteo Corti, medico personale di Clemente VII; sarà accusato con altri medici di avere alterato la dieta del pontefice, affrettandolo alla
morte (v. *Ragionamento delle corti, cit.,* p. 35: «(...) il Macera-
ta che ci levò dinanzi Adriano, ed il Corte che mandò a *porta
inferi* Clemente»; L. GUALINO, *Storia medica dei romani pon-
tefici,* Torino 1934, pp. 165-66).

10. *lattovaro*: sorta di sciroppo, rimedio medicamentoso.

11. *in Marsiglia*: durante l'incontro con Francesco I (cfr. sopra,
Proemio 1, n. 3).

12. *in Bologna*: nel 1530 per l'incoronazione di Carlo V.

13. *Lorena*: Giovanni di Lorena (v. sopra, Proemio 6, n. 26).

14. *annua*: le entrate annuali provenienti dai numerosi suoi benefici.

15. *quel... cappello*: si tratta di Giovanni Pietro Carafa (cfr. sopra, IV 2-3, n. 3), che nel 1525 rinunciò ai vescovadi di Chieti
e Brindisi per puntare, senza esito, al cardinalato (*cappello*).

16. *Marte retrogrado*: in modo contrario, in opposizione (v. sopra, I 1, n. 6).

17. *Tommasino da Prato*: Tommaso Cortesi da Prato, datario
di Clemente VII dal 1528 al 1534; fu vescovo di Cariati e Cerenza,
poi di Vaison (cfr. G. A. ALBERIGO, *I vescovi italiani al concilio di Trento [1545-1547],* Firenze, 1959, p. 146).

18. *farieno... inglese*: v. sopra, Proemio 4, n. 11; VI 2, n. 4.

IX

1. *Colui... mai*: nel 1532 Carlo V partecipò direttamente alla cam-
pagna ungherese contro i turchi, i quali evitavano astutamente
gli scontri campali, limitandosi a sporadiche ma fastidiose azioni di guerriglia.

2. *per... maninconia*: per avere avuto i natali influenzati dalla
malinconia; «'di complessione in radice melenconico', dipinge-
vano Carlo V gli ambasciatori veneti, pur notando che egli talvolta amava prender sollazzo con un nano e col buffone Peric-
co» (LUZIO, *Pronostico*, p. 80).

3. *il... Moro*: Francesco II Sforza, duca di Milano (v. sopra, VII 1, n. 1).

4. *il... Credo*: cfr. sopra, Proemio 5, n. 18.

5. *e... concilio*: e papa Clemente ha messo da parte il concilio.

6. *Covos... riccio*: il conte Francesco de los Cobos y Molina (m. 1547), segretario del Consiglio di stato e Gran Commendatore di León; dal 1530 fu il più stretto collaboratore di Carlo V per la Spagna e i possedimenti italiani, specie nelle questioni finanziarie. Deriso qui dall'Aretino come 'asino di gran pregio' (v. pure, *Lettere*, I 77, 85; II 499).

7. *muterà... ultra*: si riferisce alle medaglie coniate da Carlo V nel 1530 per la sua incoronazione bolognese, che avevano sul dorso due colonne con la data dell'anno; l'imperatore comunque, per immortalare le scoperte americane della Spagna, ne aveva tratto un'insegna sulla quale erano riportate le colonne d'Ercole, circondate da una fascia recante le parole *Plus ultra* (sulla storia del celebre motto, che il Giovio asseriva fosse suggerito all'imperatore dal milanese Luigi Marliano, cfr. *Chi l'ha detto?, cit.,* pp. 658-59).

8. *Massimiano*: l'imperatore Massimiliano I d'Asburgo (1459-1519).

9. *le... Martino*: la dottrina luterana.

10. *Ferdinando... Giovanni*: Ferdinando I d'Asburgo e Giovanni Szapolyai (v. sopra, Proemio 5, nn. 18 e 20), entrambi pretendenti al trono d'Ungheria.

11. *sarà... muliebre*: l'imperatore era comunemente considerato un donnaiolo (si veda la tresca con la cognata Beatrice, qui sopra, VI 1, n. 3), ed era affetto da malattie veneree.

12. *il sesso*: il sedere.

13. *Pasquino... gennaro*: «quest'accenno è di grande interesse per la storia di Pasquino, poiché permette di arguire che anch'esso a capodanno pubblicasse i suoi pronostici satirici» (LUZIO, *Pronostico*, p. 80); ma si ha ragione di credere che la «pubblicazione» di pasquinate si protraesse fino alla Epifania (cfr. le *Polizze cavate la notte de la Epifania da maestro Pasquino*, in V. CIAN , *Maestro Pasquino e Pietro Bembo*, in *Raccolta di studi critici dedicata ad Alessandro D'Ancona*, Firenze 1901, p. 32).

14. *sue mascelle*: cfr. sopra, II 1, n. 2.

330

15. *fece... San Petronio*: non si conosce a quale vicenda - accaduta durante l'incoronazione di Carlo a Bologna - qui si riferisce; probabilmente è una frottola dell'Aretino.

16. *papa Adriano*: Adriano VI.

17. *Gian d'Urbino*: Giovanni Durbina (o Urbich), capitano spagnolo, distintosi per la sua ferocia nel sacco di Roma del 1527, morì in battaglia a Spello, presso Perugia, nel settembre 1529 (v. GUICCIARDINI, *Storia d'Italia, cit.,* vol. III, p. 931; GREGOROVIUS, *Storia della città di Roma, cit.,* vol. III, p. 2519).

18. *dove... volta*: cfr. il racconto fornito dallo stesso Aretino nelle *Sei giornate, cit.* pp. 218-23; ma v. anche GREGOROVIUS, *Storia della città di Roma, cit.,* vol. III, pp. 2513-26.

X

1. *omnia vincit amor*: cfr. sopra, IV 2, n. 2.

2. *la novella sposa*: Anna Bolena.

3. *la donna ripudiata*: Caterina d'Aragona (v. sopra, VI 2, n. 4).

4. *il suo cardinale*: Tommaso Wolsey (1471/1475-1530), ecclesiastico e abile uomo politico (creato da Leone X cardinale del titolo di S. Cecilia il 10 settembre 1515), curò come Lord Cancelliere la direzione suprema degli affari inglesi, e cadde in disgrazia per non avere ottenuto da Clemente VII il divorzio per il proprio re Enrico.

5. *caso... sua*: «Enrico VIII nella sua lotta contro Roma aveva già preso molte decisioni che annullavano in Inghilterra ogni dipendenza dalla curia papale. La sentenza del Pontefice contro Enrico VIII fu emanata il 23 marzo 1534» (LUZIO, *Pronostico*, p. 81).

6. *avendola... Mantova*: il duca Federico Gonzaga (cfr. sopra, Proemio 4, n. 13), dopo aver sposato nel 1530 Maria Paleologo di Monferrato (m. 1531), ottenne da Clemente VII l'annullamento del matrimonio, perché la moglie era divenuta nel frattempo erede del marchesato di Monferrato; morta questa improvvisamente, nel 1531 sposò la sorella Margherita (1510-1566; v. pure *Lettere*, II 214).

7. *madonna... Verona*: ancora un polemico riferimento al Giberti (cfr. sopra, VII 7, n. 17).

8. *figlia... Alessandro*: Margherita d'Asburgo (v. sopra, VII 4,

n. 10) era stata promessa in sposa nel 1526 al duca estense Ercole II (cfr. sopra, V 3 n. 16), ma nel 1536 venne impalmata da Alessandro de' Medici primo duca di Firenze (1510-1537).

XI

1. *Ferdinando*: Ferdinando I d'Asburgo (cfr. sopra, Proemio 5, n. 20).

2. *il Gritti*: Luigi (o Alvise) Gritti (1480-1535), figlio naturale del doge Andrea Gritti e amico dell'Aretino. Ricco mercante, consigliere e ambasciatore del re Giovanni d'Ungheria a Costantinopoli, fu molto vicino ai Turchi, con i quali assediò Vienna nel 1528 e difese Buda dalle truppe dell'imperatore Ferdinando (in realtà perché aspirava egli stesso al trono ungherese); nominato palatino d'Ungheria, ma avendo contro di sé la popolazione della Transilvania, venne imprigionato e linciato (v. *Lettere scritte a P. A.*, emendate per cura di T. LANDONI I, Bologna, 1873, I 1, pp. 222-24; *Cortigiana*, III 7 15, 21; *Lettere*, I 33).

3. *super... sortem*: probabile eco biblica (cfr. *Nahum*, 3 10: «super inclytos eius miserunt sortem»).

4. *come... Monferrato*: al marchesato di Monferrato, dopo la morte di Bonifacio IV Paleologo (1518-1530), aspiravano Francesco Lodovico di Saluzzo (1475-1537), Carlo III il Buono duca di Savoia (v. sopra, Proemio 4, n. 16) e Federico Gonzaga, che riuscirà ad impadronirsene sposando le ultime due Paleologo, prima Maria e poi Margherita (per tutto questo cfr. sopra, X 4, n. 6).

5. *ecce... tua*: due riferimenti ai Vangeli (v. rispettivamente, *Giovanni*, 19 5 e *Matteo* 6 10).

6. *il... Trento*: il cardinale Bernardo Clesio, vescovo di Trento (1485-1539), nominato da Clemente VII cardinale del titolo di S. Stefano in Monte Celio il 13 agosto 1529; mecenate dell'arte italiana, fiero avversario della Riforma protestante, fu anche protettore dell'Aretino (a lui dedicò la *Cortigiana* del 1534; cfr. pure, *Sei giornate, cit.,* p. 145 e *Lettere*, I 42, 90, ecc.).

7. *il... Gian Matteo*: Giovanni Pietro Carafa (v. sopra, IV 2-3, n. 3), e il datario Giberti (cfr. sopra, X 5, n. 7).

8. *È l'opinione... solito*: v. sopra, I 1, n. 6; *squadranti*: i primi rudimentali quadranti astronomici; qui coloro i quali squadrano il cielo, gli astronomi o astrologi.

9. *sultanone... re Giovanni*: il sultano turco Solimano (v. avanti, XV 1, n. 1) e Giovanni re di Ungheria.

10. *lingua... mendacium*: ispirato da alcuni versi del libro dei *Salmi*, 37 (36) 30: «Os iusti meditabitur sapientiam, et lingua loquetur iudicium», questo motto è ripreso dall'Aretino in due lettere del 1533, una inviata a Francesco I (cfr. *Lettere*, I 36) e una a Pier Paolo Vergerio (ma il detto qui diventa: «Lingua eius loquetur judicium»; v. Luzio, *Pronostico*, pp. 115 sgg.). Il motto altro non è che la scritta impressa sulla collana d'oro che il re Francesco regalò all'Aretino (cfr. sopra, Proemio 6, n. 25), ma proprio l'adozione di due lezioni differenti (*mendacium / iudicium*) è stata variamente interpretata dai critici. L'ipotesi più verosimile è quella avanzata dal Del Vita (in *Lettere*, ediz. Milano 1960, p. 1001): «(...) È lecito pensare che, scrivendo al Vergerio, l'A. possa aver mutato quella parola, come qualche volta cambia l'originale delle sue lettere dandole alle stampe quando qualche brano non gli pareva opportuno» (cfr. comunque A. Luzio, *Pietro Aretino, cit.,* pp. 53-54).

11. *suo cognato*: Francesco I, in applicazione dei trattati di Madrid (1526) e di Cambrai (1529), aveva dovuto sposare in seconde nozze Eleonora d'Asburgo (1498-1558), vedova di Emanuele di Portogallo e sorella maggiore di Ferdinando.

XII

1. *il delfino*: Francesco jr. di Valois Angoulême, delfino di Francia (1515-1536).

2. *Orliens*: Enrico duca d'Orléans, secondogenito di Francesco (1519-1559); nel 1533, a soli quattordici anni, sposò Caterina de' Medici, e nel 1547 salì al trono di Francia col nome di Enrico II.

3. *fisonomia*: fisionomia, sorta di arte divinatoria che intendeva scoprire le qualità interiori di un individuo dalle fattezze fisiche.

4. *Carlo Magno*: Carlomagno, re dei Franchi e imperatore romano (742-814).

5. *in Angolem*: nel delfino (cfr. sopra, n.1).

6. *le figlie sue*: Maddalena (m. 1537), andata in sposa a Giacomo V re di Scozia; Margherita (1523-1574), che nel 1559 sposerà Emanuele Filiberto duca di Savoia.

XIII

1. *La... portogallense*: Giovanni III di Aviz, re di Portogallo (1502-1557; v. *Lettere*, II 343).

2. *il Moscovia*: il granduca di Moscovia o il sovrano russo; nel 1534 regnava il piccolo Ivan IV, sotto tutela fino al 1543.

3. *andranno... Ianni*: andranno a concludere un affare con il Prete Gianni, figura leggendaria di sovrano dell'oriente cristiano, dell'India e dell'Etiopia, detto anche Presto Gianni, acerrimo nemico dei Musulmani; l'Ariosto (*Orlando furioso*, XXXIII 106 7-8) lo identifica in Senapo, imperatore di Etiopia (v. pure *Filosofo*, III 14 2).

4. *in aurum... bibe*: sono le parole pronunciate da Erode, re dei Parti, dopo aver ucciso il triunviro Marco Licino Crasso, noto per la sua cupidigia. Mozzatagli la testa, volle che per scherno gli fosse versato in bocca oro liquefatto (cfr. il riferimento in CICERONE, *De officiis*, I 30; FLORO, *Epitome*, III 11; *Cortigiana*, II 19 2: «ed ecco una beretta con la medaglia e con i puntali d'*aurum sitisti*»; DANTE, *Purg.*, XX 116-17: «ultimamente ci si grida: "Crasso, dilci, che 'l sai: di che sapore è l'oro?"»).

5. *il... chietino*: Camillo Orsini, condottiero; partecipò al sacco di Roma del 1527 e si stabilì a Mentana nel castello degli Orsini. Indossò poi, con grande meraviglia dei contemporanei, gli abiti ecclesiastici dei Teatini (cfr. *Lettere*, II 29).

6. *suntibus... propia*: a proprie spese e di sua mano.

7. *legno... amoroso*: il legno guaiacolo, per curare la sifilide (v. pure *Cortigiana*, I 21 2; *Sei giornate*, *cit.*, pp. 8, 192).

8. *prandite... cenaturi*: cominciate a far colazione, compagni d'arme, che poi pranzerete con me in paradiso.

9. *il... Roccabianca*: Ludovico Rangoni (m. 1552), condottiero al servizio di Clemente VII e Carlo V. Aveva sposato Barbara Pallavicino, figlia di Rolando signore di Roccabianca presso Parma, e venne sospettato della morte del suocero (cfr. *Lettere*, II 303, 371; I 101; *Lettere scritte a P. A.*, I 1, *cit.*, pp. 175-77, 180-86).

10. *il... spagnuolo*: Pier Maria Rossi, conte di San Secondo parmense, capitano al servizio di Carlo V; qui si allude al gran timore provato all'arrivo del cartello di sfida di Guido Rangoni (1485-1539), noto condottiero e fratello di Ludovico (v. *Sei giornate*, p. 145; ma la diatriba venne poi accomodata dallo stesso

imperatore) e alla sua cattura avvenuta in Ungheria ad opera di soldati tedeschi e spagnoli su ordine di Carlo V, perché sospettato di tradimento (cfr. *Lettere*, I 105, 124, 155; II 284; *Orazia*, La Fama parla, 149; *Lettere scritte a P. A.*, *cit.*, I 2, pp. 243-49).

11. *Cesare... vescovo*: Cesare Fregoso, uomo d'armi e letterato (m. 1541). Fu al servizio di Venezia e del Piemonte, protettore del Bandello (v. *Lettere*, I 9, II 167; BANDELLO, *Novelle*, *cit.*, *ad indicem*), e amico del Giberti. «I commentari di S. Giovanni Grisostomo alla epistola di S. Paolo furono fatti stampare per la prima volta dal Giberti a Verona nel 1529» (LUZIO, *Pronostico*, p. 84).

12. *Luigi da Castel Giuffré*: Luigi Gonzaga, signore di Castel Goffredo presso Mantova, da non confondere con il cugino Luigi detto «Rodomonte» (cfr. *Sei giornate*, *cit.*, p. 145; P. GUALTIEROTTI, *Pietro Aretino, Luigi Gonzaga e la Corte di Castel Goffredo*, Mantova [1976?], p. 29, n 1).

13. *Marzio... cardinale*: Marzio (soldato di Carlo V; v. GUICCIARDINI, *Storia d'Italia*, *cit.*, vol. III, p. 929), Camillo, Pirro, Ascanio (m. 1557), Sciarra, fratello di Ascanio, Vespasiano, parenti del cardinale Pompeo Colonna (1479-1532; potente prelato e viceré di Napoli (1530), fu creato da Leone X cardinale del titolo dei SS. XII Apostoli il 1° luglio 1517: v. *Sei giornate*, *cit.*, pp. 186, 187 e *Lettere*, I 70; *arma virumque*: di virgiliana memoria (*Eneide*, I 1; ma cfr. pure *Marescalco*, II 2 1).

14. *il... Vasto*: Giovanni Battista Castaldo, capitano, letterato e segretario del marchese del Vasto (1493 - forse 1578). Fu amico e corrispondente dell'Aretino (cfr. *Sei giornate*, *cit.*, pp. 186, 187; *Lettere*, I 67, ecc.; *Lettere scritte a P.A.*, *cit.*, I 1, pp. 196-218; v. pure la voce di G. DE CARO nel *Dizionario Biografico degli Italiani*, Roma 1978, vol. XXI, pp. 562-66).

15. *Lorenzo... Ravenna*: Lorenzo Salviati, amico dell'Aretino, al quale Clemente VII aveva concesso alcuni territori da bonificare presso Ravenna (v. *Lettere*, I 22: «(...) Ma vorrei essere stato papa io quel poco di spazio e non più che messe Clemente in concedervi in su quel di Ravenna i paludi concessivi, che vi avrei dato due città; che ciò si conveniva a un sì gran pontefice e a un cavalier sì magnanimo»); per *armorum* v. pure *Marescalco*, II 11 4 e *Filosofo*, III 16 3.

16. *Ottavio Ursino*: uomo d'armi non meglio identificato.

17. *Filippo Torniello*: Filippo Tornielli, marchese di Caravaggio e signore di Galliate, fu al soldo di Carlo V (cfr. GUICCIARDINI, *Storia d'Italia, cit.*, vol. II, pp. 687-88; F. CHABOD, *Lo Stato e la vita religiosa a Milano, cit.*, p. 42).

18. *Gian Iacopo... Grigioni*: Gian Giacomo Medici di Marignano (Melegnano), detto il Medeghino (1495-1555). Capitano di ventura, violento e sanguinario, ottenne da Francesco II Sforza nel 1523 il castello di Musso (lago di Como), che egli trasformò in un covo di briganti, e dal quale portò la guerra contro i Grigioni (1525). Divenne poi marchese di Marignano e militò nell'esercito di Carlo V (v. *Lettere*, I 13, 327).

19. *Fabrizio... legato*: sull'efferato assassinio di Francesco Ferrucci, commissario militare dei fiorentini, avvenuto a Gavinana per mano del Maramaldo - il quale venne anche sospettato di uxoricidio -, cfr. sopra, I 1, n. 2.

20. *Rabbina*: amante del De Leyva, probabilmente di origine ebraica (v. LUZIO, *Pronostico*, p. 85).

21. *Paolo Luciasco... mantovane*: Paolo Luzzasco, capitano al servizio di Giovanni dalle Bande Nere, di Venezia e di Carlo V, assai vicino ai Gonzaga (cfr. *Marescalco*, V 3 5; *Lettere*, II 375); *carrette* sembra indicare qui vecchie prostitute, che finivano appunto sulla ''carretta''.

22. *Zucchero*: capitano borgognone (v. GUICCIARDINI, *Storia d'Italia, cit.*, vol. II, p. 596; vol. III, p. 711).

23. *martello*: tormento amoroso.

24. *Donno Ercole... oratoria*: era nota ai contemporanei la grande erudizione e il forbito eloquio di Ercole II d'Este (cfr. sopra, V 3, n. 16).

25. *Soliman*: il sultano turco Sulaimā'n I detto il Legislatore (1495-1566), irriducibile nemico di Carlo V in Ungheria (v. *Talanta*, V 1 4; *Lettere*, I 1, 33, 195, ecc.).

26. *Dominus providebit*: cfr. *Genesi*, 22 8: «Deus providebit».

XIV

1. *Giovanni Vaivoda*: cfr. Proemio 5, n. 18; IX 1, n. 10; XI 4, n. 9.

2. *Girolamo Destemondo*: personaggio non identificato.

3. *sapiens... astris*: cfr. *Marescalco*, V 3 1, «Sapiens dominatur astris».

4. *ab⟨r⟩enuntio*: v. sopra, Proemio 5, n. 18.

5. *Gritti*: v. sopra XI 1, n. 2.

6. *Ferdinando*: v. sopra, Proemio 5, n. 20.

7. *regnum... mundo*: cfr. *Giovanni* 18 36.

8. *tulipante*: turbante (dal turco *tülbent*).

9. *bascià*: pascià (dal turco *baš*, capo).

10. *fece... fratello*: si allude a Giorgio Szapolyai, fratello di Giovanni perito combattendo i turchi nella battaglia di Mohács (1526): la disfatta dell'esercito magiaro avvenne il 29 agosto, i rinforzi guidati dal re non giunsero in tempo utile, e Giorgio morì annegato durante la fuga nel fiume Csele.

XV

1. *sultanone... Turchi*: v. sopra, XIII 7, n. 25.

2. *pace di marcone*: nel gergo furbesco, il congiungimento carnale (v. *Sei giornate, cit.*, p. 176; *Filosofo*, V 8 11).

3. *Coron*: «Coron, nel Peloponneso, era stata nel 1532 conquistata dalle armi cristiane, duce Andrea Doria; e nel luglio 1533 i turchi cercavano una rivincita, assediando quella fortezza» (Luzio, *Pronostico*, p. 86).

4. *Ibraim*: Ibrãhi'm, pascià del sultano (cfr. *Ipocrito*, III 15 4; *Lettere*, I 33).

5. *che... anni*: il catenone d'oro che Francesco I regalò all'Aretino dopo una lunga attesa, alla fine del 1533 (v. particolarmente la missiva che l'Aretino manda al re di Francia il 10 novembre 1533, in *Lettere*, I 36: «(...) Ecco tre anni sono che mi prometteste la catena di cinque libbre d'oro»; cfr. pure sopra, XI 5, n. 10).

XVI

1. *chietina*: bigotta, bacchettona.

2. *Morone*: Girolamo Morone (1470-1529), luogotenente generale e gran cancelliere del duca Francesco II Sforza (1521); nel 1525 aveva tentato di convincere Ferrante d'Avalos, marchese di Pescara, a tradire Carlo V e a passare nelle file francesi; per questo fu imprigionato (cfr. BRANDI, *op. cit.*, pp. 215-18).

3. *Gaspari del Marino*: probabilmente Gaspare del Maino, della nobile famiglia milanese (m. 1534). Figlio di Ambrogio, fu governatore di Alessandria nel 1524 e fece parte dei LX decurioni di Milano (1531); ebbe inoltre il feudo di Crespiatica in titolo comitale, oltre ai feudi di Pozzolo Tortonese, di cui fu investito il 30 aprile 1524. Il Bandello gli dedica una novella (cfr. *Novelle, cit.*, nov. XXXIX, parte terza, vol. II, p. 448).

4. *Stampa*: Massimiliano Stampa (cfr. sopra, III 2, n. 6).

5. *cardinale de' Medici*: Ippolito (v. sopra, Proemio 6, n. 26).

6. *converse... gigli*: passato dalle file dell'Impero (rappresentato dall'aquila grifagna) a quelle della Francia (rappresentata dai gigli d'oro dei Valois).

7. *tre... Faustine*: tre cortigiane (cfr. *Sei giornate, cit.*, p. 120).

8. *Rabbina*: v. sopra, XIII 5, n. 20.

9. *Iulia Maina*: cfr. sopra, III 1, n. 1.

10. *quella... suo*: la nobile milanese Ippolita de Corsico, contesa da Alberto Maraviglia e Giovanni Battista Castiglioni (v. sopra, VII 3, n. 8; cfr. pure F. CHABOD, *Lo Stato e la vita religiosa a Milano, cit.*, p. 32).

11. *Antonio da Leva*: cfr. sopra, Proemio 4, n. 17.

XVII

1. *Sardanapalo*: ritenuto ultimo re d'Assiria (667-626 a.C.); per antonomasia, persona depravata e corrotta (cfr. DANTE, *Par.*, XV 107).

2. *Federico... Monferrato*: «il diploma imperiale con cui Federico Gonzaga fu promosso alla dignità ducale da Carlo V, suo ospite a Mantova dopo il convegno di Bologna, ha la data dell'8 aprile 1530» (LUZIO, *Pronostico*, p. 87); per le sue aspirazioni, poi coronate, sul Monferrato cfr. sopra, X 4, n. 6.

3. *aver... imperadore*: v. sopra, IV 2, n. 2.

4. *crearà... sinagoga*: si allude alla nota tolleranza dei Gonzaga verso gli ebrei, ai quali spesso ricorrevano per dei prestiti.

5. *Carlo da Bologna*: tesoriere generale del duca di Mantova, morto impiccato nel 1540 (cfr. *Marescalco*, V 3 10; *Ragionamento delle corti, cit.*, p. 95; LUZIO, *Pietro Aretino, cit.*, p. 80).

6. *farà... cittadini*: a Mantova era molto facile ottenere la cittadinanza.

7. *la gola... piume*: v. Petrarca, *Canz.*, VII 1.

8. *colui... stato*: il duca rifiutò di sposare Giulia d'Aragona (m. 1542; figlia di Federico re di Napoli), che andò invece in moglie all'anziano Giangiorgio Paleologo (abate di Lucedio, vescovo di Casale nel 1517, poi marchese di Monferrato dal 1530 al 1533, anno della sua morte); questi aveva avuto da una donna (*la sua diva*) un figlio naturale, Flaminio (1518-1571).

9. *Abram... medico*: Abramo (della famiglia israelitica degli Arié, ancora vivente nel 1520-1529), medico personale di Federico; nel 1526 aveva curato il morente Giovanni dalle Bande Nere, e fu sospettato di averlo ucciso (cfr. lo studio di C. D'ARCO-W. BRAGHIROLLI, *Documenti inediti intorno a Mastro Abramo medico mantovano del Secolo XVI* [Nozze Simonetta-Quintavalle], Mantova 1867).

10. *renella*: l'erba renella; per le sue proprietà naturali poteva essere impiegata in medicina e in profumeria.

11. *Paris Ceresara*: l'umanista mantovano Paride Ceresara (n. 1466), conosciuto essenzialmente come traduttore dell'*Aululria* di Plauto. Il Bandello gli dedica una novella (cfr. *Novelle*, cit., nov. XVII, parte prima, vol. I, p. 193; A. LUZIO-R. RENIER, *La coltura e le relazioni letterarie di Isabella d'Este Gonzaga. Le relazioni letterarie*, in «Giorn. stor. della letteratura italiana», XXXIV [1899], fasc. 100-101, p. 86; la voce di F.R. DE' ANGELIS nel *Dizionario Biografico degli Italiani*, Roma 1979, vol. XXIII, pp. 720-21).

12. *pulicani*: mostri per metà uomini e per metà cani (cfr. *Sei giornate*, cit., p. 86).

13. *abate Gonzaga*: familiare del duca Federico, non meglio identificato, al quale l'Aretino aveva donato un cavallo nel 1528 (v. *Lettere*, I 10).

14. *gioco della inquintana*: competizione medievale di cavalieri, detta anche giostra del saracino (cfr. *Marescalco*, Prol. 17).

15. *ossedione... Pavia*: si allude alla liberazione di Pavia dall'assedio francese (1522), alla quale partecipò tra gli imperiali lo stesso Federico; *ossedione*: ossidione, assedio.

XVIII

1. *Alfonso... fratelli*: nel 1506 Alfonso d'Este (per il quale v. sopra, Proemio 4, n. 14) sventò una congiura ordita contro di

lui e il cardinale Ippolito (1479-1520) dagli altri due fratelli, Ferrante (1477-1540) e Giulio (1481-1561). Entrambi furono condannati al carcere a vita: Ferrante vi morì, mentre Giulio venne graziato dopo cinquantatré anni di reclusione, nel 1559, quando Alfonso II salì al trono. *Antonino* è Antonino Pio, imperatore romano dal 138 d. C. al 161 d. C.

2. *iuglio*: luglio.

3. *la sua concubina*: Laura Dianti, detta Eustochia (m. 1573), sua favorita e probabile terza moglie. Da lei Alfonso ebbe due figli: Alfonso marchese di Montecchio (m. 1587) e Alfonsino marchese di Castelnuovo (m. 1547).

4. *la... corpo*: la dottrina pitagorica della metempsicosi (cfr. OVIDIO, *Metamorfosi*, XV 153 sgg., 456 sgg.).

5. *magnano*: fabbro.

6. *sentenza... maninconici*: le città di Modena e Reggio gli erano state sottratte da Giulio II fin dal 1510, ma Alfonso riuscì a riscattarle nonostante l'opposizione di Clemente VII nel 1530, con centomila ducati d'oro, grazie alla mediazione del Cobos, segretario dell'imperatore (v. sopra, IX 1, n. 6), e forse con l'aiuto dello stesso imperatore (per *umori maninconici* cfr. sopra, IX 1, n. 2).

7. *che... Bologna*: in occasione della solenne incoronazione.

8. *Nuove*: si riferisce forse ai nuovi possedimenti della Garfagnana (la penetrazione estense in questa regione della Toscana era iniziata nella metà del sec. XV), culminanti nella fortezza di Castelnuovo, e contesi anche da Lucca.

9. *flusso*: emorragia, improvvisa fuoriuscita di liquido (sanguigno).

10. *per il torto... crocifissi:* allusione oscura; *somma*: quantità.

11. *Alfonso Trotti*: fattore del duca Alfonso (cfr. *Lettere*, I 265: «(...) il già Alfonso Trotti, fattor del duca di Ferrara»).

12. *il figlio... Rane*: il futuro Alfonso II, nato nel 1533, figlio di Ercole II e Renata di Francia (m. 1575).

XIX

1. *Francesco... Mantova*: Francesco Maria I Della Rovere, duca di Urbino (1490-1538), capitano onorario di Venezia e pro-

tettore dell'Aretino (v. I *Cortigiana*, III 75; *Sei giornate, cit.*, p. 146: *Lettere*, I 1, 111, 157, 196); assai abile negli esercizi equestri, riebbe il ducato di Sora nel 1533, grazie all'aiuto di Carlo V. «Credo però che l'Aretino s'inganni nel dire che il Della Rovere avesse fatto le sue prove di elegante e forte cavaliere davanti all'imperatore in Mantova: da' documenti gonzagheschi non risulta che il Duca d'Urbino fosse a Mantova nel 1530 e neppure nel 1532» (Luzio, *Pronostico*, p. 98).

2. *la... Cesare*: si allude al grande lusso, e alle festose cerimonie organizzate dal marchese del Vasto a Bologna per l'incoronazione dell'imperatore (v. sopra, I 2, n. 8); *scrima*: scherma (cfr. *Sei giornate, cit.*, p. 195).

3. *per avere... dominio*: oltre alle pretese vaticane (che, come è noto, cessarono in gran parte con la morte di Leone X) sopra Urbino vantavano diritti Caterina de' Medici, figlia di Lorenzo de' Medici già duca di Urbino dal 1515 al 1519, ed Enrico d'Orléans figlio di Francesco I, che aveva sposato Caterina (cfr. sopra, XII 3, n. 2).

4. *salate oppenioni*: considerazioni argute, salaci.

5. *il duca... San Leo*: nel 1515 Lorenzo de' Medici (cfr. sopra, n. 3), dopo la battaglia di Marignano, fu investito da Leone X del ducato di Urbino, strappato a Francesco Maria; *San Leo*: la rocca presso Pesaro (v. I *Cortigiana*, II 10 3, n. 48).

6. *avendo... capitainato*: come è stato già detto «Francesco Maria era capitano generale de' Veneziani» (Luzio, *Pronostico*, p. 101).

7. *nel re*: Francesco I.

8. *Giuliano*: Giuliano de' Medici, duca di Nemours (1479-1516), padre del cardinale Ippolito e fratello di papa Leone X; nella guerra contro Urbino fece da mediatore tra il papa e lo stesso duca (cfr. Pastor, *Storia dei Papi, cit.*, vol. IV 1, pp. 94-96).

9. *sua Santità*: Clemente VII.

10. *Pavia*: Francesco Alidosi, vescovo di Mileto e poi di Pavia (1455 ca.-1511); segretario di Giulio II, fu da questi creato cardinale del titolo dei SS. Nereo e Achilleo il 1° dicembre 1505; scellerato e vizioso, protesse numerosi letterati e artisti come Michelangelo e Raffaello. Per la sua condotta nella guerra contro Ferrara e i Francesi (1510) venne accusato di tradimento e ucciso dal duca di Urbino, comandante delle truppe pontificie (v.

GUICCIARDINI, *Storia d'Italia, cit.*, vol. I, pp. 361-63; e la voce di G. DE CARO nel *Dizionario Biografico degli Italiani*, Roma 1960, vol. II, pp. 373-76).

11. *osservata... cardinale.* v. sopra, X 3, n. 4.

XX

1. *Savoia*: Carlo III il Buono, duca di Savoia (cfr. sopra, Proemio 4, n. 16).

2. *è parente... Maestà*: gli era zio, perché la sorella, Luisa di Savoia (m. 1531), era la madre di Francesco I.

3. *per... Bologna*: «nella cerimonia dell'incoronazione di Carlo V a Bologna, il Duca di Savoia fece parte del sontuoso corteo, recando il diadema imperiale: e indossava, secondo i cronisti dell'epoca, "vesti assai ricche ornate di seta e di porpora, con guarnizioni d'oro e d'argento"» (LUZIO, *Pronostico*, p. 103).

4. *Monferrato*: Carlo tentò inutilmente di impossessarsi del Monferrato che, come è noto, andò invece ai Gonzaga nel 1536 (cfr. sopra, XI 1, n. 4).

5. *il giorno di San Bindo*: nome di santo immaginario e truffaldino (v. *Marescalco*, I 6 8: «Il dì di san Bindo, la festa del quale è tre giorni dopo il dì del giudicio»).

6. *Giorgio in Casale maggiore*: Giangiorgio Paleologo (cfr. sopra, XVII 3, n. 8), che l'Aretino intende far credere morto avvelenato; voce, con molta probabilità, diffusa artatamente dai Gonzaga (v. LUZIO, *Pronostico*, p. 103).

XXI

1. *Venezia*: l'Aretino, che risiedeva a Venezia fin dal 1527, esprimerà sempre nelle sue opere la più viva gratitudine per l'ospitalità offertagli dalla Serenissima. Valga da esempio il seguente brano tratto da una lettera al Vergerio del 1533: «(...) Et lassando andar l'historie, et non le favole, io mi sto nella spensierata, libera et giusta Vinegia, dove né malatia, né morte, né fame, né guerra non ha niuna giurisditione; et secondo me, se 'l Paradiso Terestre dove stava m. Adamo fosse come in Vinegia, per dio che madonna Eva nol spingeva mai a mangiar quel fico traditore, perché altro caso avria fatto di perdere il luogo, dove non erano se non fichi, uva et melloni» (LUZIO, *Pronostico*, p.118); per *buona robba*, v. pure, I *Cortigiana*, I 14 1 e III 6 5).

2. *aitandogli... cieli*: aiutandola a tracciare i canali lagunari, i segni astrologici e i cieli, con le loro positive influenze.

3. *come... Turco*: in quegli anni Venezia manteneva un ambiguo rapporto di amicizia con i turchi, che premevano dall'Ungheria.

4. *sic... iubeo*: cfr. GIOVENALE, *Satire*, II 6 223: «'O demens, ita servus homo est? Nil fecerit, esto: / hoc volo, sic iubeo, sit pro ratione voluntas'».

5. *conclusione di Marsiglia*: v. sopra, Proemio 1, n. 3.

XXII

1. *matrimonio... duchessina*: le nozze tra Enrico d'Orléans e Caterina de' Medici (v. sopra, XII 3, n. 2)

2. *come... cattoliche*: le invettive che l'Aretino lanciava contro l'imperatore da Venezia dovevano necessariamente provocare le lamentele e le proteste diplomatiche dell'ambasciatore spagnolo; *usque ad sideram*: 'fino alle stelle'; per *mascelle cattoliche* cfr. sopra, II 1, n. 2 e IX 4.

3. *vedendo... assedio*: per l'influenza negativa di Marte (che non è più in posizione angolare nella casa dove si trova la costellazione dello Scorpione; v. per questo PULCI, *Morgante*, XXV 137 6-8: «Minaccia il Ciel di qualche caso strano / e sangue e tradimento e guerra e storpio, / però che Marte angulare è in Scorpio» e cfr. sopra, I 1, n. 5) i fiorentini perderanno l'animosità e il coraggio mostrati durante l'assedio di Firenze (1529-1530).

4. *Alessandro*: Alessandro de' Medici (1510-1537), primo duca di Firenze nel 1532, assassinato dal cugino Lorenzino (ricordato nel *Marescalco*, V 35; *Cortigiana*, Prol. 5; *Sei giornate, cit.*, p. 5; *Lettere*, I 72, 83).

5. *come... Francesco Sforza*: «allusione a' balzelli gravosissimi che lo Sforza dovea imporre a' suoi sudditi» (LUZIO, *Pronostico*, p. 104).

6. *E per essere... borsa*: si riferisce a Filippo Strozzi (propr. Giovan Battista, 1489-1538, mercante e uomo politico fiorentino) che aveva richiesto a Clemente VII la porpora cardinalizia per il figlio Piero (1510 ca.-1558; ecclesiastico mancato, ma eccel-

lente condottiero: cfr. *Lettere*, II 314; Luzio, *Pronostico*, p. 104). Entrambi patirono l'esilio e osteggiarono i Medici; *vomito di borsa*: forse 'gran dispendio di danari'.

7. *siede pro tribunali*: siede dinanzi al tribunale come giudice supremo (v. *Opera nova*, LXVIII 3).

8. *come... Venezia*: si tratta di papa Alessandro III, capo della lega dei comuni lombardi contro Federico Barbarossa, l'artefice della vittoria di Legnano. L'Aretino riferisce qui uno dei tanti aneddoti sulla figura di questo pontefice. Si diceva, infatti, che in vista dell'incontro veneziano con l'imperatore Federico (1177), Alessandro fosse arrivato di nascosto e avesse fissato la propria dimora presso il monastero della Carità (v. E. A. Cicogna, *Delle iscrizioni veneziane*, vol. III, Venezia 1830, p. 270).

XXIII

1. *San Petronio*: il santo protettore di Bologna, festeggiato il quattro ottobre.

2. *Quaranta*: i Quaranta Consiglieri che reggevano il governo di Bologna (per tutto il sec. XVI cfr. G. N. Pasquali Alidosi, *Li Riformatori dello stato di libertà della città di Bologna, dall'anno 1466 che furono fatti in vita, fin al 1614*, Bologna 1614).

3. *la contessa... legato*: Ricciarda Malaspina cognata e amante del cardinale Cybo, legato di Bologna (cfr. sopra, Proemio 4, n. 15).

4. *ecce ancilla Domini*: v. *Luca*, 1 38.

5. *accotonati*: cfr. sopra, VIII 2, n. 5.

6. *im-pegno*: cfr. sopra *Opera nova*, III 5 n.

7. *San Gallo*: la città elvetica ancor oggi famosa per le sue stoffe, merletti e ricami.

8. *commemorando... loro*: sulle violente zuffe scoppiate a Bologna nel 1530 durante il soggiorno di Carlo V cfr. Luzio, *Pronostico*, pp. 105-6.

9. *beata Marsiglia*: in occasione dell'incontro tra Clemente VII e Francesco I (v. sopra, Proemio 1, n. 3).

10. *ricordandosi... Francesco*: l'incontro tra Leone X e Francesco I, avvenuto a Bologna nel dicembre del 1515 (cfr. PASTOR, *Storia dei Papi, cit.*, vol. I, pp. 82-93).

11. *Guicciardino*: Francesco Guicciardini (1483-1540), letterato e storico, ma anche commissario dell'esercito pontificio e avversario degli spagnoli (v. *Lettere scritte a P. A., cit.*, I 1, p. 7; *Lettere*, II 48, 238, 365).

XXIV

1. *onde... nobiltà*: come già era accaduto con la cacciata dei Petrucci (1523), signori di Siena.

2. *schermigli*: 'affrontarli', 'combatterli'.

3. *dare... Cesare*: Siena, oltre che essere imperiale, prestava a Carlo V ingenti somme di danaro per sostenerne le spese militari.

4. *Francesco Petrucci*: nipote di Pandolfo; nel 1522, prima della rivolta popolare, reggitore di Siena (cfr. GUICCIARDINI, *Storia d'Italia, cit.*, vol. II, p. 685).

5. *Taccuino*: v. sopra, V 1, n. 2.

6. *assedio di Fiorenza*: cfr. sopra, XXII 1, n. 3.

7. *lupa... marzocco*: come è noto, la lupa capitolina era l'insegna di Siena, mentre il marzocco lo era di Firenze.

8. *a quid venisti?*: v. sopra, IV 3, n. 4.

9. *duca di Malfi*: Alfonso Piccolomini (cfr. sopra, I 1, n. 4).

XXV

1. *fra Mariano... nuvo*: una facezia del buffone Mariano Fetti (v. *Sei giornate, cit.*, pp. 183, 352), tratta forse dai suoi *Capricci*? (cfr. I *Cortigiana*, I 4 1); *nuvo*, nuvoli.

2. *avendo... vince*: per buona parte del Cinquecento la debolezza politica della cittadina, i gravi contrasti sorti tra le classi maggiori, tra gli artigiani e i mercanti, tra gli stessi contadini, determinarono un'incerta politica estera basata essenzialmente su potenti protezioni esterne.

3. *Vincenzo Buonvisi*: mercante e personaggio di spicco della nobile famiglia lucchese (1500-1573 ca.; v. la voce di M. Luz-

ZATI nel *Dizionario Biografico degli Italiani*, Roma 1972, vol. XV, pp. 356-59).

4. *Faraone... Palle*: si allude a Carlo V (*Faraone* nel senso di tiranno, demonio) e ai Medici (il cui stemma gentilizio, come è noto, era costituito da sei palle di color rosso poste in cinta).

XXVI

1. *Roma coda mundi*: cfr. sopra, Proemio 3, n. 6.

2. *il sacco... carestia*: il sacco borbonico del 1527, il disastroso diluvio che si abbatté su Roma con il conseguente straripamento del Tevere (ottobre 1530), la peste e la carestia che seguirono subito dopo (v. GREGOROVIUS, *Storia della città di Roma*, cit., vol. III, p. 2566). Per *ne.lla* cfr. sopra, *Opera nova*, XXIX 4 n.

3. *le donne... giudei*: numerosi furono gli stupri commessi dagli imperiali durante il sacco.

4. *Colonna... Borbone*: il cardinale filoimperiale Pompeo Colonna (cfr. sopra, XIII 3, n. 13) e Carlo di Borbone (1490-1527), connestabile di Francia, perito a Roma nell'assedio del 1527 (v. *Sei giornate*, cit., p. 221).

5. *Napolione Ursino... castelli*: cfr. sopra, V 3, nn. 17-18.

6. *Arturo*: stella principale della costellazione del Boote; in mitologia rappresenta Arcade, figlio di Callisto (v. OVIDIO, *Metamorfosi*, II 409-530).

7. *Farnese*: Alessandro Farnese, protonotario apostolico (1468-1549), venne creato da Alessandro VI cardinale del titolo dei SS. Cosma e Damiano il 20 settembre 1493; fu accusato di avere ottenuto il cappello cardinalizio grazie alla relazione adulterina della sorella Giulia con Alessandro VI; divenne poi pontefice nel 1534 (e nel 1546 l'Aretino gli dedicherà l'*Orazia*); *postema*, apostema, ascesso (cfr. *Filosofo*, III 6 4).

8. *Valle... sua*: durante il sacco del 1527 il cardinale Andrea Della Valle (v. sopra, V 1, n. 9) aveva accolto nel suo palazzo numerose persone, rabbonendo a suon di ducati gli imperiali e il Maramaldo in particolare. A loro volta però le persone ricoverate si erano impegnate a ricompensare lautamente il cardinale; ma il palazzo del Della Valle venne ugualmente saccheggiato (cfr. GREGOROVIUS, *Storia della città di Roma*, cit., vol. III, pp. 2514 e 2516).

XXVII

1. *parabolano*: chiacchierone (*Parabolano* è il nome del protagonista della *Cortigiana*).

2. *quintarie*: imbrogli, raggiri.

3. *store*: stuoie.

4. *il principe... archibusevolmente*: si allude a Filiberto de Chalon principe d'Orange (1502-1530); generale di Carlo V, comandò l'esercito alla morte del connestabile di Francia, cacciò i francesi da Napoli e ne divenne viceré nel 1530, macchiandosi di numerosi delitti. Impegnato nell'assedio di Firenze, morì a Gavinana combattendo contro Francesco Ferrucci (cfr. GUICCIARDINI, *Storia d'Italia*, cit., vol. III, pp. 928-32; 935-42; 948-59).

5. *il presente... pretesche*: don Pedro di Toledo (1484-1553) marchese di Villafranca e viceré di Napoli dal 1532 (v. *Sei giornate*, cit., p. 147; *Lettere*, I 99), che cercò di debellare la prostituzione e il malcostume del clero (come aveva tentato di fare anche il Carafa: v. sopra, IV 2, n. 3).

6. *il marchese... veceré*: tra il D'Avalos e il Toledo non era mai corso buon sangue, e comunque non a causa dei burleschi «ricami» tirati in ballo dall'Aretino.

7. *Seggio Capuano*: cfr. I *Cortigiana*, V 14 1, n. 18.

8. *ritirata... navale*: tutta una serie di insuccessi militari del marchese del Vasto: nel 1529 cercò inutilmente di far cadere Monopoli; nel 1530 fallì a Volterra nella guerra contro Firenze; nel 1528 era stato catturato dai francesi nella battaglia navale del golfo di Napoli.

XXVIII

1. *Genova... re*: come è noto, la città venne saccheggiata dalle truppe imperiali nel 1522, e Andrea Doria (*corsaro*, cfr. sopra, V 3, n. 18) abbandonò i francesi (*buon re*, Francesco I) per passare nelle file degli imperiali.

2. *peccavi... mei*: le parole del *Miserere* (*Salmi*, 51 [50], 1-6: «Miserere mei Deus [...] tibi soli peccavi»); v. pure PULCI, *Morgante*, XII 6 6-8: «ch'io vo' tornare a dir salamalecche, / *peccavi Domine, miserere mei*, / delle mie colpe e de' processi miei».

3. *teste aguzze*: proverbiale (cfr. *Sei giornate*, cit., p. 36).

4. *buona cera*: buon viso, benevola accoglienza.

5. *nostro Signore*: Clemente VII.

6. *im-preda*: in preda (cfr. sopra, *Opera nova*, III 5 n.).

XXIX

1. *viso, verbo et opere*: storpiatura di alcune parole del *Confiteor* (cfr. *Sei giornate, cit.*, p. 234; *Filosofo*, Arg. e Prol. 1; *Poesie di P. A.*, a cura di G. SBORSELLI, Lanciano 1934, vol. II, p. 262).

2. *Spinola... Sapienza Capranica*: i cardinali Agostino Spinola, Paolo Emilio Cesi, Niccolò Gaddi, Francesco Quiñones, Andrea Matteo Palmieri, e il colto Ercole Gonzaga (per tutti cfr. sopra, V); *Sapienza Capranica*: il collegio universitario romano fondato nella metà del Quattrocento dal cardinale Capranica (v. I *Cortigiana*, II 19 1, n. 67; *Sei giornate, cit.*, pp. 35 e 197).

3. *i punti*: i punti astrologici.

4. *Lorena e Medici*: cfr. sopra, Proemio VI, n. 26.

5. *per... larghe*: erano famosi per la loro prodigalità.

6. *mente per la gola*: mente spudoratamente.

7. *i Sanesi*: noti per la loro stravaganza; il Ferrero (*Scritti scelti di P. A.*, Torino 1970 [rist. 1976], p. 76) sottolinea che proprio in agosto erano scoppiati a Siena grossi tumulti popolari (ad es. nel 1527 e nel 1533).

8. *Piccolomini*: Giovanni Piccolomini, arcivescovo di Siena (m. 1537), fu ordinato da Leone X cardinale del titolo di S. Sabina il 1° luglio 1517.

9. *Salviati... angelici*: Giovanni Salviati, protonotario apostolico (1490-1553), fu creato da Leone X cardinale del titolo dei SS. Cosma e Damiano il 1° luglio 1517; Niccolò Ridolfi, protonotario apostolico (1501-1550), fu eletto da Leone X cardinale del titolo dei SS. Vito e Modesto il 1° luglio 1517; dovevano avere dei difetti alla vista, come il loro parente e papa Leone X.

XXX

1. *concilio*: l'organizzazione di un concilio pacificatore dell'intera cristianità, scossa dai numerosi scismi religiosi, allarmava e inquietava papa Clemente, che non riuscirà mai nell'impresa. Toccherà infatti a Paolo III aprire definitivamente il concilio a Trento nel 1545.

2. *Sergio... papato*: S. Sergio I, della provincia antiochena (687-701); S. Lino di Volterra, martire e successore di S. Pietro (67-76); S. Cleto (o Anacleto), martire romano (76-88), alcuni dei primi papi della Chiesa cattolica (cfr. G. A. CESAREO, *Una satira inedita di Pietro Aretino*, in *Raccolta di studi critici dedicata ad Alessandro D'Ancona*, Firenze 1901, p. 181). Infine Pietro di Morrone (1215 ca.-1296), meglio noto come Celestino V, il papa del «gran rifiuto», che abdicò nel 1294 (v. DANTE, *Inf.*, III 59-60).

3. *credere... Paolo*: cfr. sopra, VIII 3, n. 9.

4. *Langravio... Brandiburgo*: Filippo, langravio d'Assia, detto il Magnanimo (1504-1567); Giovanni Federico, principe elettore di Sassonia, detto il Magnanimo (1503-1554); Guglielmo IV il Costante di Wittelsbach, duca di Baviera (1493-1550; *Ferdinando* è il fratello di Carlo V, con il quale Guglielmo non era in buoni rapporti di amicizia); Gioacchino I il Nestore, principe elettore di Brandeburgo (1484-1535; invece LUZIO, *Pronostico*, p. 109: «Alberto Brandeburgo, gran maestro dell'Ordine Teutonico apostata, Duca di Prussia»); parteciparono in gran parte alla dieta di Spira del 1529: cfr. BRANDI, *op. cit.*, pp. 287-88.

5. *Magna*: Germania.

6. *duca... Cesare*: si riferisce a Ulrich, duca di Württemberg (1487-1550) e al figlio Cristoforo il Pacifico (1515-1568); per *chiarito* v. sopra, Proemio 5, n. 22.

7. *conte Palatino*: Filippo, conte palatino e nipote di Federico II detto il Saggio (v. BRANDI, *op. cit.*, pp. 278, 311, 344; invece LUZIO, *Pronostico*, p. 110: il «Duca Federico Palatino»); *muterà mantello*: cambierà la sua opinione politica, e non sosterrà più l'imperatore.

8. *Colonia... Napoli*: si allude a Ermanno di Wied, arcivescovo di Colonia (1477-1552); Alberto di Brandeburgo, arcivescovo elettore di Magonza (1490-1545; fu eletto da Leone X cardinale del titolo di S. Crisogono il 24 marzo 1518); Giovanni di Metzenhausen, arcivescovo di Treviri; Federico II detto il Saggio, duca, conte palatino e principe elettore del Palatinato (1482-1556). Carlo V tentò di dargli in moglie la sorella Maria (1505-1558, vedova di Luigi II d'Ungheria), ma lo sposò poi a Dorotea di Danimarca (cfr. BRANDI, *op. cit.*, p. 344); il viceré di Napoli era il Toledo (v. sopra, XXVII 2, n. 5).

9. *la cavalleria del Tosone*: l'Ordine del Toson d'Oro, che era

stato concesso invece al nipote Filippo, conte palatino (v. BRAN-
DI, *op. cit.*, p. 311).

10. *fatto... virtù*: adattatisi alla necessità.

11. *maledittus... confidit*: esemplato sul «Maledictus homo, qui
confidit in homine» (*Geremia*, 17 5).

12. *plusquam perfetto*: perfettissimo.

13. *Costantino... Chiesa*: si riferisce a Costantino I il Grande,
l'imperatore romano che sarebbe guarito per miracolo dalla lebbra, e che avrebbe rogato la *donatio costantiniana* (313 d. C.),
impugnata nel Quattrocento dal Cusano e dal Valla (v. *Cortigiana*, III 8 4; *Sei giornate, cit.*, p. 348).

14. *in diebus illis*: 'in quei giorni' (i giorni del regno messianico
profetizzati da *Geremia*, 33 14 sgg., ripresi anche dal PULCI,
Morgante, XXV 155 8: «in diebus illis salvabitur Iuda»).

XXXI

1. *flagello dei prencipi*: v. ARIOSTO, *Orlando furioso*, XLVI 14
3-4: «... ecco il flagello/de' principi, il divin Pietro Aretino».

2. *la medesima... Vinegia*: cfr. sopra, XXI 1, n. 1.

3. *nel fine... Costantinopoli*: il Gritti (per il quale v. sopra, XI
1, n. 2) invitò effettivamente l'Aretino a Costantinopoli nel giugno del 1532 (cfr. *Lettere scritte a P. A., cit.*, I 1, pp. 222-23:
«Signor Pietro: Il serenissimo duce Andrea Gritti nostro padre,
per causa de i miei prieghi, vi ha esortato a venire [almen per
qualche tempo] a vivere insieme con meco; che quando ve di-
sponiate a fornire di felicitarmi con la vostra dolce conversazio-
ne, vi sodisferò con tal premio, che maggior non ve ne mostra-
rebbe alcun principe. Menate il numero che vi pare di persone
con voi, che a tutte e spese e vestire e cavalli darò da gentiluomini et amici, non che da servitori e familiari. La provisione vostra poi, sarà quel tanto che m'imporrete voi stesso: e però con-
solatemi con la venuta vostra in queste parti»).

4. *le catene reali*: la collana regalatagli da Francesco I (v. sopra,
XI 5, n. 10).

5. *lo scellerato... fatto*: l'attentato alla vita mossogli dal Della
Volta nel luglio 1525, e ispirato dal Giberti, datario di Clemente VII.

6. *quattromila stanze*: «si tratta del poema la *Marfisa dispera-*

ta, che l'Aretino tentò d'appioppare a parecchi principi, e del quale si vantava nel 1545 (*Lettere*, III 288) di aver "fatto al Marcolino abbrusciare tre millia stanze"» (Luzio, *Pronostico*, p. 112; una cronaca dettagliata delle vicissitudini editoriali del poema aretiniano è fornita dal Del Vita in *Lettere, ediz. cit.*, pp. 1086-87).

7. *a.Ddio*: per il raddoppiamento fonosintattico cfr. sopra, *Opera nova*, XXIX 4 n.

APPENDICE

TESTAMENTO DELL'ELEFANTE

INTRODUZIONE

L'ambasceria portoghese che il 12 marzo 1514 sfilava fastosamente per le vie di Roma per prestare ubbidienza a Leone X, recava in dono al pontefice un enorme elefante indiano ammaestrato.[1]

Annone — questo il nome che gli fu dato[2] — si impose all'attenzione degli astanti per la spiccata intelligenza, divenendo in breve tempo il beniamino della corte romana,[3] e partecipò, finché visse, alle feste organizzate dal papa: resta famosa quella allestita per incoronare poeta in Campidoglio il buffone Baraballo. Del fatto, avvenu-

---

[1] Sull'ambasceria lusitana, guidata da Tristano da Cunha, si veda soprattutto M. Sanuto, *I Diarii*, a cura di R. Fulin, F. Stefani, N. Barozzi, G. Berchet, M. Allegri, Bologna 1969 (rist. fotomeccanica dell'edizione Venezia 1879-1902), vol. XVIII, coll. 58-60, 67-68, 85-86; S. De Ciutiis, *Une ambassade portugaise à Rome au XVIᵉ siècle*, Naples 1899; A. Pellizzari, *Portogallo e Italia nel secolo XVI. Studi e ricerche storiche e letterarie*, Napoli 1914, pp. 115-37; A. A. Banha De Andrade, *Mundos Novos do Mundo. Panorama da difusão, pela Europa, de notícias dos Descobrimentos Geográficos Portugueses*, Lisboa 1972, vol. II, pp.660-68 (con bibliografia).

[2] Il nome *Annone*, attribuito all'animale per rievocare le memorie dell'antichità, non compare quasi mai negli scrittori contemporanei (cfr., ad es., M. Sanuto, *I Diarii*, cit.; P. Delicati, M. Armellini, *Il diario di Leone X di Paride De Grassi*, Roma 1884, p. 16; Aretino, I *Cortigiana*, Arg. 3 e *Cortigiana*, III 12 2), ad eccezione del Valeriano (P. V., *Hieroglyphica*, Basileae 1567, cc. 20*v*-21*r*), dal quale ha probabilmente attinto la critica posteriore.

[3] Si veda, ad es., il carme in lode dell'elefante declamato nel teatro del Campidoglio da Aurelio Sereno (cfr. G. Roscoe, *Vita e pontificato di Leone X*, Milano 1817, vol. V, pp. 264-67).

to il 27 settembre 1514, è rimasta memoria nell'intarsio della porta che dalla stanza della Segnatura conduce alla stanza di Eliodoro, nelle sale di Raffaello dei Musei Vaticani. L'intarsio, che raffigura l'elefante che ha sul collo a cavalcioni il guardiano indiano e, poco più in alto, issato sopra una specie di seggio trionfale, il Baraballo, è probabilmente opera di fra Giovanni da Verona (1457 ca.-1525). La scena è riprodotta all'inizio del volumetto del De Ciutiis.[4]

Poco dopo la morte dell'animale, avvenuta per cause imprecisate nei primi giorni del giugno 1516 — come indica l'epitaffio latino composto dal Branconi,[5] che fu aggiunto sotto l'immagine dell'elefante dipinta da Raffaello, in una torre vicino all'ingresso del Palazzo Vaticano, oggi perduta —[6], corse per Roma una feroce satira anticuriale, una vera e propria «pasquinata», nota sotto il nome di *Testamento dell'Elefante*. Il titolo non compare nel testo originale, peraltro adespoto, ma l'Aretino, che forse in quel periodo era già a Roma, è il solo a tramandarci ripetutamente il ricordo dell'opera, sia nella prima redazione (1525) della *Cortigiana* (Arg. 3: «mi par molto maggiore cosa il testamento che fece lo elefante, ed era sì gran bestiaccia»), sia nella versione a stampa del 1534 (III 12 2: «dirai che lo alifante fece testamento inanzi a la morte»); quasi per rivendicare a sé la paternità dello scritto, come spesso era solito fare.[7]

[4] Cfr. avanti, *Testamento*, n. 21; S. De Ciutiis, *op. cit.*

[5] Cfr. avanti, *Testamento*, n. 3.

[6] Cfr. S. De Ciutiis, *op. cit.*, p. 55; A. Pellizzari, *op. cit.*, pp. 153-55.

[7] Si veda, ad es., la rivendicazione — in questo caso esplicita — del *Lamento d'una cortigiana ferrarese* nella terza «giornata» del *Ragionamento* (cfr. P. Aretino, *Sei giornate*, a cura di G. Aquilecchia, Bari 1969, p. 127). Sull'attribuzione del *Testamento* all'Aretino mi riservo di tornare diffusamente in altra sede.

Composto, come si è detto, subito dopo la scomparsa dell'elefante, probabilmente non oltre il 18 luglio 1516, giorno della morte del cardinal di Senigallia, Marco Vigeri,[8] poiché il pretesto della satira avrebbe perso certamente di valore rivolgendosi contro i morti,[9] il *Testamento* riassume efficacemente le «voci», i pettegolezzi, le maldicenze — molto spesso fondate — che si facevano a Roma sulla corte papale. Il ricordo del Baraballo e di fra Mariano,[10] «esecutori testamentari», sottolinea del resto la passione smodata di Leone X per i buffoni e, in genere, per la Roma vivace e colorita che circa un decennio dopo, nel 1527, sarà spazzata via dalla furia lanzichenecca; così come l'accenno all'uso di impiegare a fini profani il danaro procurato per la fabbrica di San Pietro,[11] trova riscontro oggettivo nelle polemiche divampate sulla vendita delle indulgenze. La rassegna dei «vizi» dei cardinali (Grimani e Fieschi, Carvajal, Soderini, Accolti, Grassi, Ciocchi del Monte, Pucci, Farnese, Corner, Gonzaga, Cybo) anticipa invece i motivi cari alla satira pasquinesca, destinata a divenire particolarmente virulenta durante il conclave per l'elezione di Adriano VI (1521-1522).[12]

Il testo del *Testamento*, pervenuto attraverso l'anonima copia veneta cinquecentesca del cod. Cons. XI E 1 (già Cicogna 2673, cc. 240*v*-241*r*), posseduto dal Museo Cor-

---

[8] Cfr. avanti, *Testamento*, n. 43.
[9] Qualche giorno dopo, il 7 agosto, morì anche il cardinale Sanseverino (Ibidem, n. 58).
[10] Ibidem, nn. 21, 22.
[11] Ibidem, n. 24
[12] Ibidem, nn. 32, 34, 37, 39, 44, 47, 53, 59, 62, 64, 70.

rer di Venezia, fu pubblicato dal Rossi nel 1890;[13] qui è stato rivisto e controllato interamente sul ms. veneziano.[14]

[13] Cfr. V. R., *Un elefante famoso*, in «Intermezzo», I (1890), pp. 629-48, alle pp. 636-43; quindi, con il commento aggiornato, in *Scritti di critica letteraria*, vol. II, *Dal Rinascimento al Risorgimento*, Firenze 1930, pp. 223-42, alle pp. 232-38.

[14] Nella trascrizione del testo si sono adottati i seguenti criteri: la distinzione di *u* e *v*; il trattamento dell'*h* secondo l'uso moderno, con l'inserimento dell'*h* diacritica dopo *g* davanti alla *i* per rendere il suono velare (*imbriagi*); la riduzione di *et* a *e*, con l'inserimento della *d* eufonica solo nel caso che la parola seguente s'inizi con *e*; il gruppo *tj* in *zi*; *ph* in *f*; *y* e *j* in *i*; *x* in *s* davanti a consonante; *cie* in *ce*; *ns* + cons. in *s* + cons.; *ct* e *pt* in *tt*; *dv* in *vv*; *nb*, *np* in *mb*, *mp*. Sono state inoltre sciolte le abbreviazioni; l'interpunzione è stata aggiornata, e così l'uso della maiuscola; le integrazioni sono state segnalate con parentesi acute (⟨ ⟩); sono stati corretti gli errori materiali di copiatura; si sono conservati invece tutti i raddoppiamenti e gli scempiamenti, anche meramente grafici.

TESTAMENTO DELL'ELEFANTE

IESUS MARIA

L'elefante de India el qual Emanuel,[1] re de Portogalo, ha mandà a Leon dezimo,[2] pontifize masimo, sendo stà in Roma ani 4, soto l'aministrazion de Zuan Batista Aquilan,[3] amalado o per la temperie de l'aiere[4] romano over per avarizia de eso Zuan Batista, e considerando per la suma prudenzia niuna cosa eserli più zerta ca la morte, benché sia infermo del corpo, nientedemanco sano de l'animo, desiderando de disponer de le cose sue questa sua ultima voluntà, ha imposto a mi, nodaro Mario dei Previchi,[5] avocato concistorial, che debia scrivere questo suo testamento con i testimoni infrascriti e me ⟨ha⟩ imposto ne fazi uno e più testamenti.

Costituido adonque in casa de la abitazion sua nuova,[6] a la qual da una parte confina li lioni,[7] zoè da levante, da mezodì la Torre de Nicolada,[8] da setentrion la casa Carmenicaria,[9] da ponente veramente la casa antiqua[10] del dito elefante, impetrada prima licenzia de testar da Leon dezimo, la qual non facilmente non pur ai gardenali[11] è solito conceder, presente dò lioni vizini,[12] Castor e Pardo, insieme cum el reverendissimo per la Dio desgrazia cardenal de Costanza de domo Boisi,[13] protetor dei imbriaghi 'n ipocresia e ignoranzia de tuta la Franza, ed el reverendissimo Andrea Corner,[14] bastardo venezian, inetto e presuntuoso e inconsiderato arcivescovo di

359

Spalato, ed el reverendissimo domino Iacobo de Ameria,[15] episcopo potentino, iurisconsulto de materia, miseria, busia, malignità e mordacità, e domino protonotario
Beltra⟨mo⟩,[16] spagnuol postillator de la fede catolica in
letera ebraica, fatta la notazion dei testemoni, ammonito
el sopra dito elefante, che a mi nodaro con animo aliegro
esprima la sua ultima voluntà, el qual con la sua voze tre-
mebonda cusì parla: «Scrivi che prima ricomando l'anima mia al sol, el qual soleva adorar ogni zorno[17] e co-
mando che el mio corpo sia sepulto nel Vaticano tra le
ruine de Bramante,[18] e costituisco mio eriede universal,
benché non mereti, Zuan Batista Aquilan.[19]

Eriede mio, volgio[20] che sia⟨no⟩ esecutori de questo
mio testamento l'abate de Bariabale de Gaieta, qual ben
me ha trattato quando el tose el lauro de l'arte poetica,[21]
e de una e altra materia perito fra Marian,[22] altre volte
barbier de la diocese fiorentina, ed el reverendo Iacobo
de Ameria,[23] de miseria, malignità, mordacità e busia iurisconsulto, per la Dio desgrazia vescovo potentino.

Eriede mio, darai la mia coverta d'oro, che ogni dì ne
li zorni soleni soleva portar, a la fabrica de S. Piero,[24]
con questa condizion che le elemosine de ditta fabrica non
siano convertide in usi profani.

Eriede mio, darai la mia pelle a Leon[25] pontifize massimo azoché quela fazi meter e destender sopra uno elefante de legno fabricado de la mia grandeza, azoché almanco la mia forma se posi cognoser perfino a lo
avenimento[26] de uno altro novo elefante.

Eriede mio, darai el mio avolio[27] al reverendissimo cardinal de S. Zorzi,[28] azoché la sua asidua sede tantalea[29]
cum perpetua espetazion del pontificado più fazilmente
in quello amor sia temperada.

Eriede mio, darai li umori melanconichi[30] e li intestini
de la mia miseria per indiviso[31] a li reverendissimi cardenali Grimani e Flisco,[32] solamente con questa condizion
che siano tenuti eser mie' procuratori a le lite e contro-
versie mie con autorità, de sustituir uno over più avocati.

Eriede mio, darai al reverendissimo cardenal Arborense[33] le mie sollicitazion con questa però condizion che el se astegni prima 〈...〉.

Eriede mio, darai li miei zenochi al reverendissimo cardinal de Santa Croce,[34] azoché l'imiti le mie genuflession e cerimonie, con questa però condizion che più el non prevarichi nel conziliar, azoché una altra volta el non sia astretto[35] cum el capo discoverto a dimandar perdonanza per 〈amor〉 del capello.[36]

Eriede mio, darai la mia prudenzia al reverendissimo cardenal Volterano,[37] azoché l'adoperi quella ad esercitar la sua insolita liberalità.

Eriede mio, darai li m〈i〉e' ochi al reverendissimo cardenal Aginense, cum li quali de continuo el pianza la morte del vescovo saluziense e la vita del Prior de Roma.[38]

Eriede mio, darai li mie' nervi al reverendissimo cardenal di Acolti,[39] con questa imperò condizion azoché dò volte a la setemana se faza ligar disteso, tegnando veramente de continuo conzonto suo fradello Bernardo,[40] per molte causse le qual non posso esprimer, piliado[41] da la malatia e dal grave parossismo.[42]

Eriede mio, darai li miei testicoli al reverendissimo cardenal de Senegaia,[43] azoché el sia più fecundo in le prole e in la procreazion de Anticristo, più gaiardo insieme cum la reverenda Iulia de monial de Santa Catarina da Senegaia.

Eriede mio, darai el mio membro al reverendissimo cardenal di Grassi,[44] aziò el sia più atto in la incarnazion de bastardi con li aiuti de madona Andriana bolognesse.

Eriede mio, darai al reverendissimo cardenal Adriano[45] li mei interiori, aziò l'abia caussa de conziliar la moier al suo marito.

Eriede mio, darai la mia lengua e la mia esquisita sorte de dir ed eloquenzia al reverendissimo cardenal de S. Piero 〈ad〉 Vincula,[46] con questa imperò condizion che el sia tenuto fare una funebre orazion in lengua caldea.

Eriede mio, darai la mia bacheta al reverendissimo cardenal de Monte,[47] azoché el sia più tenaze in la sua toni-truante, altisona ed esorbitante voze.

Eriede mio, darai le medole de le gambe al reverendis-simo cardenal de Sauli,[48] e quelle, avisallo per mio nome, che per coniunzion de la sua gamba più curta una volta in vita e ne l'articullo de morte[49] adoperi.

Eriede mio, darai la mia coda al reverendissimo carde-nal Surentino,[50] de la qual sia fatta polvere a confortar sua moier serada in monestier.

Eriede mio, darai le mie orechie al reverendissimo car-denal di Medizi,[51] azoché el sia parato ad aldir[52] le fazen-de de tuto el mondo.

Eriede mio, darai le mie masele al reverendissimo car-dinal de Sa⟨n⟩ti Quatro,[53] azoché el devori li danari de tutta la republica de Cristo e consumi *per fas et nefas* ogni convento e giessia[54] con nove invenzion de offici.

Eriede mio, darai el mio figado al reverendissimo car-dinal de Santa Maria in Porticu de Bibiena,[55] ad indurli desmenteganzia de li benefici rezeuti nel tempo de la sua estrema calamità, e ad impir el suo cornucopia,[56] de for-mazi marzolini de la diocese casentina.[57]

Eriede mio, darai li altri mie' intestini al cardenal de S. Severin,[58] con questa condizion che, come l'è costume, sia tenuto far li cani grassisimi ed estenuar la nobelità, e quello avvisi che el se astegna da li conciliaboli.

Eriede mio, dàrai la mia taciturnità al reverendissimo cardenal Frenesio,[59] azoché el moderi quella profussa e abondante copia de dir.

Eriede mio, darai li mie' denti a li reverendissimi car-denali de Ragonia ed Estense,[60] con questa condizion che de quelli se fazano peteni per ornarse[61] la barba, la qual nase con malignità per molte cause.

Eriede mio, darai la mia modestia al reverendissimo car-denal Corner,[62] unica arpia beneficiado de la sede apo-stolica, a temperar la soperbia, resultante da sublime per-fidia piena de *coium pecus? Am Milibei? Et figure sim-plicis quia simpliciter profertur*.[63]

Eriede mio, darai el mio cuor al reverendissimo cardenal de Gonzaga,[64] del qual sia fatto polvere a purgar la sua loquacità e intolerabile spuzor del fiado.

Eriede mio, darai la mia proboscide al reverendissimo cardenal Auxurre,[65] che sempre la porti *cum sit* piena de vin, a irorar l'ardente sede[66] e bibacità ne li soi continui bacanali.

Eriede mio, darai la vanità del mondo e beleza del mio corpo e vanagloria al reverendissimo cardanal di Petrucci,[67] cum questa condizion che el sia sustituto de gambe[68] in Roma.

Eriede mio, darai la molle[69] de la mia grandeza al reverendissimo cardenal de Cibo,[70] azoché fazia participe Franchescheto,[71] suo padre nanin.

Eriede mio, a li reverendissimi cardenali de Lucemburgo, Anclico, de St⟨r⟩igonia, Tolentano, Sedunense e Gurgense[72] niente a quelli lasso, perché li sè[73] asenti de la corte se hano per morti.

Eriede mio, darai le mie arme a Carlo,[74] despoto de Arta, azoché de quelle armar possi li soi per la espidizion contra el soldan Selim e Otoman.[75]

Eriede mio, darai el mio ⟨...⟩ a Costantin Albanesse Aserto,[76] re de Macedonia e principe de Acaria, per la egregia opera che l'ha fatto ne l'assedio de Padoa, con questa solamente condizion che sia logotenente de la su[77] superbia in tuta la Europa e in parte de l'Assia, fin al mar ircano over Caspio.

Nodaro e voi testemoni, uno altro mio testamento, fabricado in lengua caldea de mia man, serà munido ne la liberaria[78] del reverendissimo cardenal de S. Piero ad Vincula,[79] però per mio nome, etc.».

NOTE

1. *Emanuel*: Emanuele I, re di Portogallo (1469-1521). Il suo nome è legato soprattutto alle grandi imprese coloniali da lui promosse e compiute da Vasco de Gama, P. A. Cabral, G. de Corte-Real, J. da Nova, A. d'Albuquerque, che gettarono le basi del grande impero portoghese.

2. *Leon dezimo*: Giovanni de' Medici (1475-1521), salito al soglio pontificio col nome di Leone X nel 1513.

3. *Zuan Batista Aquilan*: Giovanni Battista Branconi (1473-1522), orefice e amico di Raffaello, familiare di Leone X, ricordato dall'Aretino come «pedagogo» de «l'alifante» (*Cortigiana*, III 13 2; cfr. pure la voce di R. ZAPPERI nel *Dizionario Biografico degli Italiani*, Roma 1972, vol. XIII, pp. 7-8), poiché a lui venne affidata la custodia del pachiderma.

4. *aiere*: aria.

5. *Mario dei Previchi*: forse Mario de' Prevaschi o Perusco (anche Preuschis), avvocato fiscale di Leone X; forse il «messer Mario romanesco» menzionato dall'Aretino nella I *Cortigiana*, Prol. 2.

6. *abitazion sua nuova*: collocata, secondo lo Gnoli, fra il *Corridoio* di Alessandro VI (che collegava Castel Sant'Angelo al Pal. Vaticano) e l'attuale portico di Piazza San Pietro, alla fine di Borgo Sant'Angelo (cfr. U. G. *Topografia e toponomastica di Roma Medioevale e Moderna*, Roma 1939, pp. 99-100).

7. *da una... lioni*: «nel cortile di Belvedere Leone X teneva infatti delle belve, fra cui dei leoni» (ROSSI).

8. *Torre de Nicolada*: il Torrione di Niccolò V (metà sec. XV) a sud del cortile del Belvedere.

9. *casa Carmenicaria*: non meglio identificata.

10. *la casa antiqua*: la *Galinaria* (cfr. M. SANUTO, *I Diarii, cit.*, vol. XVIII, col. 86: «Lo elefante el papa lo tene a Belvedere, dove se soleva tenire le galine»).

11. *gardenali*: cardinali.

12. *vizini*: vizzi; *dò*: due.

13. *cardenal... Boisi*: Adriano Gouffier de Boissy, vescovo di Costanza (m. 1520), eletto da Leone X cardinale del titolo dei SS. Marcellino e Pietro il 14 dicembre 1515.

14. *Andrea Corner*: figlio naturale di Giorgio (noto uomo politico veneziano), nominato arcivescovo di Spalato nel 1514. Per un vizio di forma che aveva invalidato l'atto della sua nomina — si parlò anche di una certa «leggerezza» da lui commessa, forse un abuso di potere (perciò qui è detto «inconsiderato») — venne sostituito da Bernardo Zanni, che resse il vescovado fino al 1527, anche se il Corner poté conservare il «titolo» di arcivescovo (per tutto questo cfr. D. FARLATO, *Illyrici Sacri*, Venetiis 1765, vol. III, pp. 435 sgg., e P. B. GAMS, *Series Episcoporum Ecclesiae Catholicae*, Graz 1957 [rist.], p. 421).

15. *Iacobo de Ameria*: Iacopo di Nino di Amelia, vescovo di Potenza dal 12 agosto 1506 al 1521 (cfr. *Pasquinate di Pietro Aretino ed anonime per il conclave e l'elezione di Adriano VI*, pubblicate e illustrate da V. ROSSI, Torino 1891, pp. 64, 143, 167; F. UGHELLI, *Italia Sacra*, Venezia 1721, vol. VII, coll. 141-42).

16. *Beltra⟨mo⟩*: Girolamo Beltrami, l'ebreo spagnolo convertito di cui parla l'Aretino nella I *Cortigiana*, Prol. 4. Con *Iacobo de Ameria* è accomunato in una pasquinata diffusa in Roma al tempo del conclave per l'elezione di Adriano VI, composta probabilmente dall'Aretino (cfr. *Pasquinate di Pietro Aretino, cit.*, pp. XXVII-XXVIII, 64, vv. 9-11: «Prometto far quaresima e stazzone / con il reverendissimo Potenza / e col Beltramo a Dio sempre orazione»).

17. *ricomando... zorno*: per l'elefante, che proveniva dall'India, il sole rappresentava una delle massime divinità.

18. *Bramante*: l'architetto Donato Bramante (1444-1514), che per incarico di Giulio II diresse i lavori di ristrutturazione dei Palazzi Vaticani e della stessa Basilica di San Pietro, e progettò — lasciandolo poi incompiuto per la morte del pontefice — il cortile del Belvedere, i cui resti (perciò «ruine») vennero successivamente ristrutturati da Clemente VII e Sisto V (cfr. G. VASARI, *Le vite de' più eccellenti architetti, pittori, et scultori italiani*,

365

da Cimabue insino a' tempi nostri, nell'edizione per i tipi di Lorenzo Torrentino, Firenze 1550, a cura di L. BELLOSI e A. ROSSI, Presentazione di G. PREVITALI, Torino 1986, pp. 574-75; F. GREGOROVIUS, *Storia della città di Roma nel Medioevo*, Introduzione di W. Kampf, traduzione di A. CASALEGNO, Torino 1973, vol. III, pp. 2292-93). Va però rilevato che il Bramante, come capomastro della fabbrica, demolendo parte della vecchia Basilica, si era guadagnato l'appellativo di «masfro Ruinante» o «Guastante» (cfr. la voce di A. BRUSCHI nel *Dizionario Biografico degli Italiani*, Roma 1971, vol. XIII, p. 719).

19. *Zuan Batista Aquilan:* cfr. sopra, n. 3.

20. *volgio*: 'voglio' (antica forma dialettale italiana).

21. *Bariabale... poetica*: Cosimo Baraballo, abate di Gaeta, buffone e poetastro della corte di Leone X, «coronato su l'alifante», dice l'Aretino (cfr. *Cortigiana*, II 11 1, e particolarmente. sopra, I *Cortigiana*, Prol. 13, n. 44); *tose*: «forma veneta di tolse» (Rossi).

22. *fra Marian*: Mariano Fetti, buffone e parassita della corte romana, frate domenicano nato a Firenze nel 1460; ricordato dall'Aretino come «barbiere di Lorenzo, padre di papa Leone» (cfr. *Ragionamento delle corti*, a cura di G. BATTELLI, Lanciano 1923, p. 51), fu da quest'ultimo nominato piombatore delle Bolle l'11 marzo 1514. Morì a Roma nel 1531, probabilmente presso il convento di San Silvestro al Quirinale (cfr. *Descriptio Urbis, The Roman Census of 1527*, edited by E. LEE, Roma 1985, p. 34 (nn. 168-69); *Cortigiana*, I 12 1; *Lettere*, I 31, *Sei giornate, cit.*, pp. 182, 352; *Pasquinate romane del Cinquecento*, a cura di A. MARZO, V. MARUCCI e A. ROMANO, Presentazione di G. AQUILECCHIA, Roma 1983, *ad indicem*. Cfr. pure, N. TAORMINA, *Un frate alla corte di Leone X*, Palermo 1890; A. GRAF, *Attraverso il Cinquecento*, Torino 1916 (rist.), pp. 369 sgg.; G. A. CESAREO, *Pasquino e pasquinate nella Roma di Leone X*, con prefazione del senatore V. CIAN, Roma 1938, pp. 230-35).

23. *Iacobo de Ameria*: cfr. sopra, n. 15.

24. *a la fabrica de S. Piero*: alla Amministrazione che sovraintende alla costruzione e manutenzione della Basilica di San Pietro, che al tempo di Annone era ridotta — come si è detto — a cantiere edile (cfr. sopra, n. 18).

25. *Leon*: cfr. sopra, n. 2.

26. *avenimento*: venuta.

27. *avolio*: avorio.

28. *S. Zorzi*: Raffaello Riario, protonotario apostolico (m. 1521), ordinato da Sisto IV cardinale del titolo di S. Giorgio ad Velum Aurum il 10 dicembre 1477. Mosso da sfrenata ambizione, partecipò alla congiura ordita da Alfonso Petrucci per spodestare Leone X (cfr. avanti, n. 67), e fu costretto a pagare al papa una forte cauzione per avere salva la vita (cfr. *Pasquinate romane del Cinquecento*, cit., *ad indicem*; ARIOSTO, *Satire*, II 206-7; CESAREO, *op. cit.*, pp. 95-96).

29. *sede tantalea*: 'sete, brama di Tantalo', il quale, come è noto, era stato condannato nell'Ade a soffrire fame e sete senza poterle mai soddisfare: cfr. OMERO, *Odissea*, XI 582 sgg.

30. *umori melanconichi*: secondo la dottrina ippocratica, una delle quattro «disposizioni» dell'animo umano.

31. *per indiviso*: in comproprietà.

32. *Grimani e Flisco*: Domenico Grimani, protonotario apostolico (1461-1523), creato da Alessandro VI cardinale del titolo di S. Nicola inter Imagines il 20 settembre 1493; Niccolò Fieschi, vescovo di Frejus (m. 1524), ordinato da Alessandro VI cardinale del titolo di S. Lucia in Septisolio il 31 maggio 1503. Insieme sono citati in alcune pasquinate che circolavano dopo la morte di Leone X, composte probabilmente dall'Aretino: cfr. *Pasquinate di Pietro Aretino*, cit., pp. XXXIII, 4 (v. 3), 18 (v. 13).

33. *Arborense*: lo spagnolo Iacopo Serra, arcivescovo arborense (Oristano; m. 1517), eletto da Alessandro VI cardinale del titolo di S. Vitale il 28 settembre 1500; *sollicitazion*: sollecitazione, raccomandazione.

34. *Santa Croce*: Bernardino Carvajal, vescovo di Cartagena (1456-1523), creato da Alessandro VI cardinale del titolo dei SS. Marcellino e Pietro il 20 settembre 1493, poi di S. Croce in Gerusalemme. Fu privato del cardinalato da Giulio II per avere aderito al concilio scismatico di Pisa nel 1512 (perciò il rif. a «prevarichi nel conziliar»), e dopo una pubblica ritrattazione Leone X gli restituì nel 1513 il titolo di cardinale e i privilegi ecclesiastici (cfr. *Pasquinate romane del Cinquecento*, cit., *ad indicem*. Cfr. pure L. VON PASTOR, *Storia dei Papi dalla fine del Medio Evo*, versione italiana di Mons. Prof. A. MERCATI, nuova rist. Roma 1960, vol. IV 1, pp. 36-39; e la voce di G. FRAGNITO nel *Dizionario Biografico degli Italiani*, Roma 1978, vol. XXI, pp. 28-34).

35. *astretto*: costretto.

36. *capello*: cappello cardinalizio.

37. *Volterano*: Francesco Soderini, vescovo di Volterra (1463-1524), creato da Alessandro VI cardinale del titolo di S. Susanna il 31 maggio 1503. Scoperta la sua partecipazione alla congiura promossa da Alfonso Petrucci (cfr. avanti, n. 67), fu costretto a pagare una forte ammenda a Leone X per avere salva la vita. Particolarmente noto per la «sordida avarizia» (cfr. *Pasquinate romane del Cinquecento*, *cit.*, *ad indicem*; CESAREO, *op. cit.*, p. 98).

38. *Aginense... Prior de Roma*: Leonardo Grosso della Rovere, vescovo di Agen (m. 1520), ordinato da Giulio II cardinale del titolo dei SS. XII Apostoli il 1° dicembre 1505 (cfr. *Pasquinate romane del Cinquecento*, *cit.*, p. 114, v. 17; CESAREO, *op. cit.*, pp. 134-35); Sisto della Rovere, savonese (m. nella prima metà del 1516), vecovo di Saluzzo dal 1512 (cfr. UGHELLI, *op. cit.*, vol. I, col. 1229); Sisto Gara della Rovere, lucchese (m. 8 marzo 1517), Priore di Roma, eletto da Giulio II cardinale del titolo di S. Pietro in Vincoli l'11 settembre 1507 (cfr. *Pasquinate romane del Cinquecento*, *cit.*, pp. 82, v. 17, 87, v. 17). Non si sa a quali fatti si allude; pare certo comunque che Leonardo Grosso nel 1512 cedette a Sisto, vescovo di Saluzzo, l'abbazia cistercense di Cerreto, mentre da Sisto Gara riceverà il vescovado di Lucca, appena cinque giorni prima della morte, il 3 marzo 1517 (cfr. UGHELLI, *op. cit.*, coll. 829, 1229).

39. *Acolti*: Pietro Accolti, vescovo di Ancona (1455-1532), creato da Giulio II cardinale del titolo di S. Eusebio il 10 marzo 1511, assillato da una malattia nervosa, che spesso lo rendeva intrattabile e furioso (cfr. *Pasquinate romane del Cinquecento*, *cit.*, p. 161 (v. 9): «Ancona di non eser furioso». Cfr. pure CESAREO, *op. cit.*, pp. 156-57; e la voce di B. ULIANICH nel *Dizionario Biografico degli Italiani*, Roma 1960, vol. I, pp. 106-10).

40. *Bernardo*: Bernardo Accolti, detto anche l'Unico Aretino, figlio del noto umanista Benedetto Accolti e fratello del cardinale Pietro (1458-1535). Poeta estemporaneo, visse alla corte di Leone X e fu apprezzato soprattutto per le spiccate doti buffonesche (cfr. *Pasquinate romane del Cinquecento*, *cit.*, *ad indicem*. Cfr. pure la voce di L. MANTOVANI nel *Dizionario Biografico degli Italiani*, Roma 1960, vol. I, pp. 103-4).

41. *piliado*: 'pigliato' (antica forma veneta).

42. *parossismo*: crisi, attacco febbrile.

43. *Senegaia*: Marco Vigeri, vescovo di Senigallia, dell'ordine dei Minori conventuali (m. 18 luglio 1516). Fu eletto da Giulio II cardinale del titolo di S. Maria trans Tiberim il 1° dicembre 1505; noto donnaiolo (cfr. *Pasquinate romane del Cinquecento, cit.,* p. 86 [v. 3]: «di Sinigaglia il virginal stato»), tacciato di avere una relazione con Giulia, monaca (perciò «de monial», 'de monialibus') del monastero di S. Caterina di Senigallia (cfr. CESAREO, *op. cit.*, p. 92).

44. *Grassi*: Achille Grassi, vescovo di Bologna (m. 1522), creato da Giulio II cardinale del titolo di S. Sisto il 10 marzo 1511; d'indole viziosa (cfr. *Pasquinate romane del Cinquecento, cit., ad indicem*), aveva avuto dei figli da «madona Adriana de Scottis bolognese», come è chiamata nel censimento di Roma sotto Leone X (cfr. M. ARMELLINI, *Un censimento della città di Roma sotto il pontificato di Leone X*, Roma 1882, p. 27), abitante nel Rione Campo Marzio, presso la chiesa di S. Lorenzo in Lucina, poco distante dall'abitazione del cardinale. Nel censimento del 1527 è addirittura registrata col nome di «Andriana de Grasis» (cfr. *Descriptio Urbis, cit.*, p. 55 (n. 2019); CESAREO, *op. cit.*, pp. 157-58, 283).

45. *Adriano*: Adriano Castellesi, vescovo di Hereford (m. 1521/1522), creato da Alessandro VI cardinale del titolo di S. Crisogono il 31 maggio 1503. Nel 1516 prese parte alla congiura del Petrucci contro Leone X (cfr. avanti, n. 67), e per questo fu privato del cardinalato (cfr. *Pasquinate romane del Cinquecento, cit., ad indicem*). Circa il «conziliar la moier al suo marito» è possibile che si alluda al matrimonio, contratto verso il 1485, con la volterrana Brigida di Bartolomeo Inghirami, successivamente annullato (1489) per il desiderio espresso da Adriano di proseguire nella carriera ecclesiastica (cfr. la voce di G. FRAGNITO nel *Dizionario Biografico degli Italiani*, Roma 1978, vol. XXI, pp. 665-71).

46. *S. Piero ⟨ad⟩ Vincula*: Sisto Gara della Rovere (cfr. sopra, n. 38), noto per l'ignoranza e la dappocaggine (cfr. UGHELLI, *op. cit.,* vol. I, col. 829).

47. *Monte*: Antonio Maria Ciocchi del Monte, arcivescovo di Manfredonia (m. 1531), ordinato da Giulio II cardinale del titolo di S. Vitale il 10 marzo 1511, deriso per il timbro della voce particolarmente elevato (cfr. *Pasquinate romane del Cinquecento, cit.,* p. 82 (v. 14): «o tanti assorda el campanon Montano»); *bacheta*: la bacchetta del guardiano indiano, che assisteva sempre l'elefante.

48. *Sauli*: Bandinello Sauli, vescovo di Gerace e di Oppido (m. 1518), creato da Giulio II cardinale del titolo di S. Adriano il 10 marzo 1511, uno dei partecipanti alla congiura del Petrucci (cfr. avanti, n. 67); la sua zoppaggine era nota ai contemporanei, e lo stesso Pasquino non manca di evidenziarla (cfr. *Pasquinate romane del Cinquecento, cit.,* p. 114 [v. 10]: «de Sauli lo espedito caminare». Cfr. pure CESAREO, *op. cit.,* p. 94).

49. *ne l'articullo de morte*: in punto di morte.

50. *Surentino*: lo spagnolo Francesco Remolino, arcivescovo di Sorrento (m. 1518), ordinato da Alessandro VI cardinale del titolo dei SS. Giovanni e Paolo il 31 maggio 1503, «dopo che sua moglie si fu fatta monaca» (ROSSI; cfr. pure CESAREO, *op. cit.,* p. 134).

51. *Medizi*: Giulio de' Medici, arcivescovo di Firenze (1478-1534), creato da Leone X cardinale del titolo di S. Maria in Domnica il 23 settembre 1513. Consigliere personale di papa Leone, ricoprì la carica di tesoriere pontificio e divenne papa nel 1523 col nome di Clemente VII (cfr. *Pasquinate romane del Cinquecento, cit., ad indicem*; CESAREO, *op. cit.,* pp. 135-37).

52. *aldir*: udire.

53. *San⟨n⟩ti Quatro*: Lorenzo Pucci, vescovo di Molfetta (m. 1531); datario di Giulio II, venne eletto da Leone X cardinale del titolo dei SS. IV Coronati il 23 settembre 1513, e fu accusato di ruberie e di malversazioni nella concessione di indulgenze e di benefici ecclesiastici (cfr. *Pasquinate romane del Cinquecento, cit., ad indicem*; CESAREO, *op. cit.,* pp. 135-37).

54. *giessia*: 'chiesa'; *per fas et nefas*: 'a ragione e a torto' (cfr. LIVIO, VI 14 10).

55. *Bibiena*: Bernardo Dovizi da Bibbiena (1470-1520), l'autore della *Calandra*, creato da Leone X cardinale del titolo di S. Maria in Portico il 23 settembre 1513. Tesoriere generale, fu impiegato in varie missioni diplomatiche, tra cui quella per spodestare da Urbino Francesco Maria I della Rovere, dal quale aveva ricevuto larga ospitalità nel 1508-1509; per questo, probabilmente, accusato di ingratitudine; accusa, forse, mossagli anche da Pasquino (cfr. *Pasquinate romane del Cinquecento, cit., ad indicem*; CESAREO, *op. cit.,* pp. 131-33).

56. *cornucopia*: il riferimento è allo stemma cardinalizio del Dovizi, che al centro aveva appunto due cornucopie incrociate (cfr. sopra, I *Cortigiana*, V 21 5, n. 63).

57. *diocese casentina*: Bibbiena, come è noto, è ancora oggi il centro principale del Casentino.

58. *S. Severin*: Federico Sanseverino, protonotario apostolico, creato da Innocenzo VIII cardinale del titolo di S. Teodoro il 9 marzo 1489, prese parte con il cardinale Carvajal al concilio scismatico di Pisa (cfr. sopra, n. 34; da qui l'invito perché «se astegna da li conciliaboli»). «Smisurato della persona, prodigo e violento, s'era dato egli pure a ogni sorta di piacere; e nel *Palietum* di Molosso di Casalmaggiore è rappresentato fra suoi cani, con una gran pelle di leone sul dorso» (CESAREO, *op. cit.*, p. 93). Morì il 7 agosto 1516.

59. *Frenesio*: Alessandro Farnese (cfr. sopra, *Pronostico*, XXVI 5, n. 7); la satira romana gli rinfacciava particolarmente di essere «doppio, motteggiatore, ciarlone, mutabile» (cfr. *Pasquinate romane del Cinquecento*, *cit., ad indicem*; CESAREO, *op. cit.*, pp. 155-56, ivi la definizione).

60. *Ragonia ed Estense*: Luigi d'Aragona, nipote di Ferdinando I re di Napoli, protonotario apostolico (1474-1519), ordinato da Alessandro VI cardinale del titolo di S. Maria in Cosmedin nel 1494. Si diceva che dalla relazione adulterina con la cortigiana Giulia Campana avesse avuto la celebre Tullia, che da lui prese il cognome (cfr. CESAREO, *op. cit.*, p. 135); Ippolito d'Este, figlio di Ercole I e protettore dell'Ariosto (1479-1520), eletto da Alessandro VI cardinale del titolo di S. Lucia in Silice il 20 settembre 1492.

61. *ornarse*: abbellirsi, 'pettinarsi'; *peteni*: pettini.

62. *Corner*: Marco Corner, protonotario apostolico (1482-1524), creato da Alessandro VI cardinale del titolo di S. Maria in Portico il 28 dicembre 1500, intrepido cacciatore, noto per ingratitudine e superbia, tacciato di essere grossolano e sciocco, quasi un 'bestione' (in tal senso va inteso forse il successivo rif. latino della n. 63. Cfr. *Pasquinate romane del Cinquecento, cit.,* p. 159 (v. 19): «ed ingrato e superbo, s'è Cornaro»; CESAREO, *op. cit.*, pp. 150-51; la voce di G. GULLINO nel *Dizionario Biografico degli Italiani*, Roma 1983, vol. XXIX, pp. 255-57).

63. *de coium pecus?... profertur*: 'di che bestia, del gregge di chi? Di Melibeo? E di aspetto semplice, poiché si manifesta con ingenuità da stupido' (cfr. VIRGILIO, *Bucoliche*, III 1; cfr. pure *Marescalco*, Prol. 3: «non ha paura d'essere un cuium pecus»; *Pasquinate romane del Cinquecento, cit.,* p. 886 [v. 82]: «un degli *an Melibei* in che nulla vale»).

64. *Gonzaga*: Sigismondo Gonzaga, protonotario apostolico (m. 1525), creato da Giulio II cardinale del titolo di S. Maria Nuova il 1° dicembre 1505 (cfr. *Pasquinate romane del Cinquecento, cit., ad indicem;* CESAREO, pp. 159-60).

65. *Auxurre*: Francesco Guglielmo de Clermont (m. 1541), vescovo di Auch (Auxitan.) dal 1507 al 1538, eletto da Giulio II cardinale del titolo di S. Adriano in Foro il 29 novembre 1503.

66. *sede*: 'sete' (cfr. sopra n. 29; era noto del resto, per antonomasia, che i francesi fossero dei grandi bevitori); *cum sit:* 'come sia' (la lezione del ms. è però dubbia).

67. *Petrucci*: il giovane e vanitoso Alfonso Petrucci, vescovo di Sovana (1492-1517), creato da Giulio II cardinale del titolo di S. Teodoro il 10 marzo 1511. Nel 1516 organizzò la nota congiura contro Leone X, che però fu scoperta anzitempo. Arrestato e segregato nelle prigioni di Castel Sant'Angelo, nel 1517 fu condannato a morte dal concistoro e strangolato in carcere (cfr. *Pasquinate romane del Cinquecento, cit., ad indicem*; CESAREO, *op. cit.*, pp. 98-105).

68. *sustituto de gambe*: 'sostituito velocemente'.

69. *molle*: mole.

70. *Cibo*: Innocenzo Cybo, creato cardinale dallo zio Leone X (cfr. sopra, *Pronostico*, Proemio 4, n. 15; *Pasquinate romane del Cinquecento, cit., ad indicem*; la voce di F. PETRUCCI nel *Dizionario Biografico degli Italiani*, Roma 1981, vol. XXV, pp. 249-55).

71. *Franceschetto*: Francesco Cybo, detto Franceschetto a causa della piccola statura (perciò *nanin*), figlio di Giambattista (poi papa Innocenzo VIII), conte dell'Anguillara e governatore della Chiesa (1449 ca.-1519). Nel 1487 sposò Maddalena de' Medici, figlia di Lorenzo il Magnifico, matrimonio che gli procurò il favore dei papi medicei (Leone X e Clemente VII). Dei figli ebbero particolare importanza il cardinale Innocenzo, Caterina, Giambattista e Lorenzo (cfr. la voce di F. PETRUCCI nel *Dizionario Biografico degli Italiani*, Roma 1981, vol. XXV, pp. 243-45).

72. *Lucemburgo... Gurgense*: Filippo di Lussemburgo, vescovo di Le Mans (m. 1519), creato da Alessandro VI cardinale del titolo dei SS. Marcellino e Pietro il 21 gennaio 1495; Tommaso Wolsey, uomo politico inglese (*Anclico*), cancelliere di Enrico

VIII (per cui cfr. sopra, *Pronostico*, X 3, n. 4); Tommaso Ba-
cockz, cancelliere del re di Ungheria e arcivescovo di Strigonia
(m. 1521), creato da Alessandro VI cardinale del titolo di S. Martino in Montibus il 28 settembre 1500 (cfr. *Pasquinate romane
del Cinquecento*, *cit.*, p. 82, v. 3); Francesco Jiménez de Cisne-
ros, uomo politico spagnolo e arcivescovo di Toledo (1436-1517),
eletto da Giulio II cardinale del titolo di S. Balbina il 17 maggio
1507; Matteo Schinner, vescovo di Sion (1465-1522), ordinato
da Giulio II cardinale del titolo di S. Pudenziana il 10 marzo
1510 (cfr. *Pasquinate romane del Cinquecento*, *cit.*, *ad indicem)*;
Matteo Lang, segretario dell'imperatore Massimiliano I e vescovo
di Gurk (m. 1540), ordinato da Giulio II cardinale del titolo di
S. Angelo in Foro Piscium il 19 novembre 1512.

73. *sè*: 'è' (antica forma veneta, con signif. di 'sono').

74. *Carlo*: «Carlo III della famiglia Tocchi, despoto di Arta nel-
l'Epiro,' e genero di Costantino Arniti» (Rossi).

75. *Selim e Otoman*: per antonomasia, nomi di sultani ottoma-
ni. *Selim* potrebbe essere però Selī'm I (1467-1520), il sultano
che sconfisse i persiani a Cialdirān (1514) ed estese il dominio
ottomano nell'Anatolia orientale, figlio di Bāyazīd II, assai noto nella Roma dei Borgia (cfr. G. SACERDOTE, *Cesare Borgia.
La sua vita, la sua famiglia, i suoi tempi*, Milano 1950, pp. 134-37
e *passim*).

76. *Costantin Albanesse Aserto*: Costantino Areneti Comneno
(m. 1531), duca d'Acaia e principe di Macedonia, nominato da
Leone X governatore di Fano nel 1516. Partecipò all'assedio di
Padova (1509), militando nelle truppe di Massimiliano I (cfr.
Cortigiana, I 9 3; F. GUICCIARDINI, *Storia d'Italia*, lib. VIII,
cap. VII, in *Opere*, a cura di E. SCARANO, Torino 1981, vol. III,
p. 773).

77. *su*: sua.

78. *liberaria*: libreria; *munido*: fornito.

79. *S. Piero ad Vincula*: cfr. sopra, n. 46.

FARZA

INTRODUZIONE

Solitamente attribuita all'Aretino,[1] la *Farza* dopo l'*Opera nova* (1512), rappresenta una delle prime significative prove poetiche dello scrittore, composta verso il 1519-1521, agli inizi del movimentato soggiorno romano.

L'Aretino giunse a Roma intorno al 1516-1517, dopo una breve sosta a Siena. La data non è sicura; è certo invece che egli ebbe la protezione del potente banchiere Agostino Chigi, che lo introdusse nella corte di Leone X,[2] dove l'amicizia con scrittori e artisti (basterà citare Raffaello, Sebastiano del Piombo, il Sansovino), diplomatici e politici, lo aiuterà a imporsi all'attenzione degli ambienti cortigiani e letterari.

---

[1] A cominciare dal Rossi, che per primo ne pubblicò il testo (in *Pasquinate di Pietro Aretino ed anonime per il conclave e l'elezione di Adriano VI*, pubblicate e illustrate da V. R., Torino 1891, pp. 151-61, 172-73); la paternità aretiniana della *Farza* è stata sostenuta con argomentazioni convincenti da G. INNAMORATI, *Tradizione e invenzione in Pietro Aretino*, Firenze 1957, pp. 125-35; G. G. FERRERO, *Scritti scelti di Pietro Aretino*, Torino 1976 (rist.), pp. 53-55; P. PROCACCIOLI, *L'anticamera della corte: dalla «Farza» alla «Cortigiana»*, in «F. M. Annali dell'Istituto di Filologia Moderna dell'Università di Roma», I (1979), pp. 37-56, V. DE CAPRIO, *Roma*, in *Letteratura italiana. Storia e geografia*, vol. II 1, *L'età moderna*, Torino 1988, pp. 437-38. Per una diversa attribuzione, a favore di Niccolò Martelli o comunque di un membro della cerchia romana dell'Aretino, si è pronunciato invece P. LARIVAILLE, *Pietro Aretino fra Rinascimento e Manierismo*, trad. it., Roma 1980, pp. 41-43.

[2] Cfr. ARETINO, *Lettere*, I 161: «la sorte mia, per ridersi di me, sendo quasi garzone, mi balzò appresso d'Agostin Chisi».

Perfetto conoscitore della «corte» romana, di quella compagine di poetastri e di buffoni, di umanisti e di parassiti che gravitava attorno alla figura del papa mediceo,[3] l'Aretino propone nella *Farza* sotto forma di metafora, spesso cinica e amara, la questione dell'accesso in corte presso Leone X (camuffato sotto il nome di Frosino, il «pastor grande» del v. 25), affidandone lo svolgimento a due interlocutori, Calandro e Silvano, esperto cortigiano il primo, desideroso di entrare in corte il secondo. Peraltro, questo dell'«ammaestramento cortigiano» è un tema assai caro all'Aretino se, qualche anno più tardi, nel 1525, gli suggerirà nella *Cortigiana* gli insegnamenti di Mastro Andrea, e addirittura nel 1538 lo spingerà a dedicare all'argomento il trattatello del *Ragionamento delle Corti*.[4]

L'oggetto della *Farza* è dunque essenzialmente limitato ai precetti che Calandro rivolge a Silvano per istruirlo e prepararlo all'esordio in corte. Tra questi una serie di consigli pratici: «non tentare», ad es., di scrivere «cose altere, / ché non si ponno avere» (vv. 52-53); ossequiare alcune personalità della corte, i buffoni «fra Mariano e 'l Moro» (v. 67; che con Ciccotto [v. 12], con Pattolo e Cinotto [v. 13] e con l'Archipoeta [v. 14] rimarranno impressi nella memoria dell'Aretino);[5] «imparare lingua toscana» (v. 98) e «tutte le antiche leggi, che fur pria / de l'alma poesia» (vv. 103-104); guadagnarsi infine il favore

[3] Cfr. particolarmente G. A. CESAREO, *Pasquino e pasquinate nella Roma di Leone X*, con prefazione del sen. V. CIAN, Roma 1938, pp. 221-45.

[4] Uno studio comparato della *Farza* e della *Cortigiana* è stato condotto ora dal Procaccioli (*art. cit.*); mentre per il *Ragionamento delle Corti*, in attesa dell'edizione annunciata dal Cairns (C. C., *Pietro Aretino and the Republic of Venice. Researches on Aretino and his Circle in Venice 1527-1556*, Firenze 1985, pp. 76 sgg., a p. 78, n. 28), si dovrà ricorrere alle brevi pagine esplicative del Battelli premesse a P. ARETINO, *Ragionamento delle Corti*, a cura di G. B., Lanciano 1923, pp. I-X.

[5] Cfr., ad es., P. A., *Teatro*, a cura di G. PETROCCHI, Milano 1971, *ad indicem; Lettere*, I 31.

dell'Aretino, «perché gli è mal nemico ad chi lo acquiste» (v. 224). Suggerimenti di un astuto, che ha già raggiunto in corte un posto di preminenza grazie all'uso utilitaristico di questi «consigli». Del resto, la conclusione del componimento (vv. 223-232) allude proprio alla posizione di prestigio conquistata dall'Aretino all'interno dell'ambiente cortigiano, e ne delinea un ritratto estremamente nitido. Lo scrittore gode della protezione dei personaggi più influenti, è amato dagli amici, stimato dagli ammiratori, temuto dai nemici; perciò «Dio ne guarde ciascun da la sua lingua», conclude Calandro (v. 232).

Il testo della *Farza*, tramandato adespoto dal cod. It. IX 368 (= 7170) della Bibl. Naz. Marciana di Venezia (cc. 251*r*-256*r*), fu edito dal Rossi,[6] ed è stato per l'occasione totalmente ricontrollato sul manoscritto veneziano.[7] Il metro riprende l'endecasillabo con la rima al mezzo della «farza napoletana».

---

[6] Cfr. *Pasquinate di Pietro Aretino, cit.,* pp. 151-61.

[7] Nella trascrizione del testo sono stati adottati i seguenti criteri: la distinzione di *u* e *v*; il trattamento dell'*h* secondo l'uso moderno, con l'inserimento dell'*h* diacritica dopo *g* davanti alla *e* per rendere il suono velare (*pregerai*, v. 159); la riduzione di *et* a *e*, con l'inserimento della *d* eufonica soltanto davanti a parola che s'inizi con *e*; il gruppo *tj* in *zi*; *ph* in *f*; *j* in *i*; *x* in *s* davanti a consonante; *gie* in *ge*, *cie* in *ce*; *ns* + cons. in *s* + cons.; *ct* e *pt* in *tt*; *gni* + voc. in *gn* + voc.; *q* in *c* (*interloqutori*). Sono state inoltre sciolte le abbreviazioni e divise le parole; l'interpunzione è stata aggiornata, e così l'uso della maiuscola; le integrazioni sono state segnalate con parentesi acute (⟨⟩); si sono conservati invece tutti i raddoppiamenti e gli scempiamenti (anche meramente grafici), e sono state rispettate le rime imperfette, le ipermetrie e le ipometrie dei versi.

Sil. «O Dio beato,
fra tutto questo prato   e dura selva,
non ci è pastor né belva.   O che vedesse
qualcuno ad cui potesse   disfogarme
e seco consigliarme!   Ecco Calandro,
o ben vegna Calandro,   mio galante».
Cal. «Che dici tu, furfante,   manigolto?
Or io non tegno un volto   d'un pastore,
che merita ogni onore?   Anzi io sol paio
una gemma di Gaio   e Mercatello,
né scrieria fradello   a don Biscaglia,
non stimo una paglia   il gran Ciccotto,
né Pattolo o Cinotto,   gran poeta;
ma sì l'Archipoeta,   ⟨. . . . .⟩,
perché gli è *que pars est*   ed è omo raro,
sa poi lo *Verbum caro*   e non è poco».
Sil. «Lassiam ad parte il gioco   e 'l cicalare;
saprestimi riparare   tu, per sorte,
che sei pratico in corte,   che abbia ad fare
un che volesse entrare   novamente
a servir degna gente,   per si fare
da tutti quanti amare   e ben volere?».
Cal. «Perché lo vuo' sapere?   Credi, o losco,
uscir mai fuor di bosco   e da le giande?».
Sil. «Come? Quel pastor grande,   quel Frosinio,
che tien tanto dominio   e tutti regge,

me accolse fra 'l suo gregge   e sacri prati
già questi dì passati,   anzi al suo armento
degnossi e fu contento   collocarme;
30 però vorei insegnarme   qualche via,
ché quando quivi sia,   oprandol poi
negli servizi suoi,   ad lui sia grato
e da tutti altri amato».
        Cal.   «Se cossì è
Silvan, beato te,   che per conseglio
35 tu si venuto al meglio   omo del mondo,
perché io pesco al fondo   con ogni arte,
e so donde si parte   il Tibro e lo Arno,
e 'l sempre stare indarno   e far il grande;
conosco le mutande   da le calze,
40 e i monti da le balze   e lo bon vino;
io conosco Pasquino   e 'l Coliseo,
e spesso vo al giudeo,   ché egli me ripari
la via de aver danari   senza usura,
or non aver paura   d'un ducato».
45 Sil. «Credo ti abbia mandato   proprio Dio.
Ven qui, Calandro mio;   or non molesto
ti sia impararmi presto».
        Cal.   «Son contento;
ma fa che stagi attento   a questi ditti,
perché potrian star scritti   sovra un coro,
50 e tutti ad letre d'oro;   or nota bene.
In primo ti conviene   al cominciare,
scrivendo non tentare   cose altere,
ché non si ponno avere,   e sol questa osa
la turba presuntuosa,   vile e audace,
55 ma sommamente spiace.   Or vo' che onori
apresso gli magiori   e i virtuosi,
che fuggi gli ritrosi,   tardi e lenti;
voglio ancor che presenti   a le fiate
le persone onorate   e i suoi bifolci;
60 sol frutti ameni e dolci,   latte e more,

tu povero pastore,   ma non daini,
cervi, montoni e aini.   Or questo giova
a una persona nova   e vuol oprarse
per far da tutti amarse.   Or voglio poi
65 che con sti doni tuoi   cossì mendici
te acquisti per amici   ancor costoro,
fra Mariano e 'l Moro,   e che lor trovi
sovente frutti novi,   e di tartufi
fa che spesso lo astufi,   e con prugnuoli,
70 ceci, fraole, fascioli   appetitosi,
perché son stomacosi   e sempre usati
ad cibi delicati;   or li presenta
caziali, presta menta,   or salatucce
di cicorie e mentucce,   e ognun ne è amico;
75 or li darai doi fico   di gennaro;
e, ché lo ariano ad caro,   fusser bone
cossì fuor di stagione,   e altre cose
nove, meravigliose   e di appetito.
E ancor sta avvertito,   perché 'l Moro,
80 solo fra tutti loro   (è la sua cresma),
fé sempre quatragesma,   e ne le tempora
poi de le quatro tempora   digiuna, e
non è vigilia alcuna   che non fazi;
alor vo' che procazi   qualche fugno,
85 qualche buon piro prugno,   degli granzi,
e altri frutti e cianzi   naturali
ai dì quatragesimali;   e ad far se hanno
questi presenti quando   egli digiuna
ad punti poi di luna».
Sil.   «Calandro mio,
90 arebbe gran desio   conoscergli
per li donar dei gigli,   acciò se i metta
ciascun ad la baretta   in loro onori,
che qual sobri pastori,   e sì divoti,
fusser fra gli altri noti.   Io li darò
95 ⟨. . . . .⟩

⟨. . . . . ⟩.

Cal.   «Or odi: più
bisogna ancor che tu   cangi il parlare,
e cominzi a imparare   lingua toscana,
e la neapolitana   lasci ormai.
100 Però è mestier che vai   su certa meta
dal grande Archipoeta   e da Cinotto,
ai quai son scritte sotto   gli lor seggi
tutte le antiche leggi,   che fur pria
de l'alma poesia,   e che ivi impari
105 poi tutti i fiumi e i mari,   i stagni, i fonti,
boschi, paesi e monti,   il dir poi terso,
per far limato verso;   ivi i trofei,
geonologie dei dèi   e altri sogni,
che a poesia bisogni.   In ogni caso
110 tu vederai Parnaso,   altro Elicona,
che dir nol può persona;   e se aparare
vorai di poetare,   ivi è Cinotto,
che compete ogni motto   senza errore,
tienlo per precettore;   el *Dottrinale*,
115 qual continuo orinale,   porta al lato
Mancinello, Donato   e qualche dotto
libro di Cinotto.   Altro non resta;
chiavati questo in testa   di bon modo; e
chiavarlo con un chiodo   saria meglio,
120 e sappi ch'è conseglio   di cappone,
benché io sia mal boffone   e peggio matto».
Sil.   «Or tu me hai satisfatto   in tutto quello
ch'io vo' saper, fratello;   ed essi poeti
li arrò nei più secreti   loghi che aggia,
125 sicome gente saggia   e di gran gesta,
cioè sopra la testa».
Cal.   «Or dimme ancora,
tu dici in tua malora   che si stato
da lo papa accettato,   per parlare
chiaramente vulgare;   che vuol dire,

130 che non stai lui a servire?».

Sil.   «Fui accettato
quando fusse vacato   un certo loco».

Cal. «E questo non è poco».

Sil.   «È la verdate;
fu assai sua Santitate   si degnare
solo de mi ascoltare,   nonché poi
135 racogliermi tra' suoi,   sì dolcemente,
affabile e clemente,   onde compresi
alor quanto mai intesi   in la mia età
di sua grande umiltà.   Quel è sì pio
che al rozo pregar mio,   al folle ardire,
140 non mi seppe disdire   quel che volsi;
sol mi mancan gli polsi,   dolce amico,
ch'io son tanto mendico,   che aspettare
mai potrò quel vacare   d'altra gente;
né mi posso longamente   intertenere».

145 Cal. «Or fagelo sapere,   omo da bene.
Già egli le tue pene   e povertà
non credere che sa;   è di bisogno
che i dichi il tuo bisogno».

Sil.   «Io non osso
esser tanto noioso   e importuno,
150 Calandro, in modo alcuno   e ad pena ad te
lo dico per mia fe'».

Cal. «O dunque che far de'?   Qua si resti,
bisogna ⟨essere⟩ presti   omai de fare».

Sil. «Mi voglio sustentare   anzi con l'erbe,
155 nespule, prugne acerbe,   anzi morire
di fame e di desire,   e vo' tacere
più presto che parere   troppo audaze».

Cal. «Per certo non mi spiace   quel che dici;
ma pregherai li amici,   altri pastori,
160 e cerca gli magiori   e quei che ponno,
e che ad lui presso sonno,   e qual che stima».

Sil. «In questa volta prima   tanto amore

trovai in certo pastore; io non son degno
dir suo nome benigno, che già mai
165 io non cel meritai in vita mia.
O qual grazia mi fia mai che 'l conoschi
fuor di paludi e boschi! Or non più, no;
basta che tal mi fo propizio alora,
ché in lui pur spero ancora, anzi pur spero
170 in ogni pastor sincero, che ivi sta,
ma più in sua Santità, che mel promese,
sì benigno e cortese; anco in coloro,
fra Mariano e 'l Moro, e più nel dotto
e provido Cinotto, in l'alta meta,
175 nel grande Archipoeta e nei suoi carmi,
si degni ricordarmi al Pan pastore».
Cal. «Or vuoi che per tuo amore lo aconzi io?
Il papa è tutto mio; che più favori
vòi d'altri pastori?».
Sil. «E che farrai?».
180 Cal. «Farò che tu entrerai, como apro la boca».
Sil. «E lo guai che ti stoca?».
Cal. «E perché? Como?
Tu mi tien per un omo già di paglia;
tu non sai quel che vaglia, per mia fe';
non ponno più di me l'assai personi.
185 Ste cappe, sti saioni, sti broccati,
chi mi li ha comparati, ignorantone?
El mio papa Leone me li ha dati,
con mille altri ducati in benifici,
e non per li servizi receputi,
190 ma sol per le virtuti, che son in me».
SIL. «Po', se cossì dunque è, più non tardare;
va, e voglilo pregare e in bon manera».
Cal. «Meglio serrà stasera o domatino.
Or un Pietro Aretino sopra tutto,
195 se vuoi cavar costrutto del tuo fatto,
voresti aver di patto in tuo favore».

Sil. «Tu non vuoi al pastore   andar più ormai».
Cal. «E puro lo⟨i⟩co vai.   Si non più mo,
domani ce anderò.   E se farrà
200 cossì come stai qua.   Sì, per mia fe'
sta pur sopra di me,   non aver pensiero;
io ti dirò lo vero,   mo non posso,
perché non aggio adosso   per le doglie
cosa che ben mi voglie;   non curare,
205 contentati aspettare   puro tu,
e non t'impaziare più   de' fatti tuoi».
Sil. «Aspetta pur se puoi.   Or quando vai
almanco li darai   con bone parole
che ad ogni novo sole   mi nutrisco
210 con reti, visco   e non ho armenti,
greggi, capre e iumenti,   e da ste bande
sol mi pasco di giande,   rapi e more,
né gusto altro sapore,   e però il priega
li piazia, e nol mel niega,   farmi degno
215 esser umil sustegno;   e poi che volse
l'altr'ieri e mi racolse,   or mi ricette,
né voglie più che aspette   fra li sterpi,
fere selvagge e serpi,   e che mia fe'
non men serrà che gli è   la sua bontà,
220 sacra virtù e pietà,   che ad lui fia poco
e me cava dal foco».
Cal.   «Io dirrò quesso
e cento cose apresso   de uom divino.
Fa sol che lo Aretino   ti sia amico,
perché gli è mal nemico   ad chi lo acquiste».
225 Sil. «Io ho più volte viste   le sue rime,
e mostre che mi estime   come sozio,
e qualche mio negozio   li ho contato,
e sempre lo ho trovato   schietto e puro».
Cal. «Se questo è, te assicuro,   o Silvan mio,
230 che l'andrà ben, per Dio: el tuo timor si estingua,
ché egli sol dannarebbe il pater nostro.
Dio ne guarde ciascun da la sua lingua».

NOTE

2-3. *fra tutto... belva*: i versi sembrano riecheggiare l'esordio della *Commedia* dantesca (cfr. *Inf.*, I 3 sgg.); *dura*: intricata.

7. *manigolto*: manigoldo.

10. *Gaio e Mercatello*: Giovanni Pietro Marliano e Andrea Mercatello veneziano, orafi e familiari di Leone X e di Clemente VII (cfr. *Pasquinate romane del Cinquecento*, a cura di A. MARZO, V. MARUCCI e A. ROMANO, Presentazione di G. AQUILECCHIA, Roma 1983, pp. 155 [v. 11], 156 [v. 22]; B. CELLINI, *Vita*, I 92, *Orificeria, passim*, in *Opere*, a cura di G. G. FERRERO, con un profilo della *Vita* celliniana di E. CARRARA, Torino 1971, pp. 276-78, 645, 651, 653, 654. Cfr. pure E. MÜNTZ, *L'orificeria a Roma durante il regno di Clemente VII (1523-1534)*, in «Arch. Storico dell'Arte», I (1888), p. 21; G. A. CESAREO, *op. cit.*, pp. 79-80, 151, 311-12); da identificare probabilmente con il «Mastro Gaio» e l'«Andrea orifice», che nel 1527 abitavano rispettivamente nei Rioni Ponte e Parione (cfr. *Descriptio Urbis. The Roman Census of 1527*, edited by E. LEE, Roma 1985, pp. 59, n. 2461, 85, n. 5135).

11. *don Biscaglia*: cortigiano di Leone X, non meglio identificato; *scrieria*: 'scriveria'.

12. *Ciccotto*: cfr. sopra, I *Cortigiana*, Prol. 3, n. 7; *una paglia*: poco, niente.

13. *Pattolo o Cinotto*: Bartolomeo Pattolo e Pier Giovanni Cinotto, poeti e burloni della corte di Leone X (cfr. sopra, I *Cortigiana*, Prol. 9, n. 32, V 214, n. 57).

14. *l'Archipoeta*: Camillo Querno, poetastro e buffone della corte di Leone X (1470-1532 ca.), soprannominato «l'Archipoeta» per le sue triviali improvvisazioni poetiche, i cui temi pare fossero

suggeriti dallo stesso pontefice (cfr. *Pasquinate romane del Cinquecento*, *cit.*, *ad indicem*; *Cortigiana*, II 17 2: *Lettere*, I 31. Cfr. pure *Pasquinate di Pietro Aretino*, *cit.*, pp. 119-20; CESAREO, *op. cit.*, pp. 198 sgg.).

15. *que pars est*: espressione aretiniana, tratta dal I libro dell'*Ars minor* di Donato (cfr. sopra, I *Cortigiana*, Prol. 8, n. 29).

16. *Verbum caro*: il Vangelo (cfr. *Giovanni*, 1 14; *Sei giornate*, a cura di G. AQUILECCHIA, Bari, Laterza, 1969, p. 194).

18. *per sorte*: per caso; *riparare*: 'consigliare', 'preparare' (cfr. avanti, n. 42).

21. *si*: 'sé'.

23. *losco*: orbo (con signif. metaforico).

24. *giande*: ghiande.

25. *Frosinio*: Leone X (cfr. avanti, i vv. 127-31, 186-88).

32. *grato*: gradito.

35. *si*: 'sei'.

37. *Tibro*: Tevere.

38. *stare indarno*: stare senza far nulla.

41. *Coliseo*: Colosseo; *Pasquino*: il celebre torso di pietra collocato all'angolo di Pal. Braschi (cfr. sopra, I *Cortigiana*, Prol. 10, n. 39).

42. *ripari*: 'consigli' (cfr. sopra, n. 18); *giudeo*: ebreo (sinonimo di usuraio per antonomasia).

46: *molesto*: fastidioso.

48. *stagi*: 'stai'.

49. *coro*: cantoria (dove si riportavano spesso frasi di ispirazione biblica; si veda, ad es., la *Cantoria* di Luca della Robbia [1432-1435] nel Museo dell'Opera del Duomo di Firenze).

50. *ad letre d'oro*: 'a lettere d'oro', poiché ai «ditti» si attribuiscono grande importanza (cfr. *Sei giornate*, *cit.*, p. 52: «Parola da scrivere a lettere d'oro»).

53. *questa*: 'questo', 'questa cosa'.

58. *presenti*: 'onori' (come sopra al v. 55), facendo dei regali (cfr. pure avanti, n. 88).

62. *aini*: agnelli.

65. *mendici*: poveri; *sti*: 'questi'.

67. *fra Mariano e 'l Moro*: buffoni e parassiti della corte di Leone X: Mariano Fetti (cfr. sopra, I *Cortigiana*, I 4 1, n. 14; *Testamento dell'elefante*, n. 22) e Giovan Battista de' Nobili, detto il Moro (cfr. sopra, I *Cortigiana*, II 1 3, n. 6).

69. *astufi*: 'rimpinzi'.

70. *fascioli*: visciole; *fraole*: fragole.

71. *usati*: 'abituati'; *stomacosi*: stomachevoli.

73. *caziali... salatucce*: formaggi, menta in abbondanza (*presta*) o insalate.

79. *'l Moro*: cfr. sopra, n. 67.

80. *cresma*: cresima.

81. *tempora*: periodi; *quatragesma*: quaresima.

83. *vigilia*: veglia, penitenza.

84. *fugno*: 'fungo'.

85. *granzi*: più che 'granchi' (dial. veneto), si dovrà probabilmente intendere 'aranci'.

86. *cianzi*: inezie.

87. *quatragesimali*: quaresimali.

88. *presenti*: regali.

89. *ad punti... di luna*: di rado.

91. *i*: 'li'.

92. *baretta*: berretta.

95-96. Nel manoscritto i due versi sono cassati.

100. *certa meta*: punto di riferimento sicuro (cfr. avanti, v. 174: «l'alta meta»); *mestier*: necessario.

101. *Archipoeta... Cinotto*: cfr. sopra, nn. 13 e 14.

106. *il dir poi terso*: cfr. sopra, *Opera nova*, LVII 12, LXV 4, 7.

108. *geonologie*: genealogie.

110. *Parnaso... Elicona*: le mitiche sedi delle Muse, simboli della poesia.

111. *aparare*: imparare.

113. *compette*: 'compita'.

114. *el Dottrinale*: il *Dottrinale*, famosa grammatica latina in versi, scritta da Alessandro de Villedieu nel XIII sec., e ancora in auge nei primi anni del Cinquecento (cfr. *Marescalco*, III 10 1; *Lettere*, I 298; P. LARIVAILLE, *op. cit.*, pp. 42, 429).

116. *Mancinello, Donato*: probabilmente l'umanista Antonio Mancinelli (1452-1500 ca.) noto per alcuni scritti di grammatica, tra i quali la *Spica*, in cui contesta il metodo antiquato dell'insegnamento del latino; Elio Donato (metà del IV sec. d. C.), l'autore del più celebre corso di grammatica latina tramandatoci dagli antichi.

118. *chiavati*: 'ficcati'.

120. *cappone*: prob. nel senso di 'uomo vile, fiacco'.

127. *si*: cfr. sopra, n. 35; *malora*: danno.

131. *vacato*: liberato.

132. *verdate*: 'veritade'.

133. *si*: cfr. sopra, n. 21.

140. *disdire*: rifiutare.

141. *polsi*: facoltà, possibilità economiche (cfr. BOCCACCIO, *Decameron*, Introd. 60: «[...] mi pare che niuna persona, la quale abbia alcun polso e dove possa andare, come noi abbiamo, ci sia rimasta altri che noi»).

143. *vacare*: cfr. sopra, n. 131.

144. *intertenere*: trattenere.

145. *fagelo*: 'faccelo'.

148. *osso*: oso; *i*: 'gli'.

153. *presti*: 'solleciti'.

163. *pastore*: l'allusione è a Leone X (cfr. sopra, vv. 25 sgg.).

165. *cel*: 'ce lo'.

168. *fo*: 'fu'.

170. *sincero*: leale, schietto; Sincero, come è noto, è anche il nome del protagonista dell'*Arcadia* del Sannazaro.

173. *fra Mariano e 'l Moro*: cfr. sopra, n. 67.

174-175. *e provido... Archipoeta*: cfr. sopra, vv. 101-102 e nn.; *provido*: saggio.

176. *Pan*: la nota divinità dei boschi, con evidente rif. a papa Leone, «re» dei pastori (parafonico di 'gran').

177. *aconzi*: predisponga.

181. *E lo guai che ti stoca?*: «sarà da intendere: e le pene che ti dovrai prendere per me?» (FERRERO); *stoca*: 'tocca'.

182. *di paglia*: di poco conto.

183. *vaglia*: valga.

186. *comparati*: acquistati.

196. *di patto*: in ogni modo.

198. *E puro lo⟨i⟩co vai*: e pure 'hai ragione' (cioè 'sei coerente', insistendo sullo stesso argomento).

203-204. *perché non aggio... voglie*: «intenderei: non ho nulla con me che mi dia piacere; *per le doglie*: le doglie del "mal francese", a cui si accenna spesso nei testi dell'Aretino» (FERRERO).

205. *puro*: pure.

206. *impaziare*: impacciare.

210. *con reti, visco*: con uccellagione (le reti e il vischio erano infatti comunemente usati per catturare vivi gli uccelli). Il Rossi (e così il Ferrero) mantiene la lezione del ms. *risco*, spiegandola *riscolo*, 'erba'.

211. *ste bande*: 'queste parti'.

212. *rapi*: rape.

214. *li*: 'gli'; *niega*: neghi.

215. *sustegno*: 'servitore' (FERRERO).

215-216. *e poi che volse... ricette*: «e poiché l'altro ieri volle accogliermi, ora mi dia ricetto. (Precedentemente Silvano ha narrato che già il papa gli diede udienza e gli fece sperare che sarebbe stato accolto in corte)» (FERRERO).

221. *quesso*: 'questo'.

224. *ad chi lo acquiste*: per chi se lo faccia.

226. *sozio*: compagno.

227. *negozio*: faccenda.

231. *egli sol... pater nostro*: «egli da solo sarebbe atto a mandare in rovina ogni cosa» (FERRERO).

SOMMARIO

Finito di stampare nel mese di aprile 1989
dalla RCS Rizzoli Libri S.p.A. - Via A. Scarsellini, 17 - 20161 Milano

Printed in Italy